引导式绘画与创伤疗愈

——感觉运动艺术疗法与双侧身体映射

HEALING TRAUMA with GUIDED DRAWING

A Sensorimotor Art Therapy Approach to Bilateral Body Mapping

原著　[澳]科妮莉亚·艾尔伯特

（Cornelia Elbrecht）

主译　孟沛欣

U0310267

辽宁科学技术出版社
LIAONING SCIENCE AND TECHNOLOGY PUBLISHING HOUSE

拂石医典
FU SHI MEDBOOK

图书在版编目（CIP）数据

引导式绘画与创伤疗愈：感觉运动艺术疗法与双侧身体映射 / (澳) 科妮莉亚·艾尔伯特（Cornelia Elbrecht）著；孟沛欣主译. -- 沈阳：辽宁科学技术出版社，2020.10

书名原文：Healing trauma with guided drawing

ISBN 978-7-5591-1654-3

Ⅰ. ①引… Ⅱ. ①科… ②孟… Ⅲ. ①艺术－应用－精神疗法 Ⅳ. ①R749.055

中国版本图书馆CIP数据核字(2020)第128417号

Published by agreement with the North Atlantic Books through the Chinese Connection Agency, a division of The Yao Enterprises, LLC.

著作权登记号：06-2020-90

出版发行：辽宁科学技术出版社
　　　　　北京拂石医典图书有限公司
　　　　　地址：北京海淀区车公庄西路华通大厦B座15层
联系电话：010-57262361/024-23284376
E-mail：fushimedbook@163.com
印 刷 者：青岛名扬数码印刷有限责任公司
经 销 者：各地新华书店

幅面尺寸：185mm×260mm
字　　数：319千字　　　　　　　印　张：20.5
出版时间：2020年10月第1版　　印刷时间：2020年10月第1次印刷

责任编辑：李俊卿　　　　　　　责任校对：王立婷　董　婋
封面设计：潇　潇　　　　　　　封面制作：潇　潇
版式设计：天地鹏博　　　　　　责任印制：丁　艾

如有质量问题，请速与印务部联系　　　联系电话：010-57262361

定　　价：89.00元

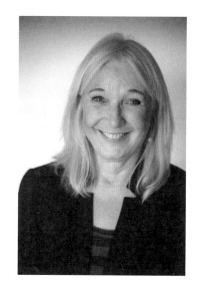

科妮莉亚·艾尔伯特，澳大利亚和新西兰注册认证艺术治疗师（AThR），感觉运动艺术治疗师（SEP），是突破性艺术治疗技术的领导者，特别关注创伤的愈合。她是一位有着四十多年经验的艺术治疗师，也是一位著名的作家、教育家，她还是感觉运动艺术治疗研究院的创始人和总监。

她曾就读于德国黑森林的启蒙艺术疗法学院，获得了美术和艺术教育学位，并在荣格和格式塔疗法以及生物能学方面接受了研究生课程培训，她还在躯体体验培训学院（SETI）进行了学习。

她在世界各地定期举办研讨会，并在澳大利亚阿波罗湾的克莱文疗养院（Claerwen Reserve）举办指导绘画和陶土疗法方面的前沿性工作，这是一个国际知名的艺术治疗教育机构。

艾尔伯特出版了大量书籍，为艺术治疗师、教育工作者和心理健康专业人士开设了高质量的在线课程，旨在推广创伤治疗中以身体为聚焦的艺术治疗方法。

有关课程和她的书的更多信息，请访问www.sensorimotorarttherapy.com

译者名单

主译 孟沛欣

译者 杨越江 韩 斌

蔡 娟 李小知

本书从直观的"感觉"体验出发，引发我们对感觉运动艺术疗法和双侧身体映射相结合的理论架构的终身探索。引导式绘画可以将神经生物学理论与基础性的艺术疗法理论及实践相结合，这种整合实践通过创作性的艺术疗法可以让我们超越时空，与以往的身体感觉相连接。

——Elizabeth Warson，博士，ATR-BC，LPC，NCC，EMDR

科妮莉亚·艾尔伯特的书将读者的注意力吸引到如何通过遭受创伤的来访者在艺术创作中所画的线条、形状、形式、颜色以及动作，探究来访者绘画的原始意象，以提高有内在创伤的来访者的治疗效果。她的艺术疗法理论模型有充分的心理创伤领域的信息文献支持，其中包括心理创伤领域权威人士彼得·莱文（Peter Levine）的开创性研究工作。艾尔伯特女士在本书中采用了大量插图，从视觉、描述性的角度阐释了她的艺术治疗方法。这本书为有关艺术、疗愈和创伤治疗提供了独特的视角。

——PATRICIA FENNER，博士，高级讲师，墨尔本拉罗布大学心理与公共卫生学院艺术治疗项目协调员

阅读这本富有启发性的当代著作令人振奋，它敏锐地指出了创伤和创伤疗愈的复杂性。科妮莉亚·艾尔伯特从她的工作和经验出发，巧妙地表达了自己的观点，为治疗师提供了一种以身体为聚焦的理论框架，使他们可以从艺术视角最大化的语境中，以一种有意义、直接、改变状态并且实用的方式，在心理创伤疗愈这一疑难领域寻找方向。她认识到身体有固有的韧性，以及怎样在治疗中将其用于转化并达到疗愈目的。本书内容具有现实意义，它无疑将推动有关创伤疗愈的学科和相关问题的深入探讨。

——RONALD PMH LAY，文学硕士，澳大利亚和新西兰注册认证艺术治疗

师（AThR），美国艺术治疗证照委员会认证艺术治疗师（ATR-BC），新加坡拉萨尔艺术学院注册认证艺术治疗师，艺术疗法项目主管和项目负责人

读这本书就是在观察艺术治疗大师如何工作。就像在《黏土场地里的创伤疗愈》（Trauma Healing at the Clay Field）一书中一样，科妮莉亚·艾尔伯特开创了神经生物学创伤治疗的新领域。她作为感觉运动艺术治疗师，有数十年的绘画治疗经验，她认为：任何心理过程的体验都不可能与身体分开进行。结合对当前科学的广泛了解，并在多年运用古代和现代基于人体的运动冥想及康复的基础上，她介绍了运用于来访者的引导式绘画治疗。我们这些从事绘画、书写和身体映射的人都极大受益于艾尔伯特的理论。她加深了我们对各种身心疗法的效果以及为何这些方法如此有效的理解，同时她还拓展了我们的治疗工具。这是一本表达性治疗师、创伤治疗专家和心理治疗从业者必读的工具书，每个人都可以从那些极为动人的案例研究中受到启发，作者的智慧、经验和灵感在每一页上都闪闪发光。

——LUCIA CAPACCHIONE，博士，ATR*，REAT**，《另一只手的力量与内在孩子的康复》一书作者，以及创意日志表达性艺术认证培训项目负责人

这本非常有用且有启发性的书，其基础思想是引导式绘画具有疗愈效果，可以更好地帮助我们了解身体，通过绘画表达身体的节奏和原始意象，加强治疗效果。闭上眼睛，使用重复的形状，并将精力集中于运动、节奏，就可以让人在自己身上找到前进的方向，真的这么简单吗？这是我阅读本书时形成的问题。本书将独特的解释性语言、个人经验以及关于引导式绘画的实践案例完美地结合在一起。

——Jean BENNETT，英国德比大学创意表达疗法和艺术疗法讲师

在《引导式绘画与创伤疗愈》一书中，科妮莉亚·艾尔伯特将自己全部的从

---

* ART：注册艺术治疗师。

** REAT：注册表达性艺术治疗师。

业经验与有关创伤和身体的最新研究证据相结合，为我们展现了另一个领域。神经科学为创伤治疗开辟了新视野，加深了我们对身体、大脑和情绪之间关系的理解。艾尔伯特的书介绍了艺术疗法的绘画治疗手段，本书对艺术治疗领域作出了重大贡献，且很受欢迎。她慷慨地分享了她的丰富经验。本书将绘画实践练习的理论和解读很好地结合在一起，案例更让这本书生动活泼、令人着迷。艾尔伯特丰富的工作经验以及她在治疗创伤者时的爱心与同情心，都源于她的生活经历。

——凡尔·林伊特（VAL HUET）博士，英国艺术治疗师协会首席执行官

《引导式绘画与创伤疗愈——感觉运动艺术疗法与双侧身体映射》是一部开创性的著作，本书的作者艾尔伯特是一位经验丰富的治疗师，她有40多年的从业经验。本书不仅是对艺术疗法相关文献的绝妙补充，而且还囊括了每位创伤艺术治疗师想了解的有关如何采用表达艺术进行创伤的修复和治愈的知识——疗愈的关键在于人体的节奏、运动和记忆。艾尔伯特这部极富洞见力的著作不仅介绍了一系列治疗原则和实践，还展示了令人印象深刻的结合感觉整合、当代神经生物学和基本的疗愈方法的典型案例——双侧引导式绘画。

尽管书中有许多宝贵的临床经验和实践应用，然而艾尔伯特在每一章中都会强调一个基本概念，即治疗师遇到康复和治愈过程中的个体时，需要以洞察力（了解他的感受）和同理心（知道其他人的感受）来应对。西格尔将其称为"心灵视角"，也有人称之为调和，即识别他人的非语言交流、节奏和反应的能力。这是一种解读他人的非语言交流和节奏的能力。换句话说，不只是感知他人所说的内容，还可以感知其眼神、面部手势、语气、姿势，甚至呼吸频率。这是一种内在的反应，因为我们确实能在生理上感觉到与其他个体的联系。调和是"自下而上"的，因为我们感知他人感觉的能力位于大脑更为古老的部分——杏仁核、海马体，以及皮质的底层结构。建立与过往经历的身体连接，这种治疗方式可以增强治愈的整体功能并真正创建新的适应性反应。

对于不熟悉艺术疗法这种心理治疗方法的读者而言，其变革性因素是艺术心理疗法关系的独特感官性质。这也使其在创伤知情干预中的影响和作用与严格的谈话治疗方法有明显的不同。艺术表现体现的是感官、感觉和非语言交流；艺术疗法是在治疗师与来访者个人或群体之间建立一种较少依赖语言的调和。此外，特定的治疗关系氛围也不同。在艺术疗法中，治疗师是材料的提供者（培育者），创意过程的推动者，以及帮助个人进行视觉自我表达的积极参与者。这些经验强调了来访者与治疗师之间通过经验上、触觉上和视觉上的沟通进行交流，而不仅仅是口头交流。

和作者一样，我几十年前接触到的这种基于艺术的简单治疗技术给我留下了深刻印象，该技术仅需要双手在纸上或用颜料在画布上绘制巨大的有节奏的图画。它是通过动作反应来"放松"的一种方式，被用作创作"严肃艺术"的前奏。现在通常被称为双侧绘画（bilateral drawing）。作为艺术治疗师，我第一次接触到它，是通过一位艺术治疗师、教育家、艺术家——弗洛伦斯•凯恩（Florence Cane）。凯恩注意到在纸上自由绘画的动作感觉与内在体验感之间有重要联系，她是美国的早期艺术疗法从业者之一。20世纪中叶她在积累了对儿童和成人的治疗经验后，提出假说，她认为让个体以自然的节奏进行不只是用双手，而是全身参与的运动非常重要。她特别指出，来自肩膀、肘部或腕部的大幅摇摆动作，不仅可以释放创造性表达，而且还有可以创造健康身心节奏的恢复性效果。换句话说，这些有节奏的运动可以在空中练习，然后再用绘画材料将其在纸上再现。

感觉统合通常会与作业治疗中发现的类似的双侧技术以及其他有助于个人统合特定感觉的经验联系起来。在治疗心理创伤的过程，我们现在已经发现各种形式的双侧刺激或运动，都可以有效地刺激跨脑半球的活动，一种解释假设认为这是由于两只手都参与了运动，因此对两个大脑半球都有刺激作用。夏皮罗（Shapiro）的眼动脱敏和再加工（EMDR）治疗模型也阐明了类似的观点，该模型涉及双重注意刺激，主要是由治疗师引导来访者将双向动眼动作、拍打和声音作为感觉线索。感觉运动疗法、躯体体验和其他形式的基于身体的创伤干预措施也包括双向原则与实践。在创伤知情工作的艺术疗法运用中，在一定程度上可能是双向刺激通过艺术创作中基于感官的过程将"思想"和"感觉"重新连接起来。这样的运用可能会对创伤恢复有好处，因为对于许多人而言，实际的创伤经历或记忆会激活大脑的边缘系统和右脑半球。

我相信双侧绘图不仅是一种有效的自我调节方法与接触内在的方法，而且还可以切实启动创伤后身体和思想的"向前推动"。多次经历创伤记忆的个体，尤其是以冻结为主要反应的个体，需要通过运动的体验，用绘画或释放，来减少他们过度兴奋的状态，或降低被困的感觉。通过用双手在纸上做标记或手势可以传达身体的痛苦感，但也可以将注意力从身体的痛苦转向行动导向和自我赋权。在心理治疗关系中，这种转变让身体可以启动乃至最终解决最深层的、基于感觉的创伤记忆。

像作者一样，我也对教授心理动力学和原型理论的艺术疗法培训感到失望；作为一种基于感官的有节奏和动作共鸣的体验，艺术创作的潜力并没有被提及，甚至不鼓励将其作为治疗中的关键概念。正如埃尔布兰奇注意到的，艺术疗法的最新实践"在各种认知行为方法以及类似的自上而下的心理疗法理论的阴影下呆得太久了"。尽管那些认知行为策略可以应对某些疾病或挑战，但在很多情况下，如果身体没有以某种方式解决其困扰，焦虑、惊慌、沮丧或分裂的感觉仍然会继续下去。随着我们对创伤知情干预中的神经生物学基本原理的探索和理解，本书介绍的各种聚焦身体的概念必将成为我们治疗急性和复杂创伤的集体智慧库中的重要组成部分。

最后，我想表达我的荣幸，不仅能为这本书撰写序言，同时有幸成为科妮莉亚·艾尔伯特的同事和朋友。在扩大艺术疗法理论、方法和实践的深度和广度，促进健康及良好状态的基于身体的方法，以及创伤知情工作等方面，她都是真正的先驱。她不断激励着我的心理治疗工作，并让我对艺术在治疗和改变来访者生活方面的作用感到兴奋。最重要的是，所有读者能够通过阅读本书受到启发，接受新的见解和智慧，这是多么幸运的事啊。

凯西·马尔奇奥迪（CATHY MALCHIODI）博士，

LPCC，LPAT，ATR-BC，REAT，

创伤知情实践和表达艺术治疗研究所的创始人和负责人

一次机缘巧合将我带进了艺术治疗。当时我还是个年轻的美术系新生，那天我还弄丢了自己公寓的钥匙。那是十一月一个下着雨又阴冷的晚上，我在黑暗里寻找着闪光的东西。当我正浑身湿透，觉得自己很悲惨的时候，一个女士出现了，对我表示同情并邀请我去暖暖身子，我十分感激。走进她房间的那一刻，我惊呆了。从地板到天花板，她的墙壁被巨大的黑白画覆盖。画作的线条生涩并且充满了感情，我立马被吸引了。她告诉我，她刚从德国黑森林进行了为期六周的疗愈归来，在那里她练习了禅修，哈他瑜伽和这种我在她墙上看到的绘画，叫做引导式绘画。意料之中，将近五十年后，我们仍然是朋友。

我想那正是我一直在寻找的钥匙。1969年，经由法兰克福大学的"学生反叛中心"，我第一次接触心理学和社会学。但是那些混乱中压倒性的经历最终变成了彻头彻尾的失望。那些讲座 —— 如果称得上是讲座的话—— 仍然全部都关于老鼠，并没有回答我任何关于生命意义的存在主义问题。

作为一个六十年代出生的孩子，我当时是个嬉皮士，我嗑药。我住在Timothy Leary附近的社区，Timothy Leary是一位知名的哈佛教授，在瑞士"流亡"期间推崇麦角酸二乙基酰胺（一种半人工致幻剂，LSD），他鼓吹"摒弃社会习俗，听从心灵的召唤"。基于这些超乎寻常个人的经历，以弗洛伊德理论为基础的谈话治疗方法根本没有触及到我关注的核心。

虽然我热爱艺术，但我既不想当老师，也不想在广告公司工作，也没有信心成为一名自由艺术家。然而，在这个雨夜的小房间里，我看到了被艺术疗法覆盖的墙面，并且凭直觉就理解了它——尽管那时甚至还没有艺术疗法这个词。最终我自己去了黑森林，并在里面住了18年。

我的老师玛利亚·希皮厄斯和卡尔菲尔德·格拉芙·迪克海姆是他们所在领域里的佼佼者。迪克海姆是心理学和哲学教授，他在战后的日本住了十年，在

D.T.铃木老师的指导下学习禅宗佛教。后来迪克海姆教授由于将东西方的知识体系融和的著作而闻名，并将禅宗冥想和把身体意识作为精神练习的理念带进了欧洲，这在1950年代是闻所未闻的。他的主要教义之一是"不再像物体一样拥有自己的身体"，而是"成为我自己的身体"；将身体、思想和精神合而为一。对迪克海姆来说，身体是我们精神体验的容器。比起"狂喜"——精神体验与身体体验相分离，他更提倡"当下"——一种我们的精神体验不断"穿过"身体（取自拉丁语中的personare），并逐渐超越我们的身体体验的状态。他经常用印度神克里希纳（Krishna）吹奏长笛来做比喻，人就是这个笛子，神圣的呼吸通过它发出声响。

在Rütte艺术治疗中心，迪克海姆教授冥想和超个人身体疗愈，而希皮厄斯担任心理学家和引导式绘画的荣格学派深度分析师。从她20世纪30年代关于情绪对手写字影响的博士论文中，她渐渐发展出这种双侧绘画法。当我遇到她时，她已经开始将特定的形状与荣格在他的《心理学和炼金术》里描述的原型相关联。她与埃利希·诺伊曼（Erich Neumann）——荣格最有名的门生的相见，确认了这些形状可以唤起集体的无意识。例如，吉皮乌斯会将有节奏的重复绘制大圆圈与"伟大的母亲"原型相关联。

我跟随玛利亚·希皮厄斯的学习是学徒式的。最初是非正式的，并且与我自己从来访者到学生再到员工的逐步身份变化交织在一起。随着时间的流逝，我开始了其他研究，最重要的是我成为了格式塔（Grestalt）治疗师。十五年来，我通过做指压按摩身体疗愈师（基于精神疗法）赚钱，支付了自己全部的学费，这使我受益匪浅，让我了解到创伤如何会留在肌肉和结缔组织中，并阻碍能量在我们精巧身体中的流动，特别是气血在经脉中的流动。

在这种背景下，我在生物能学领域跟着斯坦利·柯乐曼和沃尔夫·宾蒂格教授的学习令我大开眼界。在这里，我发现了一种基于身体的心理疗法，并且借助引导式绘画将其立即转化为我的实践。在接下来的四十年中，这种方法对我的工作很有帮助。我不再过于关注原型，而是更加关注这种形式的双侧绘画如何能在一张纸上镜映出身体内部的感受。肌肉的紧张感如何可视化；能量的流动或阻滞是如何通过有节奏的重复绘制某些形状和蜡笔在纸上留下的压力而显现的。引导式绘画成为了某种形式的身体疗愈，它使我的来访者能够在他们经历的身体上的不适和这种痛苦中包含着的故事之间找到一种即刻的联结。以一种自我引导的形式来释放体内的压力，被证明是十分有成效的。

我已经坚持践行这种治疗方法40年了，因为它非常有效。只是在最近几年，我有幸遇到了彼得·莱文（Peter Levine）、贝塞尔·范德科尔克（Bessel van der Kolk）和巴贝特·罗斯柴尔德（Babette Rothschild），并接受了额外的培训，我才真正明白这种方法是创伤知情中的感觉运动疗法。

这种引导式绘画的方法，在20世纪30年代初期是心理学博士的研究内容，后来在战后德国变成了一种基于荣格原型进行的邮寄式书写疗法的笔迹学研究，现在已经发展成一种重要的以身体为聚焦的感觉运动艺术疗法。我第一本关于引导式绘画的书《转变之旅》仍然重点强调了荣格范式。然而在短短十年间，神经科学、发展精神病理学和人际神经生物学等新兴学科已经深刻地改变了治疗领域的版图。我最近在身体体验方面的训练让我对创伤有了更深的理解。这个新的认识促使我重新关注感觉运动疗法，改写了《转变之旅》。

我总是被这样的事实激励：近年来我阅读和训练的越多，就越意识到，关于神经生物学和复杂性发展性创伤促进疗法等新学科，几乎都是以身体为聚焦、以双侧和运动为基础，并采用感觉统合方法。然而，能真正推动这种形式的疗法却很少。艺术疗法也依然主要是针对图画制作和认知过程等方面开展的。然而，这些前额叶皮层疗法并不触及裹括创伤的脑干。自上而下的方式虽有它们的用武之地，但它们不能持久地解决自主神经系统中被触发的无意识的恐惧反应。

我第一本书的某些部分将在本书中重新出现。然而，我这本书的目标是在神经科学的背景下介绍这种双向涂鸦绘画法，并将其作为一种实用的身体聚焦型创伤疗法。作为感觉运动艺术疗法的引导式绘画，不一定与图画制作过程相关，但可以逐渐唤起对隐含的身体记忆的意识。虽然这些记忆总是人生经历式的，但治疗并不以症状为导向。它其实是试图将人们的身体感觉引到当下，而不是陷入过去的痛苦或对未来的恐惧之中。特定的问题或危机不是重点，这一方法的核心是为生活找到新的选项。这些解决方案不是认知性的，无法通过理解问题找到，但它们是嵌在身体感觉中的答案。一旦我们发现、探索并实践这些基于身体的学习步骤，它们就会成为被记住的感觉运动成就，类似于学习如何游泳或骑自行车。它们会成为持久的程序性记忆，甚至能够改变儿童早期发育挫折；它们有助于找到对创伤经历的积极回应。这些步骤能够帮助恢复来访者对生活的掌控力。

我们的大脑是可塑的，它可以改变。神经可塑性已发现，通过创造新的体验，我们可以帮助大脑重新调整自己，使之适应当前的现实，从而打破过去的破坏性习惯和消极的信念体系。这样的过程能让来访者改写自己的人生，让他们的人生变得更真实、更鲜活。

近年来，神经生物学取得了突破性进展，进一步加深了我们对创伤的理解。我们对不良的童年经历如何塑造大脑有了更多的了解——这些神经学的灾难会如何对个人产生终生的影响，并在童年之后表现为情绪失调、饮食失调、免疫系统崩溃、慢性病、吸毒和酗酒等等。对于复杂的(幼儿性格习得期)创伤与单一创伤事件之间的区别，人们也有了越来越多的了解。归根结底，创伤是生活的一部分。我们都不止一次地受过创伤。然而，我们如何能从中恢复却会有很大的不同，这取决于我们的恢复力以及我们从家人、朋友和专家那里得到的支持。

长期以来，艺术疗法一直在各种认知行为方法的阴影之下。然而，虽然这些传统疗法可以解决某些功能障碍，但无法触及原始核心。有一些以身体为聚焦的艺术疗法，可以有效地结合创伤知情的疗程进行治疗。尽管作为艺术治疗师，为了更有效地治疗有复杂创伤的来访者，我们需要接受更多神经生物学方面的训练，但我们也应该珍惜艺术疗法为神经学方法提供的宝贵工具。精神医学派别对艺术疗法的评价依然不够恰如其分。Bessel van der Kolk在其开创性的著作《身体在记分》中，记录了他为遭受复杂创伤的来访者进行舞蹈、戏剧、瑜伽、冥想和身体疗愈的过程，这是为数不多的关于艺术治疗的著作：

当代神经科学中最清楚的启示之一是，我们对自己的认识是建立在与我们身体的重要联结上的。除非我们能感觉并解释那种感觉，否则我们并不真正了解自己；我们需要记录并根据这些感觉采取行动，以安全地度过生命。尽管麻木（或寻求补偿感）能让生活变得可以忍受，但你所要付出的代价是失去对自己体内发生的一切的知觉，从而失去真正的充沛的活着的感觉。

引导式绘画并不过多地讲故事——对事件的有意识记忆——而是将注意力集中在隐性的身体感觉上。内隐记忆是感觉、情绪和行为的拼贴。它们主要源自我们在幼儿时期学到的情绪和行为模式；它们常常在我们的潜意识中出现或消失。通过用蜡笔在纸上追踪这些隐性的身体感觉，有可能缓解身体不适、情绪困扰和痛苦，并加以转变。例如，来访者可能感到肩部肌肉紧张，然后，他们将用双手和简单的涂鸦动作（例如用很大的力气上下涂抹）仅凭感觉来画出这种紧张感，如果来访者感觉胃里有一团恶心的东西，这可能会表现为一团纠缠在一起的曲线；用蜡笔刺穿纸张，可能会让刺痛外化。关注、追踪并表达这些身体感觉，就可以得到缓解。但更重要的是，几乎所有来访者这时都开始意识到为获得救赎，他们所真正想要的东西。这是引导式绘画中的指引的精髓之处并不是由治疗师的指导或干预，而是来访者越来越依赖的内在觉察，这种察知从内心深处提供基于身体的解决方案。

因此，在下一页纸上，来访者也许将"引导"他们自己的内在按摩师或武士作出相应的动作以缓解症状。动作跟按摩一样是有节奏、重复的。紧张像箭一样被释放，飞出纸张。在纸张周围用坚固的线来修复边界的缺口，可以创造出一个安全的空间；来回地绘制碗状线条会让人感到舒适放松；肌肉收缩受阻时可能需要用扁蜡笔轻柔地绘画，以舒缓被压抑的情绪。来访者能直接体验到的是，他们可以做些事情来帮助自己，行动对他们的感觉有切实的影响。

这种疗法消解了来访者的无助感，而这种无助感往往会导致绝望。当被动的痛苦变成了积极的回应时，这与深刻感受到的内在需求是一致的。这样，来访者就可以从绝望渐渐变得能感受到希望。

引导式绘画适用于很多群体。尽管我一生主要和成年人打交道，但孩子们对这种方法也反应良好。例如，我曾经指导过一个语言治疗师，她用这种方法和3到6岁的孩子们交流。她帮助他们用双侧绘画的动作来表达他们觉得难以发出的声音，也弄明白了某些声音，如"t"；"h"和"s"所对应的引导式绘画的形状。她没有让孩子们做舌头练习，而是鼓励他们两手各拿一支蜡笔，绘出相关的形状。令人惊讶的是，最初这些动作无法被顺利完成，孩子们画不出来，或者只能绘出一些断裂的线条。然后，加在蜡笔上的压力大到把纸划破的程度，强烈的情绪被表达出来，渐渐的，没有文字，没有故事，没有意象，孩子们就可以用感觉运动的方式来表达发生在他们身上的事情，是什么让他们口吃或者口齿不清。仅在几次疗程后，许多孩子就清除了内在的障碍——而语言障碍在多数情况下是会持续很久的。

引导式绘画需要正念、感官觉察和信任；一开始就聚焦身体的疗法并不适合每个人。我的很多来访者是从传统的艺术治疗练习开始的，他们首先创造个人经历或象征事件的形象：做拼贴画或者雕塑，这更符合他们对治疗的期望，而且我们往往也需要获得支持资源。一旦他们在这种模式中、在治疗关系中和他们的内在过程中获得了信任，我们就可以继续进行引导式绘画治疗了。

科妮莉亚·艾尔伯特

于澳洲

目 录

第一部分

聚焦于身体的艺术疗法：
创伤知情方法的基本组成模块

第1章

开　始

当你开始一次引导式绘画，你会坐在一摞A2大小的纸张前。旁边有彩色粉笔、油画棒以及手指画颜料可供选择。

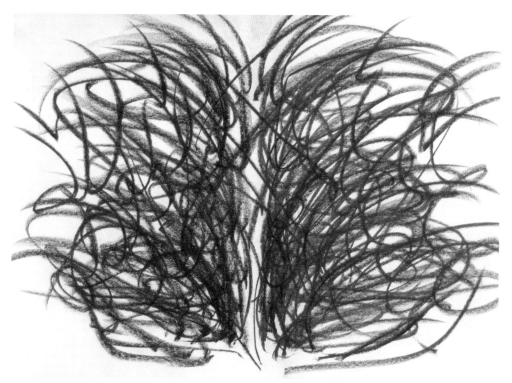

图 1.1　表达内在压力释放的典型双侧涂鸦绘画。A2 尺寸，大约 23×31 英寸

一旦我们建立了连接，并且获得了足够的信任之后，我会告诉你：想象自己参加一次身体工作坊可能比进行艺术创作要容易得多。如果必要的话，我会花一些时间告诉你：所有情绪都有相应的生理表现。恐惧可能会让你心跳加速、手心冒汗、有反胃的感觉；兴奋很上头；喜悦带来轻松；愤怒会让你感到躁动不安，甚至怒发冲冠；压迫感让你感觉自己就像一棵树在努力扎根；灵光乍现让你深吸一口气。你可能会感到行动受阻，比如胃部或是颈部僵硬，甚至肿瘤也是一种压抑情绪的生理表现。

比起让你把这些体验（比如"胃部收缩"）在脑海之中勾勒出一幅画面，并将它投射在纸上，我更愿意鼓励你反复回想并提炼出你的内在感觉，之后在纸上将这种内在运动转化为绘画运动。你可以用蜡笔把胃里的涌动画在纸上，拿着蜡笔挥洒舞动，就好像在你胃里的那种颤动一样。

当你准备好了，我会让你闭上双眼或是分散你的注意力。为了建立感官知觉，我会开始让你完成肢体上的一些动作从而引导你的意识，比如让你呼气，然后坐实在骨盆上，感觉双脚触地，感受你的脊柱挺直，倾听你的呼吸韵律。这种集中注意力的练习旨在让你注意到一种内在运动，它也许引起了你的特殊注意，可能是生理疼痛或不适，抑或是情绪涌动。

我会明确鼓励你时刻依赖你的身体感知，这是你与自我建立连接最简单、最直接的方式。

现在你可以开始绘画了，每只手各拿一支蜡笔，最好闭上眼睛，与内在感知建立连接。此时，绘画可能是最简单、最小的重复运动。重复，尤其是有节奏的重复，用于仔细辨别出哪一个绘画动作在感觉上最接近内在感受。可以根据这些感觉对画出的形状进行整理和重新排列，或者完全改变它们，直到感觉正确。这并不是通过对形状的思考来实现的。相反，你需要找到一个节奏和一个形状，使你能够安全地摆脱认知的控制。你的头脑并不知道所需的结果。有节奏的重复逐渐使你能够与内隐记忆、你的具体经历建立联系，而不是你意识到的过去的故事。这与学习跳舞类似，当你计算着步子时，你并不是真的在舞蹈。当你相信节奏可以带动你时，你可以让自己去适应任何出现的形状。

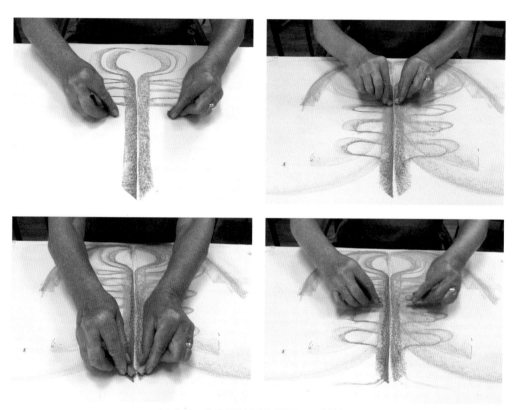

图 1.2　有节奏地逐步进展，双侧绘画

假设你选择了圆形。当你重复这个动作时，你的身体可能会向你发出信号：你正在绘制的圆圈太小或太大，节奏太快或太慢。跟随这些来自内在的"指示"，直到感觉你的绘画动作是正确的，并且符合你的内在体验。当一个冲动已经得到充分探索后，就可以更换纸张。

接下来，你可能会从"我感觉如何"这一问题，变为询问"我需要什么"。你需要做什么动作才能消解这种紧张？什么可以帮助缓解疼痛？你需要舒缓的、圆形的、像按摩一样的绘画动作，还是直接、尖锐，甚至有力的线条来释放压力？你需要推开一些东西或一些人吗？你需要抑制什么吗？

什么样的动作可能让你感觉好些呢？假如你现在可以做按摩，你想让你的理疗师怎么按摩？如果要练习武术，你现在需要做什么防守动作呢？然后你会继续尝试做一些动作，再次在纸上有节奏地重复，直到你可以感觉到身体的明显变化。紧张程度减少了吗？痛苦减轻了吗？麻木少些了？恐惧减少了？身体有了更多的能量吗？身体更挺直？更踏实？更有希望？更有勇气？这既不是认知过程，也并不是在构思，而是在寻找自己内在的可以带来释放和转变的引导。一个新绘制的大圆圈或其他图形不仅可以改变你的身体意识，还可以改变你的精神和情绪状态。

引导式绘画不同于著名的涂鸦绘画练习，它鼓励身体感觉与节奏性重复的一致。新画的形状和有节奏的重复都可以起到建立自信和自我塑造的作用。这对于害怕直面自己内在感受的来访者是至关重要的。实际上，许多受创伤的人惧怕他们的身体感知，并将其视为威胁。

这种方法可以让来访者逐渐发现由于与自己的内在深入沟通而产生的独特形状。动作和情绪，可以同受阻的行动及其可能的原因一并被表达出来。这个新的肢体语言使得感知相应的情感和思维模式更容易，理解它们使身体形态发生变化的机理也会更加容易。例如，"我绘制的圆圈太小"的感觉开始与自我设限的思维方式相关，例如："我需要小圈来满足自己对于安全感的需要"，或"我几乎无法呼吸，我需要逃离这里"，或者画圈的动作感觉像是在原地转圈，或是一个恶性循环。

我在生物能量学方面所受的培训教会了我感受自己身体的方式，尤其是我的肌肉收缩或放松，这些与情绪和精神状态密切相关。引导式绘画是一种身体疗法。所有的感觉、情绪和感情都与思维模式及身体姿态相关。所有的这些都是环环相扣、息息相关的。身心医学已经表明，人们可以死于心碎。我们的语言也反映出，有些人能够坚持立场，脚踏实地，把一切扛在肩上，或是咬紧牙关。情绪有时可以"杀人"。转化性的疗愈工作将始终包括躯体因素。

　　例如，愤怒让你感到躁动不安，一股怒气向头顶涌去。但相较于用蜡笔在纸张上描绘这个上升的动作，来访者可能会发现另一种冲动，如"我不应该表明我有多生气"，"生气是坏事"，这种行为会导致下行运动。这两个动作：燃起怒火和平息怒火，会在胃、胸、喉咙或是其他什么地方发生碰撞。让这些动作在纸上显现是至关重要的。

　　接下来的问题可能集中在下面：我如何平息我的愤怒？我的愤怒怎么能够说出来？压制它，让自己像一个长腿的压力锅一样走来走去是否具有建设性？或者这种态度经过十几年的时间会让我得溃疡吗？有什么方法可以在不伤害好朋友或是自己的情况下释放愤怒？在纸上释放愤怒感觉如何？在这次愤怒中有多少是在翻以前的旧账？

　　绘制动作反映了体内的能量流动。这种能量流动可能是具有破坏性的，也可能是具有建设性的；这个过程可能是有意识的，也可能是无意识的。它讲述了来访者的生活故事，某些想法、感受、情绪和行为可以在绘画里浮现，其他的则被隐藏和阻挡了。正如凯勒曼（Stanley Keleman）所说的那样，通过这种方式"你的身体可以表达它的思想"[1]。治疗师和来访者都需要质疑和解码这些模式。来访者可以学习理解、再定向、转换、整合，从而治愈并增加他们的能量流动。

　　闭着眼睛用双手同时画画不是为了耍杂技。闭着的眼睛，或是不聚焦的凝视，有助于全神贯注并避免任何有可能影响在纸上作画的不良冲动。一旦头脑不再干涉控制、评估的方式，眼睛是睁开还是闭合就不重要了。当然，也有例外，比如当来访者闭上眼睛后立即被图像淹没的时候，或者当来访者必须尽可能有意识地引导能量的时候。

　　双侧双手绘画法是完成一个完整的引导式绘画的方式，整个人全身心参与其中，包括了平时未经训练和经常被忽视的一面；这种方法也刺激了左右脑之间的同步性、增强了直觉和理性思维。

在整个过程中，没有刻意绘制成形的图像。不管是什么在主导冲动，它带给你反复而强烈的情感冲动都会在纸上呈现。通过这种方式，来访者绘制出了以抽象形状为主的画面。学习如何阅读和理解这种描述性的视觉语言才是一种艺术，它描述了肌肉的紧张感、情绪和思维方式。绘制形状的含义因人而异。

治疗师可以选择让来访者绘制特定的形状作为干预方法。然后来访者将会有节奏地重复绘制这些形状并感知在感觉上被唤起的感官反应。这些形状与身体结构有关，如竖线可以让脊柱立直，碗形可让你坐稳。来访者可以使用这些干预措施来有效地放松紧张的肌肉，或是合理地释放愤怒，抑或是安抚自己。通过这种方式，来访者可以调动自己身体的各个部位，让它们定型、被控制或是处于任何一种能让他们感觉好些的状态。

参考文献

1   Stanley Keleman, *Your Body Speaks Its Mind* (New York: Simon and Schuster, 1975).

第2章

环境和材料

引导式绘画是一种正念练习。吉皮乌斯（Hippius）称之为一种"动态冥想"。课程需要一个安静的能让人精神集中的环境。由于来访者闭着眼睛画画，他们绘画时所在的房间必须足够安全，否则就会不够放松、放得开。

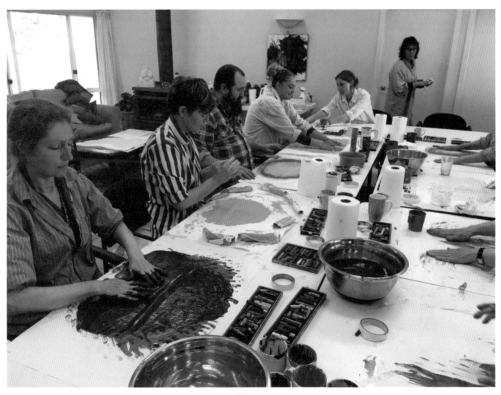

图 2.1

引导式绘画课程可以以个人为单位，也可以以小组为单位进行。个人课程遵循安静绘画的节奏，然后简短或深入地口头分享感官体验，然后是更多沉默和绘画的时间，最后是认知处理。团体疗程中，在初步介绍后，有一段大约四十到五十分钟的安静绘画时间。之后，将图画按顺序排列在地板上并与小组的其他来访者分享。目的是为了观察线条的排列如何变化，结合参与者给出的解释学习，解读图画讲述的故事。绘画动作冲动是如何与来访者的感官认知产生联系的？可以调整这些感官意识，并与个人的认知见解联系起来。

我们需要桌椅。理想情况下，桌子的高度应该是在来访者的肚脐下方约2.5cm左右处。椅子应该足够高，能使膝盖略低于骨盆，双脚触地。一个人在画画时能够舒适地坐着是很重要的，因为它是身体认知相关的冥想练习。当然，这并不意味着每个人都必须安静坐着，一动不动。有很多人会站起来画画。绘画时发出的声音可以是有力而嘈杂的。但保持一个能够轻松站直的开始姿势很重要，蜷缩在地板上可能就不太合适了。

不论是以个人为单位还是以小组为单位的课程，每个来访者手边都应该有所有必需的材料。每次课需要给每个来访者准备约10张A2大小的新闻纸（每张约24×32英寸），一卷可以将纸固定在桌面上的胶带，保证纸张不滑动，还有一套

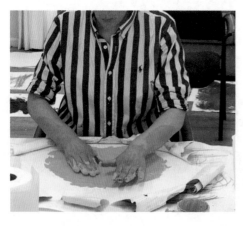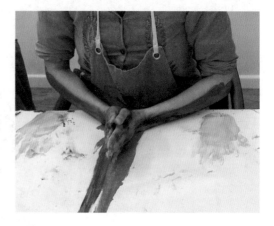

图 2.2　手指画

彩色粉笔和油画棒。

粉笔粉彩对压力的细微变化非常敏感。特别是在平面上绘画的时候，用它们可以在纸上画出多层透明线。它们适用于具有超个人视角或冥想能力的来访者，或是那些玻璃心、非常敏感的人。粉彩质地干燥，可以用手平涂在纸面上，增加接触。哪怕是新手也能以他们想要的方式混合颜色。然而，干粉彩并不适合所有人；有些人甚至对它有过敏性反应，如皮肤瘙痒。而且它们也很昂贵。不知已经有多少次，我很不爽地坐在那里，眼睁睁地看着来访者每次绘画时都要同时使用两个粉彩，到最后把每盒20美元的粉彩用的渣都不剩。施加压力时粉笔粉彩很容易断，这可能会让来访者感到沮丧。在这种情况下最好选择油蜡笔。

油蜡笔有不同的质量和厚度，其在学校和幼儿园广泛使用且很实惠。但如果油蜡笔过硬，绘画时就会在纸上发出刺耳的刮擦声，还很容易把纸划破，来访者也画不出满意的作品。然而，用油蜡笔并不是为了来访者的绘画能达到艺术家的水平，而是为了更有效。有一些非常粗的油画笔在手中的握持感很好，这种油蜡笔是为学龄前儿童准备的，因为它们能够承受一定的压力，也可用于攥在手里作画。

手指画颜料一般是大罐的，就像学校提供的一样。这些丙烯颜料很平价，沾到衣物上也容易被洗掉，但从另一个角度讲，这也是个问题——用双手绘画可能会显得非常乱。之后要把图画晾干，需要有足够大的空间。在大多数课程中，我按需提供颜料。有时只需要一种颜色来强调特定的情感，或者混合可以用于表达"创伤"的香膏。很多有依恋创伤的来访者认为"他们从来没有得到过满足"。治疗师将颜料倒满他们的双手，他们闭着眼睛，这可以是一种滋养姿态，帮助他们满足需求。少量颜料可以提供更具触觉和感性的感知维度，在某些情况下是非常宝贵的。涂抹、混合、刮擦、到处乱抹，以及与厚层颜料的直接接触，可以唤起幼儿时期的记忆，可能会满足从未被满足的欲望。有时手指画颜料比蜡笔更合适。鲜明的色彩能够更好地帮助情感表达。颜料的流动性也能够帮助来访者进行

"精神按摩"。然而，一些因为触摸而受到创伤的来访者，特别是那些遭受过性虐待的来访者，可能会因接触颜料而反应强烈。在这种情况下，准备大量的纸巾和水是必要的，这些可用于洗涤仪式——一个"逆转"的仪式。"触摸"这个动作在触觉方面具有巨大的治愈潜力，这是我在使用黏土时发现的[1]。

蜡笔和画笔可以使来访者一定程度上远离纸张，直接接触自我，而手指画颜料则是"全面的"。但是使用手指画颜料的来访者也可以通过其他方式远离全方位的接触，例如：只用指尖触摸颜料。双手完全接触颜料和纸张意味着身体内部也有完整的感官身体接触。触觉感知——通过触摸感知，可以更具体地解读出来访者的双手之前都做过哪些事情。他们怎样与外界建立联系反映出他们联系内在自我的方式[2]。触觉感知是存在关联的，手腕和骨盆与内部的踏实感相关；手掌和胸部与感受相关；手指，特别是指尖，与认知处理相关[3]。双手放松可以让你抱着一个轻松的心态进行解读，而肌肉紧张、不灵活、指关节泛白以及无法完全接触颜料是恐惧的表现，提示来访者可能有被虐待的创伤史。

颜色：我建议来访者尊重颜色，并根据内在的感觉选择颜色。如果内在感觉到蓝色，请将其绘制为蓝色；如果感觉到是中性色，就使用黑色或棕色之类的中性色。这样的选择使得图画更有意义。

经验告诉我，不要给任何一种颜色附加解释和意义。颜色对某人的影响是高度个性化的，也取决于那一瞬间身体和情绪的状态，也涉及精神状态和文化方面。我们在大学进行的一项研究中发现，同一种颜色在一个环境中被认为是"温暖的"，在另一个环境中就被认为是"冰冷的"，——即使是对于同一个体而言。

现存的很多色彩理论，可以在互联网上找到相关内容。琼·凯洛格（Joan Kellogg）为"MARI曼陀罗"评价方案开发了一种理论[4]。歌德在1790年至1808年[5]之间写下了他的色彩理论。与我一起研究格式塔疗法的阿内特（Werner Arnet），他全部的关于文化表相（Eidos）的心理学颜色概念（希腊语中意为

"感知"，这也是他的学校的名字）都是以约翰内斯·伊登（Johannes Itten）[6]的教诲为基础，伊登在1920年左右任教于包豪斯学校。韦雷娜·卡斯特（Verena Kast）也深入介绍了在荣格学派的语境中关于色彩的解释[7]。神智学的教义赋予七色光不同的含义。印度教有一个色彩系统的脉轮，天主教的色彩系统则是根据教堂日历而变化的礼服和祭坛装饰。重大的文化差异导致颜色感知的差异。在中国，白色是哀悼的颜色；在西方，则是黑色。在多元文化社会中，来访者可能与治疗师接触到的原型价值观并不相同，颜色感知也可能会有所不同。

而对于有些颜色的感知是普遍相同的，例如：天空是蓝色，草是绿色的，血是红色的。但最终总有个人经验。血红色会唤起一个女人对经期痉挛的感觉，或者某些人刚刚目睹事故的感觉。医生可能将医疗细节与血液相关联，而对于伏都（voodoo）萨满法师，血液是一种神圣的东西。植被的绿色对于不同居住地的人会有不同的意义，比如：对于居住在巴布亚新几内亚雨林社区与居住在澳大利亚沙漠或大都市的人，意义便不同。因此，我会倾听来访者表达他们所选颜色的感觉和他们赋予颜色的意义。用色彩增强情感表达，也可以是更深入了解自己内在的途径。

万事俱备，便可以开始心灵的旅程了。

参考文献

1　Cornelia Elbrecht, "The Clay Field and Developmental Trauma," In *Creative Interventions with Traumatized Children,* ed. Cathy A. Malchiodi (New York: Guilford, 2015).

2　Cornelia Elbrecht, *Trauma Healing at the Clay Field: A Sensorimotor Approach to Art Therapy* (London: Jessica Kingsley, 2012).

3　Martin Grunwald, ed., *Human Haptic Perception: Basics and Applications* (Boston: Birkhäuser Verlag, 2008); Elbrecht, *Trauma Healing at the Clay Field.*

4　Joan Kellogg, *Mandala: Path of Beauty* (Belleair, FL: ATMA, 1978); Susan Finscher, *Creating Mandalas* (Berkeley, CA: Shambhala, 1991).

5　Johannes Pawlic, *Theorie der Farbe* (Basel, Switzerland: DuMont Verlag, 1976); Pawlic, *Goethe: Farbenlehre* (Basel, Switzerland: DuMont Verlag, 1974).

6   Johannes Itten, *The Art of Color* (Basel, Switzerland: DuMont Verlag, 1961).

7   Ingrid Riedel, *Farben in Religion, Gesellschaft, Kunst und Psychotherapie* (Stuttgart, Germany: Kreuz Verlag, 1999).

第 3 章

引导式绘画指南

> 我们所有人的自发运动都与渴望和他人建立联系、健康和活力有关。无论我们本来是如何退缩和自闭，或我们在最深层次上经历的创伤有多严重，但我们都会像植物有向光性一样，每个人都有想要与他人建立联系和自我疗愈的冲动[1]。

与丹尼尔·海勒（Daniel Heller）和艾王林·拉·皮埃尔（Aline La Pierre）的上述观点类似，引导式绘画并不是由指导治疗师的指示和命令引导，而是由一种明显存在的内在力量所引导，即使这很难说得清是怎么一回事。荣格称这种内在的力量是每个人的直觉本能，他将其描述为每个人的不朽精神核心[2]。感觉运动疗法可能会参考这种指令原则，并把这种原则称为"本能"，其反应中心位于脑干，当我们欣赏自然美景的时候，只会本能地去治愈和修复自我。其他人可能会认为这种内在力量是"气"，在东方哲学中认为这是种生命力，流经我们的能量体。阿育吠陀医学可能将这种内在力量称为"昆达利尼"（Kundalini）——通过脊柱中的脉轮上升的治愈能力。无论我们将这种内在的引导力量命名为什么，无论将它定位在何处，我们都能找到它，这是显而易见的。我个人的观点是将其归为一种建立在"向善"基础上的信仰体系，人作为一种生命力量只向往生长和治愈。否则为什么人类能够从战争、暴力和破坏中继续前进，而且一次又一次带来美好、爱和伤口的治愈？我有很多次坐在课堂上，就像我的来访者们一样迷茫和困惑，唯一的区别是，我相信，如果加以引导，这种内在的引导力量会被唤醒，并且引导每个人找到适合自己的解决方法[3]。我相信萨满做了一些相似的事情，他们唤起了自己和患者的内在信念——相信治愈是可能的，然后个体便可以自我治愈。然而，这需要有人让他们确认可以充分信任自己，或者有人能够帮助他们建立这种信任。

直觉、本能或内在的引导力量可以被视为更高层的意识。它通过无数的冲动、暗示、肢体感觉、情感、强烈的欲望、灵光乍现、梦、图像和记忆来体现。虽然我们的直觉无时无刻不在引导我们，但我们也如此难以解释它的机制，因此我们往往在日常生活中否认它。我们的感觉，俗称"第六感"，一直在潜移默化地引导着我们的日常生活。一旦来访者习惯了认真对待他们的感官提示，内在力量的引导就已经开始了；一旦这个阶段在治疗过程中实现，治疗师就会充当"助产师"的角色。治疗师将协助"分娩"的过程，但只有来访者才是可以"生产"的人，万事俱备，准备好迎接新事物的到来。如果来访者内心没有发生转变，作为治疗师的我们也不能急于求成地去推动来访者发生转变。

但这个过程也不是自我驱动的。来访者和治疗师都必须放弃期待，让一些新的、令人惊讶的东西有出现的机会。最初，引导式绘画是作为一种积极的冥想练习，通过蜡笔使内在的一些东西跃然纸上。就像以身体为聚焦的禅修，来访者持有的态度是一种有意识的"旁观"，并无条件接受。节律性重复有助于回归事情的"本来面目"，而不是个人意志对其扭曲的结果。铃木称之为冥想的必要态度——"爱的意识"，以观察内在的运动和善意的事件，而不是急于解决事情[4]。这种开放的状态与我们平时努力去讨人喜欢、受人尊重或被人钦佩是不同的。慈爱的本性是普遍的、无所不包的。来访者甚至不是在搞艺术创作，而是通过双侧涂鸦绘画来追踪身体的感受。允许感觉产生，并响应这种感觉在纸上表达冲动，都需要空间来提供惊喜。愤怒和悲伤可以流动；它们不需要被管理。

身体中背负着如此多的怨恨和痛苦，已经积愤多年。我们"无法继续前进"，我们"陷入困境"，这种有节奏的重复就会变成收缩和紧张的生活模式。只有有了爱的意识、温柔和善良的态度——这些必须由治疗师进行角色建模，我们的本能、直觉、生命力才会找到出路。这样就可以减少疼痛，能够让我们去宽恕，或是让我们能找到生命跳动的新节拍。

在治疗开始时，治疗师通常需要进行频繁的干预，建议来访者绘制特定的形状或修改节奏。最重要的是，治疗师需要鼓励节奏性重复，以协助来访者与他们的内在流动建立联系，而不是专注于发生了什么事。许多来访者都期望在心理治疗课程中重点谈论他们的生平事迹。虽然认知并处理外显记忆肯定是任何治疗过程的一部分，但它不是感觉运动艺术治疗的主要目标。然而联结隐含的身体记忆需要一种方法，这种方法最初使用时应该让大多数人觉得不太一样——比如，如果不会引起来访者不安的话，可以闭着眼睛用双手画画。治疗师必须找到可行的方法，让来访者在治疗开始时和每次课程开始时能够接受这种不熟悉的方法。这可能需要一些心理教育，解释闭上双眼双手绘画、进行以身体为聚焦的练习，或短暂冥想的原因。

治疗开始时，来访者通常会陷入困境。这也是为什么他们会寻求帮助。一旦来访者开始绘画，他/她心中堵塞淤积的情绪开始浮现，治疗师便需要更加有指导性，鼓励那些不会限制他们、不再墨守成规的动作。如果治疗师的帮助不够，来访者会感到自己没有得到支持。应鼓励他们尝试在纸上表达出对立或不熟悉的运动冲动，引发新的感官体验和身体感知。它可以提升身体的灵活性，促进自我反思。它反映了个体具有更多身份、位置以及各种途径的可能性。然后来访者可以选择特定的形状，通过重复来反复地测试和尝试它们。

一旦来访者建立了对自己内在声音的信任，治疗师的角色则需要做很大的调整。治疗师现在需要适应非指导性的方式，不再进行建议性干预，而是鼓励来访者对内在感受的感知。治疗师现在变成了谨慎、非判断性的旁观者，或路上的同伴；变成了鼓励、在必要时进行保护，并尊重来访者要求的角色。在更深层次的治疗中，治疗师的指导性建议由最开始的必要，逐渐变成了刺激来访者，并分散他的注意力的角色。

随之而来的过程恰好发生在主动运动冲动和被动感觉知觉之间的紧张关系中。来访者处于积极的状态并充满创造力，但同时也是被动和接受的，要去倾听自己的内在声音。绘画过程并非毫无意义地表现出来；它不是一些没有感官意识的宣泄释放。这种方法的有效性，源于身体感知与通过节奏性运动将这些感知进行表达之间的深层次转换（interchange），这也将反过来重塑内部的感官体验。来访者在使用这种方法的过程中开始了解他们自己无法用语言直接表达的、更深层次的一面，这感觉真实而直接。我们倾向于讲述的自传故事都是处理关于过去的故事，昨天或几年前发生了什么。然而即使是过去已经发生的事情，我们的身体此时此刻仍会对其有所回应。来访者绘制了当前时刻他们身体内正在发生的事情，所感知到的一切。在某种程度上，他们建立了对自己内在感知能力的信任，他们可能会对自己产生认同感、建立信念系统；他们可能会意识到这些认同不是对于几个固定的身份而言，但他们可以积极地将它们变成不同的感觉。随着刻板印象消失，来访者能够从基本生存转向更加充满活力的感觉，即使不是所有的答案可以找到，但总是可以提高他的生活质量，如芭贝特·罗斯柴尔德（Babette Rothschild）曾在她的一次研讨会上说过的一样。

根据来访者的需求和治疗阶段，引导式绘画可以是指示性的，也可以是非指示性的[5]。特殊的圆形和线形形状可提供非语言的干预工具。治疗师给出的多数指导会是选择一个或多个形状。

这些干预措施旨在调整来访者的运动冲动，使他们：

- 画出特定的形状

- 将节奏变得更慢或更快

- 通过在每条线的末端发力来释放张力

- 画出包含圆形的流动的形状

- 画出尖角，以激发有意识的决策

一旦来访者的感官意识变得更容易找到，治疗师的指示性干预就应该变得更少，这时可以通过问问题和使用更弱化的语言。

这些问题旨在帮助来访者跟踪身体感受，并建立自信：

- 这些如何在你的身体中产生共鸣？

- 你感觉怎么样？

- 这种感觉有颜色吗？是什么质地的？有重量吗？

- 你以前有过这样的感觉吗？你知道这种感觉吗？

- 这种……内在运动是怎样的？

答案可能是胃部的一种搅动感，一个深呼吸，大腿肌肉的放松，以及来访者体验的身体状态——他们自己从紧张、自闭、堵塞的状态转变为更开放、更放松、更流畅的状态。他们可能有一个突然的想法，回忆突然在脑海里涌现，向他们展示自己是如何受伤的，以及从那以后是如何掩盖回忆来镇痛。在这个过程中，他们会瞥见产生恐惧之前的那个自己。回答可能是将红色颜料拿起并溅到纸上的冲动，重击并敲打，直到让隐藏在"结痂"下面的东西出现。这可能意味着来访者尝试双手一起移动并在画纸上舞动的感觉，而不是左右互搏。我曾经看到手指画颜料像软膏一样涂在"伤口"上，用黑色蜡笔涂到纸上，伤口愈合。

治疗师的任务是创造一个来访者感到足够安全的环境，让他们可以尝试并体验他们的内部冲动，直到他们收到证据：通过绘图时的即刻感觉，或通过内部和外部事件，证明"我在正确的轨道上"。

　　下面我分享两个案例。在第一个案例里，我对来访者几乎没有任何输入，而对第二个则是非常有指示性的。

非指导性引导

　　我想用以下案例来说明内在引导。这个案例是关于一位中年女性的图画。她参加了一个有十六个来访者的工作坊。我们有一个三小时的团体课程。这个工作坊的流程是，在简短介绍后，来访者会安静地进行长达五十分钟的涂涂画画，之后有些人将他们的图纸展开在地板上并与小组其他成员分享他们的经历。我的角色是在此过程中强调重点、提出问题，或提供协助。

　　以下图片是在第三个团体疗程中的完整记录。所有这些画作的大小都是大约60cm*80cm。全部六张画作都是在一次团体课程中完成的，完全是自我引导；她在创作画作期间没有治疗师的干预。我就称她为玛丽安吧。

　　在这个阶段，玛丽安已经参加过两次引导式绘画的工作坊了。她已经建立了对于小组和她自己的基本信任。她已经掌握了将注意力集中在身体上，以及进行精神按摩的想法。她还学到了几个基本动作，例如轻弹击打以释放紧张，或温柔地画圈来感到被包容。我倾向于在每个课程开始时进行来短暂的冥想以便将注意力集中在身体上，我希望来访者要特别注意身体的任何绷紧和紧张的感觉，并注意他们在哪里体验到流动和放松。

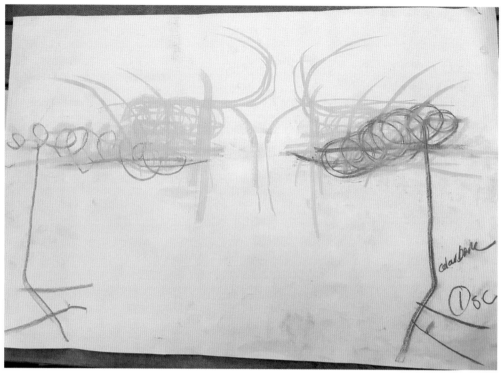

图 3.1　起初，玛丽安专注于"锁骨的感觉"。她的手臂自然下垂，并以一种孩子般的方式强调她的手指。它是一个支离破碎的、分裂的身体图像。没有内在也没有脊柱。她只是在空中，把自己整个人挂在双肩上。

　　当来访者经历过多种创伤时，这种分裂的身体图像就会经常出现。他们的内在空间，如骨盆和腹部，没有体验过值得信赖的感觉，或者甚至"不在那里"。取而代之的是，由于缺乏安全感而导致的这种不稳定性得到了过度补偿——把自己整个人蜷缩，并压在双肩上。这是一种处世态度。然而，它是一种干瘪的、没有生命力的身体结构。

　　为了理解玛丽安的绘画过程，我将添加关于她成长经历的细节。她已经五十多岁了。她的母亲在十六岁时生下了她，并把她暂时寄养在修道院里。她的亲生父母都来自上流社会的家庭，意外怀孕被视作一种耻辱。之后玛丽安被亲生父母放弃，并被收养，在一个农民家庭长大。玛丽安一生都在努力寻找关于她的亲生父母的信息。被领养是她一生创伤的开始。

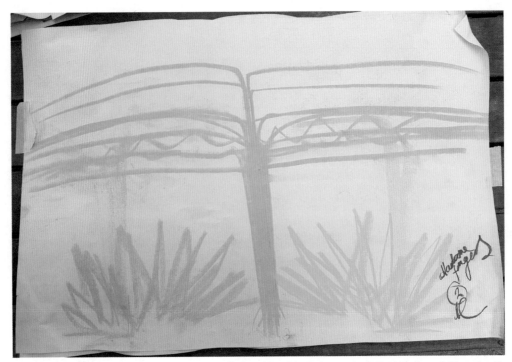

图 3.2 她按照团体课程的指示使用按摩来缓解她的身体状况。"把手指抬起来，感受双手。"她专注于她的双手——它们仿佛有了生命，即使是一个犹豫不决、不情愿的摩擦，这是一个在冲动和抑制之间往复的动作。在此，她开始绘画，活动关节并释放肩膀的紧张。她重复了这个动作几次。她在团体课程中被告知可以把这种运动冲动作为一种选择。

可以想象她的母亲在孕期有多么紧张和不开心。出生后，院方人员让玛丽安在医院呆了几个月以防她的母亲改变主意。这种依恋损伤导致了她与内在联系的脆弱。玛丽安害羞而敏感，没有什么存在感；她在团体中毫不起眼。

我总是喜欢观察一个绘画过程的起点。她在五十分钟之内将所有的一切从支离破碎转变为充满活力的体现，并进行自我引导的按摩。

玛丽安的绘画典型地体现出了内在引导的指令力量。她从一种弥漫的自我感觉开始，在那里她与她的身体分离，缺乏生命力。她的手臂和肩膀看起来像一个没有生命的结构。因为她专注于她需要什么并开始按摩，她的下半身变得越来越活跃；本能冲动（libido，力比多）开始流动，完整感出现了。

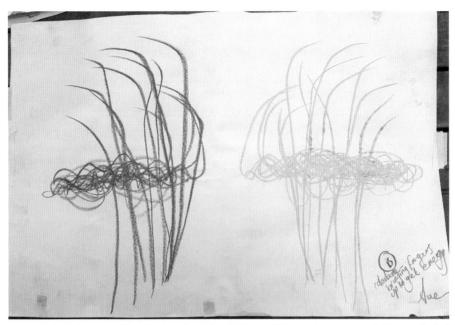

图 3.3　这幅赤手空拳的画描述的是一个无助女性的原型 [6]。在这里，玛丽安的双手完全有能力去处理生活状况。这正在被赋能。"手指正在传播能量。"她的注意力仍集中在她手上。她现在可以积极回应她的需求。在前一张图中，对感觉的追踪如图所示，是水平振动线。它们的位置在画纸的中间，代表了在她身体中部的力量。她的光圈仿佛拥有了生命。然后她直截了当地画出来，其中的许多线条都是为了"传递能量"

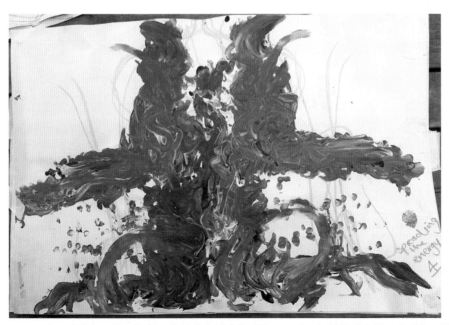

图 3.4　玛丽安现在拿起手指画颜料，在按摩中她变得更大胆："用颜料传递能量，感受自己是一个整体。"她找回了多少身体的感觉是显而易见的。她的身体顶部仍然比基部强，但至少她现在有基部了。在第一幅画中是显而易见的内在空虚，现在则充满了鲜活、流动的动作，这让她感觉很完整

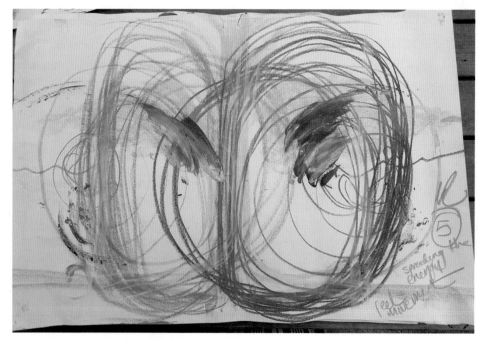

图 3.5　玛丽安开始使用黄色蜡笔重复她之前画过的结构。她画出的两个蓝色圆圈表现了运动、饱满和连接。她称之为"传递能量，感受运动"。她的创作现在是有节奏的了，并且流动着。她连接了顶部和底部，最后，在以前一直使她痛苦的锁骨处加上了两个翅膀——她现在感觉很轻松

　　她的创作过程阐释了现在通常被称为"自下而上"（bottom-up）的方法，在这个过程中她通过绘画释放了身体相关的试验性运动冲动，反映了她自我意识的减弱。通过倾听她自己的需求和内在感官提示后，她可以越来越多地抵制那股一开始时让她灵肉分离的力量。她收回了她的手，并利用双手的力量，描绘出她心中所想并对她的内在需求作出了积极的回应。在她的课程结束时，她的自主神经系统释放了来自脑干的长期紧张，这种紧张如果不释放，那么不完整压力反应可以持续数十年。它作为振动流从她的脊柱底部排出。这样的释放具有持久的效果——它在自主神经系统中重置了平衡。你会在接下来的章节中了解到更多这些内容。这就是我们从"生存"到"生活"的转变过程。在课程结束时，玛丽安感到整个人都通透了，感觉到蓬勃的生命力和生命的具体意义。

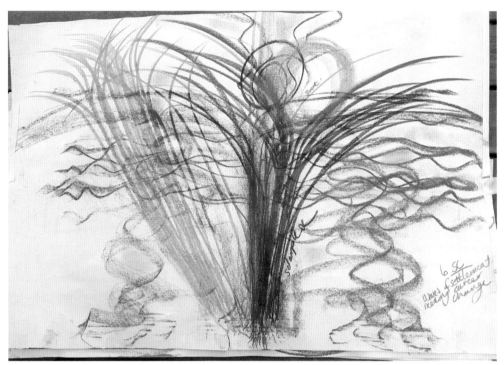

图 3.6　"能量波。"这些波浪线不再是主动按摩的冲动，它们描绘了由无意识运动分裂在自主神经系统引起的振动流，当发生深度愈合时就会出现。从那里她在流光溢彩的能量流动中重新站了起来

指示性引导

以下六幅图来自于一个中年女性的个案疗程。她差不多花了三个小时来参加课程。她是哭着来的，想要自杀，提到了婚姻问题，以及与十几岁的孩子之间的问题。她极其情绪化，表现出低自尊人格。如果我们想要解决她在最初几分钟内提出的所有问题，她可能就需要长期治疗了。但是，我们同样清楚的是，她缺乏财力和物质资源去这么做。

对于不堪重负的来访者，非指示性引导可能会加重他们的负担，所以我很快决定加强她内在的应对方式，而不是专注于困扰她的创伤故事。我想帮助她找到更多的解决办法而不是撕开更多的伤口。

达到这种目的的一种方法，是选择一种特定的形状来挑起来访者的内在结

构，唤醒他的信心。我向朱莉（化名）解释她只能画垂直的线条，作为她的脊柱、骨气，以及正直的象征。而且，她需要在双侧水平绘画的过程中释放，将压在她身上的、碾碎她的一切都摧毁。在这种情况下，她必须挺直腰板用双手绘画，并且在遇到内在紧张或疼痛的地方，她必须画一个直角，将困扰她的一切在双侧释放。绘制直角的时候会引发决策——直角这个图形不会自动产生，必须有意识地、有意地去绘制它。在引导式绘画中，竖直的线条与身体的脊柱有关，与之相关的还有自我、自尊和我们的自我认同感。垂直象征了我们的骨气，我们的正直，为自己挺身而出，让我们被他人看见。它在我们从婴儿爬行到蹒跚学步的过程中慢慢发展。这同时也是孩子们从母体分离的阶段，自我意识开始觉醒，并成为一个独立个体的过程。

我关于画竖线和直角的建议给予了朱莉一系列启发，让她越来越自信。她只需要再一次见到我并完成第二次课程"充电"就够了。六张图画都是在第一次课程中创作的。同样，纸张尺寸为A2，大小约为60cm×80cm。

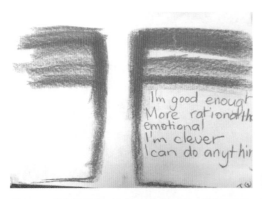

图3.7 "我足够好；比起感性更理性；我很聪明；我可以做任何事"

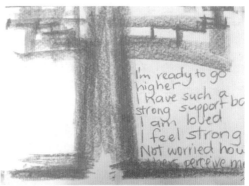

图3.8 "我准备好了去更高的地方；我有如此强大的支持基础；我是被爱的；我觉得强大；不担心别人怎么看待我"

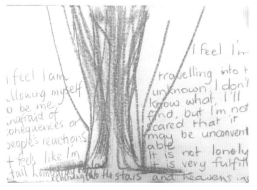

图 3.9　"我允许我成为我自己，不怕人们怎么看。我感觉我很高，就像一棵高耸入云的白杨；我觉得我在旅行，进入未知；我不知道我会发现什么，但我并不害怕未知；这并不是孤独；这令人满足。"

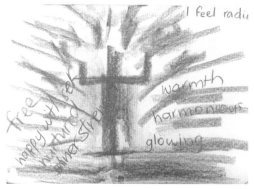

图 3.10　"我感到容光焕发；自由，为自己感到高兴，被滋养，有内在的力量，温暖，和谐，闪闪发光。"

　　每次绘画后，我都会问她绘制的形状如何在她的身体上产生共鸣。然后我支持她构建她发现的身体感觉，在这个过程中发现自我，从"我是……"开始——这是一种格式塔疗法的技术。通过这种方式，她可以感知每个运动冲动并作为一种新的感官体验，然后在形成有认知意义的体验中来整合这些感觉。

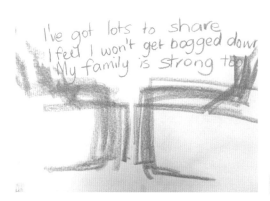

图 3.11　"我有很多想去分享；我觉得我不会陷入困境；我的家庭很坚强。"

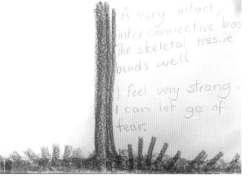

图 3.12　"我有一个非常完整的互连结构。骨骼组织结合良好。我感觉我很强大；我可以放下恐惧。"

　　当然，她所有的肯定都表明她生命中的走势是有些内心恐惧的、陷入困境的、不够好的，而且可能她会担心其他人对她的看法。但是她画竖线所展示出的这种力量和清晰度表明她有能力面对和处理她的困难。她为所有的图画都挑选了同样鲜艳的橙色蜡笔。我最初让她画出她的脊柱的引导，在两次课程里都引起了共鸣。虽然存在一定的变化，但基本上她接受了给定的结构。她的运动冲动很明确；她的感官知觉是准确的，并能够帮助她调节情绪；她找到了意义和希望。再次重申，它是自下而上的，从基于身体的运动冲动到感官知觉和认知整合。最后一幅画多美呀！她坚持自己的立场，她周围的整个空间都可以利用；没有什么可以让她失望了。这只花了六十分钟。

参考文献

1　Laurence Heller and Aline LaPierre, *Healing Developmental Trauma: How Early Trauma Affects Self-Regulation, Self-Image, and the Capacity for Relationship* (Berkeley, CA: North Atlantic Books, 2012), 28.

2　C. G. Jung, *The Archetypes and the Collective Unconscious,* Herbert Read, Michael Fordham, and P. F. C. Hull, eds. (Princeton, NJ: Princeton University Press, 1969).

3　Ibid.

4　Suzuki, *Zen Mind.*

5　Diane Waller, *Group Interactive Art Therapy* (New York: Routledge, 1993), 8–21.

6　Clarissa Pinkola Estés, *Women Who Run with the Wolves: Contacting the Power of the Wild Woman* (London: Rider, 1992).

第4章

通过原始意象形状将本能呈现出来

基于对自己的原始意象和身体机能的了解，治疗师可以通过建议绘制某些形状的干预，来构建引导式绘画体验。不同于一个原始意象代表一个图像的普遍假设，荣格将原始意象定义为一种本能。他将人类思想的起源与我们古老祖先的生物的、史前的、无意识的发展联系起来，祖先的心灵仍然接近动物的灵魂："这种非常古老的心灵构成了我们思想的基础，就如同我们身体的结构是基于哺乳动物的一般解剖模式一样。"[1]

创造了"原始意象"（arohetype）一词的荣格认为，图像是次要的，每种文化都会以某种方式来说明这种本能。

"原始意象"一词经常被误解为有某种确定含义的神话图像或图案。但这些只不过是人为解读；但过度解读是荒谬的……男人具有无意识的原始意象的本能，就如同鹅具有迁徙的能力（以编队的形式），蚂蚁会自发形成有组织的社会，蜜蜂会通过尾巴摇摆的舞蹈，与同伴交流蜂巢的食物来源的确切位置……在这里我必须澄清本能与原始意象之间的关系：我们恰当地称之为本能的东西其实是生理上的冲动，为感官所感知。与此同时，本能也会出现在幻想里，并且经常通过一些象征图像来表现。这些表现形式就是我所说的原始意象[2]。

这句话说明了荣格自己是如何理解原始意象的。他的定义清楚地表明，原始意象并不是像当今主流的观点所揭示的那样。这些图像可以被视为对潜意识的文化性的特定解读，这个机制是本能的。例如，埃里希·纽曼（Erich Neumann）研究了三千年来的艺术史，撰写出了关于伟大母亲的原始意象的方方面面[3]。我们的祖先为了他们的生存，而向有着多个乳房、可以赋予生命的生育女神祈祷，并试图用祭祀的方式，安抚流血与饥饿造成的死亡。荣格在他的文章中试图说明，我们今天所称的冲动是来自脑干，它存储着我们的大脑生存模式和我们的边缘系统，而边缘系统是我们情绪的安放处；这些是对生与死的本能反应造成的生理冲动。为了了解这些以脑干为中心的生理冲动，以应对生与死的挑战，我们将这些冲动转化进我们的前额皮层，成为象征意象。过去五千年的每一种文化都将自己的本能特定地翻译成了不同的集体语言符号。七十年前，没有神经学与心理学的交叉领域。我也不得不过渡到这些新的范例。但无论是过去还是现在，内核是一样的；它与本能相关联，我们会基于这个内核做出具体化响应，特别是对于创伤而言——因为创伤触发了基于脑干的本能生存响应。我个人认为，这也是几十年来引导式绘画被证明一如既往有效的原因。

引导式绘画通过有节奏的双侧运动与我们本能的生理冲动相连接。绘制的重复动作表现为原始模式，如圆形和螺旋形、竖直的线、矩形和十字。这些形状都是原始意象潜在的存在模式，也都可以在大自然中找到。生活中的一切都具有象征意义。所有这些都被用在了宗教和艺术相互交织的历史中——甚至可以追溯到史前时代。作为一种绘图语言，它是我们心灵中普遍规律的基本体现：我们都是从子宫——一个圆圈中诞生的；我们都是为了直立行走，就像竖直的线。然而，扭曲和破坏可能会在我们的生命中发生，如果用一个不受控制的思想连接这些原始意象，就可以恢复内在秩序。

例如，有个来访者开始在一张大纸上画一个大圆圈，不停地画圈圈，在这个过程中，这个来访者很可能从一开始的愉悦变为恐慌。因为对于有的人而言，他可能会把圆形作为安全的港湾，认为它代表爱和富含滋养的子宫（或拥抱，或是巢、蛋）而；对于另一个人而言，它可能代表着封闭、限制、监禁，甚至是不可避免的威胁。两者都是"圆形"作为伟大母亲这一原始意象之象征的两个方面，两者都是早期依恋模式的表达，我们应该采取发展心理学的观点来解读。或者，在复杂创伤的背景下，画圆圈会表征来访者关于安全或威胁的核心体验。其他动作唤起的模式，也会伴随着不同的情感因素。

引导式绘画可以被视为纯粹的以身体为聚焦的，或是作为情感冲动的一个泄洪口，或是作为创造图像的媒介——是个人进入他们的内在世界的入口。随着来访者的治疗进程，他们的身体感受、情绪、思想和精神开始联结，形成一个综合的叙述。

在引导式绘画中，原始意象的形状分为两类：

- **圆形**，有节奏，流畅，具有女性或阴性内涵；这样的形状都与以下两者相关联：

- 思维处于睡眠状态，无意识的冲动，或是

- 冥想，以不受控制、见证存在为特征的超个人体验状态。

- **线性和角形**具有男性或阳性内涵；这些形状更多与意图和有意识冲动有关。例如，为了画一个直角，人们必须改变手臂的运动方向，这需要有意识、有意图地执行。

这两个形状都不是基于性别的分类；它们与男性、女性都有关系。在佛教中，这两个形状被称为阴和阳、被动和主动的本质。所有形状都具有各自的含

义。例如，在本章里，圆圈是主要的女性内涵的形状。它无休止地环绕、流动。与之相关的图像可以是被包含在怀抱里或是蛋中；被困在一个恶性循环中，一个旋转木马或隧道中；或是陷入恶意旋涡；或是一个情绪炸弹。

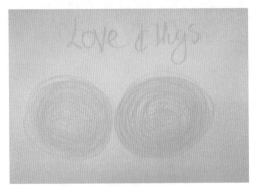

图 4.1　爱和拥抱的圆圈

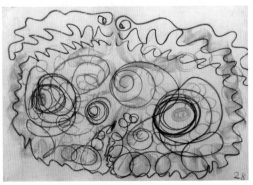

图 4.2　情绪混乱的圆圈

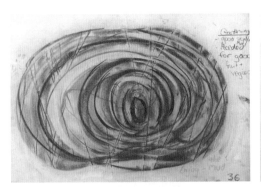

图 4.3　堆肥垃圾的圆圈

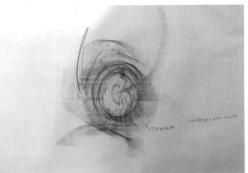

图 4.4　像"子宫"的圆圈

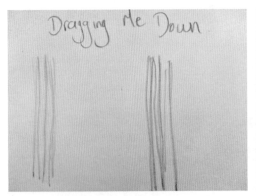

图 4.5　拖着我的竖直的线

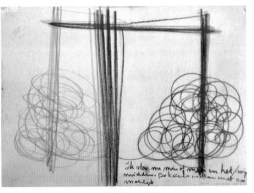

图 4.6　竖直的线负重了

另一方面，圆圈被视为曼陀罗，是完整性、完成性、统一性和所有同一性的表现。对于身体而言，圆圈主要与腹部和骨盆有关，但也完全被光环或子宫包含在内。圆圈与具有众多表现形式的伟大母亲这个原始意象密切相关[4]。圆形运动反映依恋类型——我们被拥抱、感到安全，以及与所爱之人联结的感觉；它们也与情绪的流动和调整有关。其他具有女性−阴性内涵的形状是碗形、拱形、螺旋形、八字形、无穷大符号和波浪。

相比之下，竖直与英雄这个原始意象相关[5]。在垂直方向，我们与身份认同的斗争变得明显。它被认为主要是男性−阳性的形状，最显而易见的是身体的脊柱。通过竖直形状，我们可以体验到我们的直立，体会阳物崇拜的力量，以及我们实现目标的行动力、专注力。身份、立场、地位、什么让我们感到沮丧，这些都会在绘制竖直线条的方式上有所体现。思想和决定能够充满信心地像箭一样飞向远方吗？还是这些冲动遭到了挫败、受到了压迫、压抑、压碎和羞辱？自卑会表现为画不直或画不出竖直的线。许多竖直线都是连续上下运动画出的，从中可见一个永恒的"是的，然而……"的斗争："我想要，但是……"的愤怒可以在如闪电般的线条中释放；一个人可以使用拳击或打孔运动，用大量的蜡笔释放战斗冲动，或者在战斗中放飞自我。其他具有男性−阳性内涵的形状是水平的线、闪电的形状、十字、三角形、矩形和圆点。

所有这些形状都是以有节奏的重复，专注于身体感觉的内在体验的方式绘制的。闭上眼睛可以让意象呈现在制作的艺术作品中，使其表达正确、看起来美丽。治疗师可以通过建议绘制某些形状来增强或弱化来访者的关注点。这种干预可以通过让来访者放手绘画实现，而不是让来访者一笔画到头，来释放被压抑的肌肉紧张和封闭的情绪。治疗师可以建议来访者画一个滚动的碗形的运动轨迹，以舒缓情绪，让自己冷静下来。每一次，这些干预措施需要根据来访者的具体情况进行反复调整，以确保它能够给来访者带来解脱。

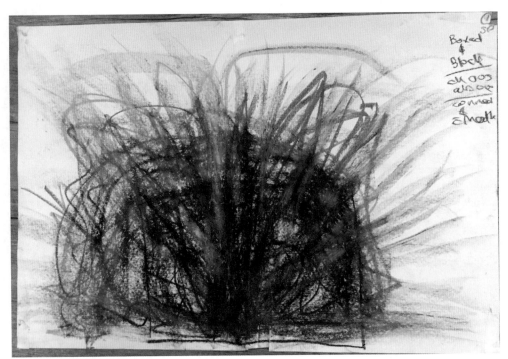

图 4.7　被困住的竖线：在这里竖线受到了压迫，肩膀被压低并进行一个拱形运动。来访者感觉到自己像一个充满情绪的盒子，无法表达自己。在放射性的线条中，她的挫败感清晰可见

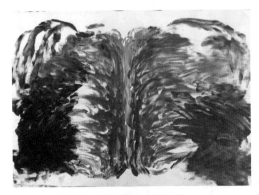

图 4.8　解放竖直的线条

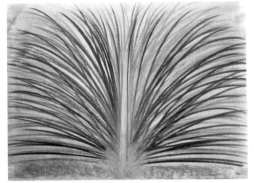

图 4.9　竖直的线条被释放

　　引导式绘画的核心优点之一是，任何上述提到的初级形状均可用作非语言的、以身体为焦点的干预工具。治疗师可以建议使用特定的形状，来抵消来访者本身一些具有破坏性的习惯。许多来访者患有复杂的童年创伤，导致他们几乎从未体会过自我感觉良好，他们甚至可能没有体会过昂首阔步的感觉。比起重复强调破坏性的内化行为模式，如果治疗师能够提供新的生活选择，可能会更有益。

劳伦·汉森在一项对有复杂创伤经历的孩子进行感觉运动干预的试点研究中强调，必须重复采取这种干预措施，以代偿神经系统的错误发育；只有重复刺激才能够重新定向神经发育[6]。有时只是运动方向的一个改变就可以带来变化，例如对于那些总冲自己发火的来访者。在绘画中，这通常表现为向内或向下的线条，画出来充满力量，这可能是极具破坏性的，类似于把刀刺入他/她自己的腹部。因此，治疗师可能会建议扭转运动方向，从页面的底部开始，然后向上、向外。这种简单的方向改变可以产生一种截然不同的感觉。一个"被压抑"的问题可能迎刃而解。先前的"内向的压力"可以"向外去表达"。"压—抑"的生命力可能会在愤怒中爆发，丰富的、不定型的能量也会以建设性的方式找到方向。

引导式绘画的核心功能是在感觉知觉与运动冲动之间建立反馈循环，积极响应这些感官体验。这样的运动冲动会创造新的感官印象，这也可以在绘画的动作模式中找到表达方式。与孩子们的学习模式相似，重复可用于整合解决方案。孩子们会重复某些运动冲动，例如用几个星期学习走路或分拣积木，直到他们掌握了被期望完成的动作。在引导式绘画中，这个反馈循环用于找到从疾病（"不安"）到治愈、从痛苦到缓解的方法。来访者在身体不适的地方之间摇摆，然后在自己的感觉指导下，努力找到适当的在纸上的动作。重点不在于"发生了什么"，而在于"我需要什么"。相当于是要找到具体化的解决方案。每幅画都能反映出这种内在的对话，每幅画都反映出内在的身体感觉。图画可以反映出某些生活事件对个人的影响，它们描绘了当我们需要抵御不利遭遇时的运动冲动。在纸上我们可以追踪它们是如何影响我们的，然后去感知该如何解决它们。通常会画一系列的画，这样可以创建出一个能反映进度的可视化进程，便于建立一个增加自我体验深度的连续系列。

有些来访者甚至喜欢在回家后继续练习。因此，在几周后很可能会画出100幅以上记录内在感觉历程的图画，这些是鼓励，也是启示。

除了将治疗过程中的一个重要部分变得可视化且持续可视化之外，该治疗过程与任何其他治疗方式没有什么不同。对于微妙的变化，或是令人难以置信、不可接受、或者不可言说的问题，这种可视化可能会有所帮助，毕竟图画可以"证明"和记录事件。它们反映了心路历程；它们可以激励，并提供巨大的支持。

参考文献

1　Jung and Franz, *Man and His Symbols,* 67.

2　Ibid., 67–69.

3　Neumann, *The Great Mother.*

4　Ibid.

5　Joseph Campbell, *The Hero with a Thousand Faces,* 1949 (repr. London: Fontana Press, 1993).

6　Lauren Hansen, "Evaluating a Sensorimotor Intervention in Children Who Have Experienced Complex Trauma: A Pilot Study," Honors Projects, Paper 151, Illinois Wesleyan University, 2011, 16.

第 5 章

身体感知

我经常将引导式绘画作为一种身体治疗方式。蜡笔或手指画颜料可用于按摩背部，以缓解气滞胃痛，也能使自己感到踏实。在后面的章节中，我会主要介绍形状与身体各个方面的关系。例如，碗的形状与骨盆的形状类似，拱形与肩膀的形状类似，竖直的线与脊柱类似。引导式绘画能够画出运动冲动，也能表现出感官知觉的改变，及其引起的感觉上的转变。这些引导式绘画模式是如何在身体里产生共鸣的呢？疗愈是通过感知和表达的反馈循环来实现的。它涉及感知和表达的内在肌肉的运动、呼吸，以及情绪的运动，然后以无偏见、无评判的方式见证相关思想的形成。

根据许多不同的思想流派，我将肉体与个人的思想及精神相关联。这三者紧密相连并不断地相互影响。在俗语里也有相似的表达，我们会说某人"心碎一地"，"肝肠寸断"，"吓得屁滚尿流"，或是"感到毛骨悚然"。我们可以通过解读其他人的肢体语言，来判断对方是认可的或是拒绝的。眼睛可以微笑，但是眼神也可以杀人。我们的嗅觉及味觉和吸引与厌恶相关。自尊或自卑通过身体姿势传达；我们会自豪地拍拍胸脯，也会弯腰试图隐形。其中许多行为都是进化的结果，因为人也有动物属性，本能在我们的生活中扮演着比我们精明的头脑更为重要的角色。

身心医学已经成为现实中的"先行者"，它的理论近几年越来越被接受，即在大脑和身体之间存在密切联系。贝塞尔·范·德·科尔克（Bessel van der Kolk），布鲁斯·佩里（Bruce Perry），彼得·莱文（Peter Levine），斯蒂芬·伯吉斯（Steven Porges），巴贝特·罗斯萘尔德，罗宾·卡尔—莫斯（Robin Karr-Morse），梅雷迪思·威利（Meredith Wiley），劳伦斯·海勒（Laurence Heller），帕特·奥格登（Pat Ogden）等创伤治疗专家，以及其他许多来自医学、精神病学、心理学和神经生理学领域的专家，都在研究中取得了重大突破，或是开发了新的治疗方式，来解决创伤后应激障碍（PTSD），并解释了童年创伤和认知行为障碍之间的关系[1]。我们可以清晰地解释这些长期压力源是如何导致身体和精神疾病的。这些理论证明了我们一直以来的直觉感受：破坏性的心态和情绪压力会使我们生病；错误的自我投射会导致错误的身体姿势。至少神经科学家和发展心理学家现在不再认为是"坏基因"造就了坏的人格。真实的情况是，大多数糟糕的生活经历塑造了我们的大脑，进而又影响了我们的生物学性状。

神经科学帮助我们了解到，从受孕的那一刻开始，大脑是如何建立连接的，以确保在任何情况下我们都能生存。卡尔·莫斯和威利说：

> 虽然有点难以置信，但人们越来越相信在受精卵成为胚胎之前，就已经作出了重要的决定，这些决定将永远影响成人的身体健康。早在它悬浮在母亲子宫的液体室里之前[2]，未成形胚胎便可以与母亲进行活跃的化学交流[3]。

这种化学交流发生在大多数女性甚至还不知道她们怀孕了的时候。表观遗传学发现，母亲营养不良与孩子后天患上糖尿病以及心脏病之间存在相关性。孕期压力会明显影响婴儿[4]。焦虑不安、长期紧张，或抑郁的母亲，会生出焦虑、过度紧张的婴儿[5]。镜像神经元的作用塑造了母子之间的依恋模式。婴幼儿完全依赖照顾者的身体和情感来生存。他们需要他们的照护者轻轻地晃动和拥抱，来协助控制他们微小而脆弱的神经系统，在他们沮丧的时候安抚他们。毫无疑问，婴儿会模仿照护者的任何行为模式。如果有爱，他们就会学习爱。如果被忽视，他们会学习忽视。他们并不知道有什么不同。看护人的虐待一再被描述为生命中最糟糕的遭遇。当你生命中最爱的人也是最令人恐惧的人的时候，难以忍受的情感困境便随之而来。孩子们并不了解母亲或者父亲有问题并不是他们的错。当孩子心情不好时，他们认为自己很糟糕。幼儿时期的神经系统失调是由于幼儿的照护者管理不当，使得这些孩子被贴上了多种身份标签，对自己复杂的身份感到困惑。我们的行为模式在发展的开端便体现出来。绝大多数的模式是盲目接受的，是无意识的。

> 有安全感的儿童会去学习怎样才能让他们感觉良好；他们发现了是什么让他们（和其他人）感觉不好，他们获得了自主感——他们的行为可以改变自己的感受和他人的反应方式。
>
> 有安全感的孩子是可以区分自己可以控制和需要帮助的情况的。他们知道面对困境时要保持一个积极的心态。相比之下，受过虐待和被忽视的孩子们知道当他们恐惧、恳求和哭泣时，他们的照护者并不会觉得那有什么问题。他们所做的一切都没有用，无法阻止被殴打、引起注意或是得到帮助。所以，实际上，他们被限制了，这会导致他们在以后的生活中遇到挑战时就放弃[6]。

有一部由两位法国电影制片人制作的有趣的纪录片叫做《婴儿》，他们跟踪了四个婴儿从出生到第一次无助的过程[7]。电影中没有评论或对话；这是非判断性的观察，观察对象是一个美国婴儿、一个日本婴儿、一个蒙古婴儿和一个纳米比亚婴儿，影片记录了他们是如何学习在世界上生活的。如，日本婴儿如何适应一个充满"滴滴"声和丰富多彩的电子产品的大都市，以及冷清、辽阔无际的蒙古草原是如何塑造了年轻的蒙古婴儿——他自己待在蒙古包里，只有一群鸡和一只山羊陪着他。这很有意思，特别是当我们发现，我们都在以独特的方式成长，对围绕着我们的各种范式深信不疑，去学习我们现在称之为身份认同的行为模式。

佩里讲述了婴儿大脑的有序发展，它是自下而上地来进行自我组织的[8]。婴儿首先学习脑干生存；例如，在子宫里，他们的心血管和呼吸系统需要充分发挥作用。在生命的第一年，他们的生存取决于食物、温暖、情感调节，他们完全依赖外界的照护者。渐渐地，大脑边缘和皮质区域上线了，每个区域都在特定的神经发育阶段开始发育。

幼儿时期的事件都是发生在我们具备语言和适应能力之前的[8]。特别是在处理复杂的童年创伤时，我们已经发现谈话疗法几乎无法触及这些内化的、具体化的身份模式，即使它们塑造了我们的感受和思考的方式、沟通方式、选择伴侣的方式、如何滋养自己的方式，以及我们患上疾病或有成瘾性行为的倾向性。当这种模式功能失调时，只有通过提供一种基于身体的，并与旧模式一样经过了适应之后的新模式，这种功能失调才能被解开。只有通过这些感觉运动的方法才能到达脑干和大脑边缘系统，在这里，习得的行为会被存储。

几十年来在黏土场地（Clay Field）进行的实证研究中，我们观察了儿童前语言感觉运动发育的三个核心阶段[9]：

1.皮肤感觉，在出生到十二个月大的时间段内产生；它包含先前的照护者给予的所有安全感。安全、爱和抚慰都通过触碰来传达。当婴儿被抱住、摇晃、照顾和轻哄时，皮肤接触就发生了。没有皮肤接触，婴儿会死亡。当母亲对婴儿照护不当的时候，婴儿会遭受严重的发育挫折，导致安全感缺乏或形成回避的依恋类型。婴儿的感知是全面的：他们主要通过皮肤感知，因为它包住了他们的整个身体。最初，接触必须来自外部，这是为了在内在唤醒一种基本的自我意识。佩里的研究表明，在头九个月发育的敏感大脑区域是脑干，我们通过脑干学习如何调节唤醒、睡眠和恐惧状态[10]。

在引导式绘画中，成人和年龄较大的儿童需要的依恋可以通过手指画颜料来满足。安全感缺乏的来访者常常无法用手触摸颜料，而是只使用一根手指。如果治疗师将颜料倒入来访者的手中，结果可能会有所不同，而这是基于一种假设，即婴儿需要帮助，他们太小，还无法自己拿取任何东西。然后，手在纸张上简单移动并与颜料充分接触，以润滑手掌，使手臂放松，带来感官愉悦，深深地满足了这种对于早期接触的需要。这里没有图形，没有刻意的动作，但是在进行有节奏的、经常晃动的自我安慰，慢慢地完成安全接触。另一个针对特定年龄的选择是轻拍和泼洒颜料，类似于给一个六个月大的婴儿留下些土豆泥。关键在于要给很多：有很多颜料、很多时间、很多来自治疗师的注意和关心。这能充分满足"生存"（being）的重要需求，即在这个世界上感到活着，感到安全，感到受欢迎。

在前一章中玛丽安的绘画就是关于手指画颜料如何满足早期婴儿需求的一个例子。贾妮娜在七个孩子中排名第六，基本由比她大九岁的姐姐抚养长大。这让她一直觉得其他人拥有更多，她不够好，她没有什么安全感。在她的疗程中，她混合了大量的粉红色颜料，然后她采用慢节奏摇摆，手在纸上运动。随之而来的内在感受让她觉得十分梦幻，并且"快乐了好几天"。

2.**平衡**在一到两岁之间发展。幼儿现在已经能走路了，并能够远离母亲了。他们很好奇周围的世界，但仍然受限于表达能力，无法确定和讲述他们所处的环境。事情很容易变得非常可怕。幼儿走路时，他们用双臂保持平衡。他们在此发展阶段的主要发现就是把脊柱作为自己内在的轴，能够将他们与其他人分开。脊柱与身份感的体现有关。孩子们现在知道他们的名字了，例如，他们会因为照护者的某些想法与他们不同而发脾气。他们需要整合多个感官输入，并开始培养良好的运动控制技能。大脑边缘系统开始工作，并需要照护者的帮助来完成对于情绪的调节。家庭的完整在儿童中表现为内在的感觉平衡。离婚或父母缺席——无论是因为死亡还是离开，以及父母之间不断的争吵和争斗，都会造成儿童内心失衡。由于这种压力源，他们经常不能协调手部动作，或是只使用一只手；这都会影响左右脑的协调，以及胼胝体中神经元的沟通。双侧节奏性绘画练习有助于刺激大脑自己重组，并且能够使脊柱更直。

凯斯是我的一名中年女性来访者，她从十八个月大时就患上了1型糖尿病。从那时起，为了稳定她的胰岛素水平，她的母亲每天必须给她多次注射胰岛素，否则她会陷入危及生命的昏迷中。她的食物摄入量受到严格监管，这也影响了她的社交，因为她总是在学校午休或参加朋友的生日聚会时被监督。当我见到她时，感觉她深受创伤，心门紧闭。她不知道在她机械化的日常生活之外，她还想要什么，需要什么。她根本感觉不到她的身体。治疗期间，她发明了一种非常令人满意的双侧绘画方式。在绘画过程中她坐在转椅上，当她从左边向右边摆动椅子时，她拿着一把蜡笔，在纸上记录下她的摆动动作。这种有趣、有节奏感、绕着她的脊柱轴的旋转，使她最终摆脱了僵直；它满足了她十八个月大时的发展需要。这也让她能够用蜡笔发泄，最终让她接触到她想要、需要的东西。

3.深度敏感性在儿童两至四岁之间发展。它涉及骨骼和肌肉组织的发育，我们因此可以对事物产生影响。在泥巴池中，孩子们通过按下他们的手、推动材料，或把材料拉向他们，并制作印记来学习这一点。为了做到这一点，他们必须协调他们从脖子到脚的肌肉和关节。孩子们自然而然地学习这些运动技能，例如，通过与父亲、兄弟姐妹或朋友打闹的方式，能够以一种方式调动身体，从而对世界产生影响，这让孩子们感受到了力量和能力，他们现在有能力做事了。但如果创伤事件中断了这个发展阶段，就会让孩子们关节无力、容易扭伤，对这种能力的丧失感到沮丧。这种无能会影响他们的自尊心。我们发现被诊断患有注意力缺陷多动障碍（ADHD）的儿童，通过被鼓励他们去移动黏土场地中几磅重的黏土，帮助他们全身的骨骼和肌肉系统有效地组织运动，可以使他们的运动技能明显改善。这些运动技能的发展，以及对孩子表达"真强壮"和有能力的称赞，可以产生巨大的影响：它帮助他们获得了一种具体的力量感和能力。这些运动技能是必备的基础，有了这些运动技能，孩子以后便可以真正搭建和制造一些物体了。

在引导式绘画中，可以通过站起来，用颜料在纸上按手印来促进这项技能发展。注意力集中在伸展的手臂、手腕的力量上，肩膀和肘部在一条直线上，然后沿着脊柱一直到臀部、膝盖、脚踝和脚。可以鼓励来访者（无论成人还是儿童）使用整个身体来完成绘画动作。同理，手掌也可以用来推开颜料，锻炼防守动作技能。

幼儿早期发展的这三个核心阶段在脑干和大脑边缘系统中塑造了我们的内隐记忆。它们毫无疑问地确定了我们如何感受，以及哪种感觉让我们联系到"身份"。被忽视的婴儿或受虐待的幼儿在他们开始上学的时候，或作为成年人接受治疗的时候，都没有什么故事可讲；他们只会感到难过、愚蠢、怪异，不幸或不配拥有幸福。因为他们的右脑是混乱的，他们经常会感觉情绪对他们的思想和左脑的良好行为策略造成了不良影响[11]。他们的神经系统调节失常，一定程度上让他们感到被束缚或神经质，并且容易被触发。因为他们自我感觉不好，所以他们往往会有很多不好的生活体验，这会加重他们早期复杂的心理创伤，直到一张复杂的网将他们缠住，使他们身体不适，或是患上精神疾病，有上瘾行为，产生拖延症，甚至反社会。因为幼儿时期的被忽视和大脑的发展不平衡，后期更复杂系统的发育一直会是异常的[12]。

从大约三四岁时，左脑开始发展了，有了皮质的认知技能。只有从那时开始，孩子们才会从事基本的图像制作，并开始创造有意义的象征性表现。从那时开始，他们有语言能力并可以讲述他们的故事。但如果这时感觉运动的基础——皮肤感觉、平衡和深度敏感性的发展仍然不完整，所有进一步发展的基础都会不牢固。处于这种情况下的来访者缺乏表现自我的能力，或者他们永远觉得不满足，或者他们感觉在世界上不被需要（皮肤感觉），或他们不能使内部对立统一，在人际关系上表现出脆弱的自尊（平衡），他们缺乏做事的能力（深度感）。事后又会脑补很多，但这些想法都没能好好地实现。大多数艺术治疗活动都强调图像制作过程，然而，在处理复杂创伤时，解决潜在的感觉运动问题至关重要，可以满足来访者的早期童年发展需要。所有方法都允许有节奏的、双侧的、以身体为焦点的动作模式，如双侧绘画，还有击鼓和舞蹈，武术和其他需要调动身体的动作，这些能够修复和重组脑干中的内隐记忆。

印度和中国的古老文化一直崇尚这一点，并开创了以身体为重点的疗法，如瑜伽和武术。根据范·德·科尔克和其他人对此的研究，我们正在刷新我们的认识，这确实是有效的创伤疗法。跳舞、吟唱和打鼓是所有土著人民的一部分治疗仪式。在此过程中，与他人的共情得到了巩固，能够提供安全并重建信任。创伤使人孤立，因此被一个群体接纳而不是被排斥，本身就是治愈。非洲鼓乐团，印度教诵经团体，原住民舞蹈进行夜间祭祀——所有这些仪式都用重复的双侧节奏模式庆祝，将个人与古老的疗法联系起来。萨满（据说能与善恶神灵沟通，能治病的人）会"召唤灵魂"——把因为恐惧而出壳的灵魂唤回，而不是用药物或认知过程处理来对待一个分裂症患者（这些都是西方的临床治疗方法）。

有许多身体疗法，如费尔登魁斯法（Feldenkrais），罗尔夫式按摩（Rolfing），生物能疗法，佩里的治疗学神经序列模型（NMT）[13]，躯体体验（Somatic Experiencing），以及最近开发的神经情感关系模型（NARM）[14]用以治疗失调的依恋类型。所有这些都与度假村水疗式肌肉按摩无关，但他们的治疗理念都涉及来访者的心理，它们围绕心理问题来培养感官和躯体意识。就像严肃的身体疗法在治疗时不能将所治疗的身体与生活在其中的个体分开一样，没有任何深刻的心理过程能够在脱离身体的情况下完成。

身体不是一个东西，它不是一个对象。生活就是我自然而然地生活在我的身体里，而不是我的身体里容纳了一个我。我的老师杜科罕（Dürckheim）曾经表达过："身体即我（The body I am）。[15]"他将灵肉合一（leib）定义为身体、灵魂和精神的实体。它不是一个可以像汽车一样被维护保养的功能性机械——加油、清洁、偶尔修复——虽然许多人在以这种方式对待自己。相反，这个灵肉合一体是有感觉的，作为一个有知觉的有机体，它赋予意义。感官意识使事物"有意义"，它在超越智力的整体结构中赋予生命意义。深层感官意识创造了一种身体意识——将身体与精神统一。

深层感官意识能够打开我们自己的多层感知，我们可以在镜子里看到外部可感知的身体；我们在内部可以感知到生理状态，比如我们的心率或饥饿感。与内在的感知紧密相连的是我们的情感，有些学派称之为情绪体[16]。我们都知道我们能够在梦中行走和行动，虽然这时身体一动不动，处于睡眠状态。这个梦中的身体与我们平时的身体没有什么不同，它也可以在清醒状态中体验。休斯顿称之为"动觉身体"（Kinesthetic body）（来自希腊语中的kinema，即"动作"，以及esthesia，即"感觉"）[17]。这时大脑运动皮层中编码了身体图像，可以感知身体经历了想象中的肌肉运动。例如，运动员和音乐家都熟知动觉身体的体验。他们能够在潜意识中练习各自的技能，虽然他们在实际生活中并没有这么做出来。他们经常能够体验到这种动觉练习和实际的身体练习一样生动。当我们观看体育赛事、电影或戏剧表演时，我们也这样做；如果我们沉浸其中，我们会觉得自己实际也参与了整个事件。因此，足球比赛或冒险电影可以让我们身体上感到兴奋或疲惫。以同样的方式，优秀的演员有能力刺激我们的镜像神经元系统，使我们流泪，或者战栗，或者开怀大笑。我们间接参与表演了一场戏剧，虽然我们一动不动地坐在电影院的座位上[18]。

然后是整个身体记忆区域。我在一次会议上曾经参加过一个有趣的工作坊，主持人引导团体完全基于回忆触感和特殊衣服的质地来唤醒童年的记忆：你的第一件泳衣感觉怎么样？第一个文胸？第一个卫生巾？大家都能体会到这些回忆多么生动，完全回想一些体验是怎样的一种感觉：一个人的个头改变了，更年轻了，某些地方的气味，以及这些事件的情感和感官体验。这些年，我有很多成年来访者，他们回忆起感觉上的记忆，比如成为一个坐在高高的宝宝椅上穿着尿布的婴儿。我曾经见证了两位男性来访者体验并想象自己怀孕了。对他们来说这是非常真实的身体感觉，但同时它不可能是一个记忆。当收音机上的一首浪漫的老歌响起时，美好的回忆便会出现。然而，闪回可能会令人非常痛苦和困扰，我们无法控制。

然而，即使我们被麻醉，身体却还是会记得，"留下印记"。在我们的躯体体验培训中，我目睹了疗愈课程中，来访者按顺序逐步进行治疗，从被侵犯的创伤中恢复。我帮助过一些强奸受害者，他们被下了药，但是他们的身体清楚地记得这些事件。这种疗愈课程并没有可以讲述的认知故事，而是由内在产生的印象拼接成的感官收藏集。莱文说，为了摆脱身体紧张性不动、自我分崩离析，对于他们身上发生的事情，来访者需要找到积极的反应[19]。这些反应在他们身上深深地留下了感官印记。如果我们能够倾听内在的细微变化，并在没有任何价值判断的情况下接受它们，运动冲动会出现，并向我们展示解决办法。只有这样，我们才能"重新组装"分裂了的东西。僵硬的肩膀将再次开始活动，麻木的骨盆会恢复活力。这样重新编写我们的躯体传记并不一定要有故事，莱文强调，有时尝试讲故事是徒劳的，因为当我们感到恐惧和不堪重负时，我们就会变得一团糟，无法全面了解。但是，我们的内在冲动让我们摆脱了恐惧。我们身体里有很多锁着恐惧的地方。我们把恐惧关在里面，再也不敢进入那些房间。类似于《蓝胡子》中的女孩，我们必须打开禁门，面对痛苦和背后的恐惧，如果我们想要充满活力，就要应对它。

阿育吠陀医学使用的是十个感官系统：包括五个外部和五个内部的感官。每个外部感觉在内部都有它的等价物。这些内在感觉是微妙的，传统上需要把瑜伽训练作为意识技能来发展它们。以这种方式我们可以达到所谓的开放，例如，开天眼和透视。这些内在感官被设计用来感知一个"微妙的身体"——有些人会使用"星体"（astral body）这个词，或者是在基督教语境中所称的"灵魂"。东方传统医学可追溯到数千年前，他们对于这个微妙的身体有许多治疗方式。生命能量在中国、日本和韩国被称为气，流经经络，是一种精细的能量通路系统，类似于心血管系统或身体中的神经通路网络。以治疗目的而操纵气流的医学操作被称为针灸。气流的激活是用合气道、剑道、柔道、空手道等武术来实现的，或是作为太极拳的运动冥想。身体物理疗法，如指压法或针压法，可以沿着经络的压觉点来调节气流。

瑜伽专注于通过脉轮达到对昆达利尼能量流动的知晓，脉轮位于脊柱，与迷走神经和身体中的腺体系统有关，但又不完全与这些相同。五种内在感官被训练，以运动、光线、颜色和形状感去知光体和脉轮。这种知识有五千年的历史了，而且一直在阿育吠陀医学中起着治疗身体失衡的作用。它在印度教和佛教中也有悠久的历史，作为精神冥想练习，可以使自己变得更加清醒。例如，通过冥想控制呼吸的练习已被证明可以有效地安抚重压力下的神经系统。

在圣经中，光环被称为"光之体"。神智学、人智学、印度教、佛教、耆那教、喀巴拉（Kabbalah）和琐罗亚斯德教，都将它描绘成围绕着每个生物的彩虹色光体。根据我们的感受和情绪，光环可以变得浑浊和暗淡，例如，抑郁的个体光环主要是灰色。该光环也可以收缩或扩展到身体周围1米左右或更大的范围，这取决于我们自身的情况。踩到某人的光环时会有一种明显的身体感觉，可能是舒适的，也可能是不适的。当我在飞机座位上坐下的时候，我发现了自己的光环，然后被自己提醒：我必须把我的光环塞进去。现在通过基尔良（Kirlian）的摄影证明，甚至植物也会通过收缩或扩大它们的光环来反映恐惧或幸福的情绪，以及它们通过其颜色的生动或暗淡来表达情绪。当然，在科学世界，这种玄学见解被视为幻想和幻觉，经常缺乏实验依据。

在高度意识状态下，抽象形状逐渐取代身体感知，这些形状被察觉为颜色和光。这些微妙的身体结构与引导式绘画所使用的形状息息相关。一些冥想练习，躯体体验学校如芭芭拉·布伦南（Barbara Brennan）的"光之手"[20]，触觉疗愈，以及荣格心理学分析师菲利斯·克里斯托（Phyllis Krystal）在"切除绑定"中[21]，都会使用类似的形状，使微妙的身体可视化。例如，我们可以描绘出一束光从我们的脊柱升起，我们就会立即坐得更直。来访者可以想象出一个光圈在地面上以手臂的长度为半径，围绕他们提供保护。同理，也可能是搭起一个光做的帐篷。这种图像通常可以对来访者产生积极的感官影响，在适当情况下，我会提供这样的练习作为资源。

我们对于个人身份所采取的限制是在许多深奥的传统文化里呈现的。虽然显然大多数心理治疗必须注重加强自我，建立身份坚实的体现感，但我们也必须尊重众多的精神练习，作为一种资源和方法，发掘宽阔、流动和丰满的自我。当来访者摆脱他们的创伤史，待他们的神经系统终于尘埃落定，他们可以经常自然地体验一种深度调解的状态。一切似乎已经放缓，所有激活和心烦意乱已经解决了，他们深深地感受到了神秘的治疗过程，表现强烈的光线、温暖的波浪、温和的振动、感受到广泛的爱和感激、被拥抱、感到安全。我可以将此过程描述为由自主神经系统引起的无意识运动的微妙修复，但来访者的感觉体验是一种精神上的奇迹，因为这种疗愈体验通常是如此地令人惊讶，像一个大礼包突然从天而降——它使来访者获得了深刻的整体感和充分表达感。他们对身体的感觉是可以延续的——他们不再只是苟延残喘，而是真真切切地活过来了。

参考文献

1　Stephen W. Porges, *The Polyvagal Theory: Neurophysiological Foundations of Emotions, Attachment, Communication, Self-regulation* (New York: W. W. Norton, 2011); Ogden and Fisher, *Sensorimotor Psychotherapy;* Pat Ogden, *Trauma and the Body: A Sensorimotor Approach to Psychotherapy* (New York: W. W. Norton, 2006); Heller and LaPierre, *Healing Developmental Trauma;* Levine, *In an Unspoken Voice;* Bruce Perry, "Applying Principles of Neurodevelopment to Clinical Work with Maltreated and Traumatized Children: The Neurosequential Model of Therapeutics," in *Working with Traumatized Youth in Child Welfare,* ed. N. B. Webb (New York: Guilford, 2006); Robin S. Karr-Morse and Meredith Wiley, *Scared Sick: The Role of Childhood Trauma in Adult Disease* (New York: Basic, 2012); Rothschild, *The Body Remembers: Psychophysiology;* Van der Kolk, *The Body Keeps the Score;* Bruce Perry, "Examining Child Maltreatment through a Neurodevelopmental Lens: Clinical Applications of the Neurosequential Model of Therapeutics," *Journal of Loss and Trauma* 14 (2009), 240–55.

2　Porges, *Polyvagal Theory.*

3　Karr-Morse and Wiley, *Scared Sick,* 58.

4　Ibid., 54–65.

5　Ibid., 65.

6　Van der Kolk, *The Body Keeps the Score,* 113.

7　Alan Chabat and Thomas Balmès, *Babies,* DVD produced by Madman, Studio Canal, 2009.

8　Perry, "Examining Child Maltreatment."

9　Elbrecht, *Trauma Healing.*

10　Perry, "Applying Principles of Neurodevelopment," 41.

11　Daniel Siegel and Tina Payne Bryson, *The Whole-Brain Child: 12 Revolutionary Strategies to Nurture Your Child's Developing Mind* (New York: Bantam, 2012).

12　Van der Kolk, *The Body Keeps the Score;* Gerhardt, *Why Love Matters;* Karr-Morse and Wiley, *Scared Sick;* Perry, "Examining Child Maltreatment"; Perry, "Applying Principles of Neurodevelopment."

13　Perry, "Examining Child Maltreatment"; Perry, "Applying Principles of Neurodevelopment."

14　Heller and LaPierre, *Healing Developmental Trauma.*

15　Dürckheim, *Hara.*

16　Jean Houston, *The Search for the Beloved: Journeys in Mythology and Sacred Psychology* (New York: Penguin Putnam, 1987); Keleman, *Your Body Speaks.*

17　Houston, *Search for the Beloved,* 48.

18　V. S. Ramachandran, "Mirror Neurons, Part 1," 2009, YouTube, http://youtu.be/XzMqPYfeA-s; "Mirror Neurons, Part 2," 2009, YouTube, http://youtu.be/xmEsGQ3JmKg; "The Neurons That Shaped Civilization," TED Talk, 2013, YouTube, http://youtu.be/l80zgw07W4Y.

19　Levine, *Waking the Tiger.*

20　Barbara Brennan, *Hands of Light: A Guide to Healing through the Human Energy Field* (New York: Bantam, 1987).

21　Phyllis Krystal, *Cutting the Ties That Bind: Growing Up and Moving On* (Newburyport, MA: Red Wheel/Weiser, 1995).

第6章

自下而上—自上而下

我有幸从20世纪70年代初就开始学习一种以身体为中心的治疗方法。我个人的疗法课程很大一部分是身体疗法，并由心理学家或杜科罕亲自指导。我接受了三年的生物能学培训，还有瑜伽、日常冥想，和一位来自鲁特黑色森林的日本禅宗大师进行每年为期五天的冥想静修。我练习武术，练了五年合气道，学了三年剑道，两者都被视为心理治疗。在我练习剑道的岁月里，没有一次与同伴交手的经历。我的老师很简洁地说，"你只有一个敌人，那就是你自己。"几十年后我才发现我是多么幸运，以及杜科罕与吉皮乌斯的方法是多么先进。

在我能用语言充分表达为什么引导式绘画如此有效之前，我已使用这种方法长达四十年。我与纳得·莱文的相遇，以及随后在躯体体验中所接受的训练改变了我的生活——它赋予了我一种语言。这就是我写这本书的原因。我认为引导式绘画是一种有价值的艺术疗法，对自下而上的方法有卓越的贡献。

> 自下而上的治疗方法专注于身体、感觉，以及本能的反应，这种本能反应通过脑干介导并向上移动，会影响大脑的边缘系统和皮质区域。信息的连续循环从身体到大脑，再从大脑到身体[1]。

这种基于神经科学研究的语言在20世纪70年代并不存在，因此，可以说作为一名治疗师，我的学习也是自下而上的。我相信有节奏的双侧绘画方法。我学会了构建身体焦点和相关情绪的体验，但我不得不等待了四十多年才从认知的层面上来整合技术。

在引导式绘画中，艺术治疗师的作用是通过建立患者对于出现的运动冲动及其节奏的信任，以及通过追踪这些运动冲动在体内对于感官的影响，来实现自下而上的方法。不仅是将形状视为图像，更要去处理在创造这些形状时所做的运动。我会告诉来访者别刻意去寻找可能出现过的图像———一个圆形可以看作"巢"、"蛋"、"腹部"或是"宇宙"———这样构建的焦点只会引发自上而下的象征意义和生活经历回忆，相反，我会鼓励来访者使用感官去感知一个创造了特殊形状的运动。如果这种运动感觉让来访者感觉好或完全反映了其内在状态，可以鼓励进行简单的重复性动作；或者向来访者提出以下问题："以这种方式引导你的能量怎么样？""你怎么知道它需要找到这个特定的方向？""创造这种流动感觉如何？""我想知道，这种运动如何在你的身体中产生共鸣？"这种方式会帮助来访者保持与身体感觉的联系。情绪和感受可能会出现。但是，过早地寻找图像及其解释会激活思维、切断本能。图像将在稍后阶段中会变得重要。作为治疗师，我可以确定图像是与来访者的深度体验相互联系的。

以这种方式，绘画"进行"的过程比起"完成"的结果具有更多超越理性控制的内在指导感。重复性的动作可以使思想安定下来，允许更深层次的"信息–形成"（in-formation）和"变形"。这个过程将反映生活历程（biographical）和原型生活模式，因为它们存储在来访者的身体记忆中。重新体验这些记忆，质疑它们，忍受它们，并重塑它们，可以帮助来访者完成从生存到生活的转变。

自下而上的方法最初是动觉，大部分是非语言的，并且以运动冲动为主导。然后我们将身体"向上"，移向感应，走向感官意识。疗程将在绘制动作冲动和感知它们对身体内在的影响这两者之间摆动。然而，在接近疗程结束时，认知的整合至关重要。即使言语没有表达出完整的故事，但重要的是阐述出发生了什么，从而将感觉运动事件与有意识的思维模式联系起来。我经常要求来访者在完成的画作下面写几个字，这可以使过程更有意识，并留下触发点来记住稍后的过程。引导式绘画不能代替治疗性对话。但引导式绘画治疗也是必要的，它可以增加显著的非语言深度、身体聚焦，以及对治疗过程的感知意识。

范·德·科尔克提到过三种被认可的创伤治疗方法：

- 自上而下，代表了大多数已知的谈话疗法，意在与他人建立联系，了解正在发生的事情，并处理回忆。

- 服用药物，以关闭不适当的警报反应，并且管理应接不暇的超负荷。也可以应用其他技术，以改变大脑组织信息的方式。

- 自下而上，让身体有深度和内在的体验，这种体验可以对抗因创伤产生的无助、愤怒或崩溃[2]。

虽然我会将一些来访者转介给精神科医生进行药物治疗，但所有的引导式绘画治疗都混合了自上而下和自下而上的方法。过去百年的心理学已经积累了众多自上而下的先例，它们是所有治疗方法中的相关组成部分。然而，基于身体的自下而上的模式在西方是相对较新的心理学和精神病学方法。我们现在明白了，想要通过认知上的"理解"来抵消内化的压力模式，并处置好脑干中的警报系统是不可能的。因为我们缺乏基于身体的治疗技术去促进这种生理变化。海勒和拉皮埃尔将身体的自下而上的体验视为疗愈过程的基础[3]。我们与我们身体的联系越多，我们的自我调节能力就越大。佩里很清楚，如果失控的脑干需要重置，那么"有模式的、重复的躯体感觉运动"就是必要的。我们只能影响更高的功能，如演讲、语言和社会情感交流，如果较低的神经网络是完整的和受调控的并受调控的情况下[4]。

自下而上的方法鼓励人们意识到肌肉和内脏中存在固有的运动冲动。对这些运动冲动的感知将使来访者意识到身体中的运动冲动，放松或收缩，紧张或崩塌。然后，通过绘制这些无意识的生理现象，这些模式就可以显现出来。来访者闭上双眼，使用双手在大张纸上绘画，他们的动作反映内在的生理状态。绘画过程并不是以图像为导向的，而只是关注肌肉、肠道或呼吸如何在内部移动。这种有节奏的重复使人感觉到身体的感觉，相关的情绪也越来越多地涌现。这种看似简单的感觉感知和运动冲动的节奏性表达过程，赋予了一种独特的与自主神经系统交流的方式。感到安全和存在，人们就有勇气去重新点燃被过去的创伤所禁锢和冻结的生命。随着时间的推移，幸福感明显改善，整个人也感觉逐渐完整了。

焦点在于内部的身体感觉，如肌肉紧张，身体痛苦，或障碍，以及情绪的运动，如悲伤、愤怒或喜悦。这在动作中设置了一个反馈循环，绕过了认知观念系统和身份认同。取而代之的是将重点坚定地放在身体需求上。节奏性绘画有助于这个焦点的形成。例如，人们使用双侧涂鸦式的动作来表达"颈部疼痛"，而不是画一个形象或事件的故事。在第二步，来访者绘制他们"如果我现在在按摩"的话所需的是什么，以释放内在的紧张或情绪负荷。然后他们将与他们的感觉重新联系起来，并画出"现在感觉如何"，以便注意到"按摩"所做的改变。他们将继续在纸上进行对身体的干预，直到颈部疼痛消失。这种自我调整真是令人惊讶地简单而有效。到那时我们才会重新审视一个新的身份："没有了脖子上的痛苦，那么我是谁？"

一个更受控制的神经系统与一个从疼痛中解放的身体相结合，将有助于达成更积极的自我形象。整个过程都是在治疗、修复和更新，而不是复盘发生了什么的故事。对于来访者来说，记住创伤事件很重要，这有助于了解它们的形状，但没有必要重温每一个细节。没有足够的资源和支持，这样的记忆有可能造成再次创伤，并将来访者推得更远，使他们更无助，甚至被压垮。与外科医生类似，重点不是知道患者是如何被伤害的，而是可以做些什么来治愈这些伤害。莱文发明了"重新加入"（Re-memberin）一词，而不是"回忆"（Remembering）。与分裂部分重新连接很重要，就像萨满召魂一样。在引导式绘画中，这个过程变成了一种在曾经发生的事情、身体当时的反应和身体现在需要什么来疗愈三者之间的博弈。

海勒和拉皮埃尔将这种感觉认知和运动冲动之间的反馈循环描述为：

> 一个过程展开，一个愈合周期开始启动——其中神经系统的调节增加，扭曲的身份认知和观念减少，并最终得到解决。在正念治疗循环中，神经系统调节的增加有助于解除痛苦的身份认知，随着痛苦的身份认知和评判的解决，自我调节能力的增强便成为可能[5]。

任何感觉的节奏性重复都是至关重要的。重复节奏性的简单涂鸦不仅让来访者通过感受自己的运动冲动来摆脱困境，还会给予安全感并提供"避护所"。我们有一些表达方式，如"寻找你的魔力"，"进入这个区域"。类似跳舞或做爱，我们必须发现适合放飞自我的节奏，否则我们会只顾计步而感觉不到任何东西。所有来访者会从运动、性、冥想、击鼓或其他东西中了解这一点。摇摇小宝宝是舒缓的，用蜡笔在纸上涂抹也是舒缓的。它允许来访者从自主运动冲动转向更多非自主运动冲动。它支持个体从"做与创造"转变为只是"在场"。它允许来访者与他们自己内部"好"的部分连接。

感觉不仅仅是一种心理体验，也不仅仅是一种身体意识，它是一种综合。包括（1）身体的直接感受和情感，对内部和外部事件作出的回应；（2）思维的关注和由感官收集的信息的综合；以及（3）这些体验渠道与其融合的一致性，形成对特定存在状态、情境或问题的认识。对于躯体而言，获取感觉是在身体体验中检索暗含的知识和智慧。在精神的层面上，它是一个发展持续集中的注意力的过程，来支持轻松、非判断性的意识，以便内部过程都能真实地被倾听和察觉，无论是心理上的还是生理上的。这种能够准确评估身体和思维之间的信号是一致还是脱节的能力，是稳定内部混乱和理解世界的关键[6]。

这里的一致性是重要的因素，跟踪一轮运动冲动后的感官线索是关键。引导式绘画既不是无意义地在随机释放中表演，也不是冥想——在冥想中，纯粹的感官感知和运动冲动会减少，主要以观察呼吸或心跳为主。它也不是涂鸦，你可以边画边想你的购物清单。相反，这是对身体感觉非评判性的认识，用蜡笔在纸上描绘这些过程，然后再追踪这些绘制运动冲动的感官反馈。杜科罕将思维描述为这一过程中的"见证人"，这是他从铃木的冥想实践中学到的一种态度。铃木自己发明了"爱的觉察"（loving awareness）这个词[7]，这是一种相信内在深处的态度。对于大多数来访者来说，这种信任必须先获得，然后他们才能安全地依赖它。

治疗师可以通过来访者的身体姿势、面部表情、口头信息以及在绘画过程中表达事件的方式来观察一致性。我稍后会再详细说明。身体姿势可以很容易地观察到，例如，来访者如何与某些形状产生共鸣。他画画的时候脊背是挺直还是坍塌的？只有一只手活动，而另一只手不动吗？我观察到许多来访者分享悲伤或可怕的事件时是微笑着的，他们已经切断了他们的情绪。蜡笔在纸上缺乏压力是一个可靠的情绪状态的标志，用力过度也是。有些人画得如此之快，以至于他们的感官肯定无法追踪——这是一种关闭感觉的酷炫方式。其他人则痛苦地放慢了脚步，试图控制纸上的每一个动作。多数来访者需要治疗师的支持和反馈才能找到一致性。有些人可能从未体验过与自己完全一致。其他人可能只能专注于他们身体的一小部分，因为在他们的体验中，身体不是朋友。然而，他们可以通过把注意力集中在某一小部分的微小变化上，学会保持他们的非评判意识，并画出这些变化，直到他们觉得安全到能够逐渐扩大他们的关注点为止。

通过双手绘画更容易实现一致性。这当然是更全面、更完整的方法。因为双手都参与其中，所以有人提出了大脑的两个半球都受到刺激的假说。汉森基于布鲁斯·佩里的治疗学神经序列模型（NMT），认为双侧重复刺激大脑是创伤治疗的重要组成部分。为了有效治疗，大脑必须能够通过脑干的程序性记忆来重组自己，脑干储存我们已习得的动作模式，如游泳、走路或骑自行车[8]。治疗学神经序列模型推荐采用针对两侧大脑的重复活动。特别是，双侧刺激能增加两个脑半球跨越胼胝体的交流。这使得来访者可以平等地依赖两个脑半球。重要的是，NMT还建立了一种理论，认为双侧刺激可以使大脑重组，并在中断处重新连接[9]。我亲眼目睹了后者，那是在黏土场地与受创伤儿童一起工作的时候。小孩子无法用语言描述他们遭遇过什么，但只要让他们进行针对两侧大脑的重复活动，他们因不良生活经历而中断的发展确实得到了重新连接。

它也证实了我对引导式绘画的体验。如果我们能找到一个方法让来访者感到足够安全，得以绕过认知观念系统和消极思维，让更深层次的东西从大脑边缘系统和脑干出现——荣格称之为原始意象和本能——它将接管和重组大脑，从而重新组织身心走向更加协调和真实的存在状态。

玛考尔缔（Malchiodi）认为双侧绘画是：

> 夏皮罗的眼球运动脱敏和再处理模型（EMDR）[10]治疗涉及双重注意力刺激，由双眼动作、轻拍和声音组成这些个人的感官线索。与创伤叙事相结合，人们认为，视觉、听觉或触觉线索有助于个人把重点放在现在，而不是过去发生了什么[11]。

我经常观察到受创伤的人最初发现很难用双手协调运动。他们将在工作坊中排除被压抑的紧张和情绪，直到他们找到更多的平衡；随之而来的豁达感可能包括但不依赖于有意识的记忆或传记性叙事。

通过这种方式，个体将在有节奏的运动冲动的表达之间逐渐往复，然后在感觉反馈循环中感觉到这些运动冲动在身体中产生共鸣。不同的运动冲动会引起不同的感觉状态，直到来访者坐得更直，或者不再因为纸上的某些动作而感到紧张。

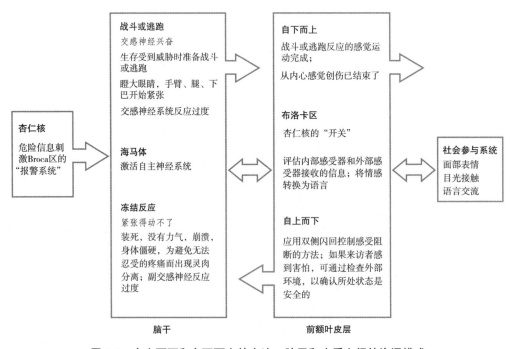

图6.1　自上而下和自下而上的方法：脑干和皮质之间的沟通模式

脑科学可能越说越复杂。因此，我将尽量简单地解释导致自下而上或自上而下干预的神经核心事件。在图6.1中，左侧是脑干，右侧是前额叶皮层。最左边的杏仁核代表了脑干最古老的部分。它是一个古老的进化系统，我们的系统与鱼的没有什么不同，它控制着我们的生存。在最右边，我们可以看到社会参与系统，代表人类皮层发育最复杂的方面。在这里，可以看到有面部表情、目光接触、语言交流。莱文多次提到，创伤后应激障碍是古代脑干和前额叶皮层之间的冲突，前额叶皮层喜欢控制。当人类经历了危及生命的情况，大部分能量都从前额叶皮层中消失了，因为为了我们的生存，社会参与系统被认为是一种奢侈。相反，杏仁核作为一个警报系统，激活了海马体内的本能反应。

海马体有两条通路。它可以作出两种选择：

• 积极响应，如逃跑或为生命而战，或

• 被动响应，如冻结、分裂或装死。

从激活海马体的那一刻起，要么作出战斗反应，要么冻结——大面积的前额叶皮层被关闭。我们知道处于震惊中的人很难说出话来。我们都见过处于分裂状态且无法进行目光接触的来访者。当我们经历创伤事件或是回忆创伤事件时，脑干被激活。生理反应是一样的。这样的记忆是让来访者患上创伤后应激障碍的原因。

莱文几十年来研究观察动物如何应对危及生命的情况，经常是每天观察。然而，动物不会出现创伤后应激障碍——除非它们被关在笼子里或是作为宠物时。由于我们和动物在脑干中有相同的生存系统，因此他开始研究动物做什么——以及我们如何向它们学习，以改善人类的压力反应。

定位：当你在野外观察一群袋鼠或鹿时，突然的噪音引起了它们的警觉，所有的动物都会立即抬头，评估情况。有危险吗？杏仁核是使它们抬头的反应器。对于人类而言，布洛卡区（Broca's area）是反应器，会迅速评估事件。如果噪音被证明是无害的，动物就会关闭杏仁核，让鹿重新开始吃草，人们也会关闭布洛卡区，去做想要做的事。然而，如果捕食者逼近，它们就会逃跑。海马体的交感神经兴奋，动物的生存本能反应为战斗或逃跑。

莱文和罗斯柴尔德都使用了这种在动物身上观察到的定位冲动，作为对于患有PTSD的来访者进行自上而下的干预。在这种情况下，可要求来访者简单地定位他们现在所处的环境。如果是治疗师的办公室，他们会主动检查门在哪里，盆栽放在哪里，墙上有什么样的艺术品，窗外有什么样的景色。他们被鼓励定位，目的是评估目前的环境是否安全，即使他们的身体记忆系统一直被恐惧所占据。罗斯柴尔德称她的方法为"双重觉察"[12]。例如，在对闪回的捕捉中，来访者经历了两个现实：一方面是当前环境的安全；另一方面是对迫在眉睫的威胁的记忆，这种记忆激活了来访者无法控制的身体里的一系列恐惧反应。定位可以帮助来访者意识到他们所恐惧的体验是一种记忆，即使他们感到害怕，他们也不会处于迫在眉睫的危险之中。

战斗或逃跑：让我们再回到鹿和袋鼠，如果它们认为威胁是存在的，它们的杏仁核将会通过海马体激活体内的连锁反应，如肾上腺素和其他激素的释放，然后激活交感神经兴奋，心率加速，肌肉紧张，注意力高度集中，能量大幅激增。这可能是令人振奋的。这种巨大生存能量的唤醒使我们能够战斗或逃离，直到我们安全。这种能量是如此之大，以至于能让一位救孙心切的老奶奶举起一辆车。我一位朋友的女儿以前一瞬间就跳过了一个1.8米高的围栏，下一秒另一辆车就撞到了她的车上。在她的正常状态下，她甚至无法想象怎么能跳过那么高的围栏。

莱文描述了通过双筒望远镜仔细观察鹿从激活的警惕状态到正常、放松地活动的过渡。它们开始振动、抽搐，轻轻颤抖。从颈部开始，绕着耳朵，这些颤抖随后移动到肩膀，最终到达腹部、骨盆和后腿。以这种方式，动物释放了现在多余的能量，并重置了它们的自主神经系统。鹿可能会在一天中经历几百次这样的激活和放松的循环，它们在紧张的高度警惕和放松的状态之间游刃有余[13]。

在紧张的遭遇之后，人们经历了这种释放后可能会双腿发软，兴奋状态随着危机解除而解除。有些人甚至试图通过蹦极或其他惊险刺激的事件模拟出高肾上腺素水平的状态。

冻结（装死）： 然而，如果个体不能逃跑——因为太小或太弱而无法战斗或逃离，它们就从内部崩溃。动物在这种情况下会选择装死，希望进攻者会失去兴趣，或者看不到不动的它们。明白这不是一个自愿决定是很重要的，这是由自主神经系统造成的。许多女人都会责备自己或是被指责在遭受性侵犯时不能保护自己。如果自主神经系统面对如此压倒性的局面，它会决定分裂并冻结，这是她们无法控制的。这样的女人会无法说话、移动或保护自己，相反，会有一种灵肉分离的感觉。这是处理无法忍受的疼痛和痛苦的自然方式。如果捕食者在这时吃掉它的猎物，那么猎物此时受到的伤害更少。

然而，如果捕食者失去兴趣并离开，那么以幸存下来的兔子或者老鼠为例，动物需要一段时间才能确保它们现在安全，然后开始颤抖。莱文拍摄了无数关于动物从装死和颤抖中恢复过来的片段。即便是甲虫也能做到。他通过慢动作观看他的视频发现，在颤抖时所有动物都完成了在受到威胁时无法做到的事情：它们完成了此前受阻的战斗-逃跑反应。它们变换了海马体的路径，从冻结状态到战斗-逃跑状态，现在它们处于安全状态，可以做任何被攻击时想做却做不到的事情。这种战斗-逃跑反应的完成，关闭了杏仁核并重置了平衡。

后者的发现成为莱文治疗创伤后应激障碍的创新疗法的基石。然而，人类这种动物要想从创伤事件中摆脱和恢复，简单的颤抖是不行的。颤抖会更让个体抓狂，因为这是另一种失控的行为。它是在其他未解决创伤的情况下出现的，而且给已经失调的神经系统增加了更多失调。然而，这似乎是从创伤性事件中真正恢复的唯一途径。

> 许多退伍军人和强奸受害者都非常了解这种情况。他们可能花费数月甚至数年时间谈论他们的经历，重温它们，表达他们的愤怒、恐惧和悲伤，但没有经过原始的"固有反应"并释放残余能量，导致他们往往陷入创伤迷宫并持续感到痛苦[14]。

说话没有办法达到这样的效果。前额叶皮层治疗无法重置古代脑干的报警系统，这就是我们需要自下而上疗法的原因。通过有节奏的重复、感官意识和非评判性的身体聚焦，就有可能连接到脑干，并从那里找到个人之前想做、但做不到的动作，因为当时压力过大。这样，就有可能克服无法改变、势不可挡的无能为力。好消息是：治愈是可能的。创伤不是无期徒刑。作为高等动物，我们实际上有相当好的装备来应对创伤，以保证生存。然而，在我们复杂的前额叶皮层中是找不到解决办法的，我们必须找到追本溯源的道路。

在某个阶段，莱文曾训练急救医疗医生运用温柔的触摸来帮助车祸受害者，使他们允许自己颤抖。来访者确信他们现在很安全，他们的颤抖是自然发生的，来释放之前应激状态下的残留，由此他们的神经系统可以安定下来。当然，如果是在危及性命、需要医疗干预的情况下，这种方法就不起作用了。然而，因发生意外并被麻醉进行手术的患者，后来会在创伤后应激症状更厉害。因为每一次摆脱创伤的机会都被剥夺了；所以，他们甚至变得更加不知所措，更加无助。

莱文非常清楚那些积极回应创伤事件的人会迎来糟糕甚至令人震惊的体验，但他们不会产生创伤后应激障碍。那些在创伤事件发生时分裂和冻结自己的人会遭受创伤后的压力，直到他们能够找到一个积极的反应。只有这样才能使杏仁核安定下来，并停止把压力荷尔蒙释放到体内。罗斯柴尔德称创伤后应激障碍是一种变得狂乱的然而是健康的生存反应。

> 杏仁核对恐惧刺激的过度激活，甚至可能会不合时宜地继续发出警报。事实上，这可以说是创伤后应激障碍的核心——杏仁核的持续存在，即使在实际危险已经停止之后也会发出警报。杏仁核不停地刺激着真正受到威胁时才应该释放的荷尔蒙持续释放，这导致了同样的反应：准备战斗、逃跑或……冻结[15]。

自上而下：那么我们如何协助陷入冻结反应的来访者呢？这是自上而下的方法变得至关重要的地方。首先是安全问题。任何人都不能在建立安全之前进行任何形式的创伤处理。与虐待者一起生活的女人需要在任何治疗开始之前保证自己是安全的。接下来是关于来访者的感觉的问题：

- 与治疗师一起感觉安全吗？
- 在艺术治疗师的工作室感觉安全吗？
- 在家感觉安全吗？

也需要考虑：

- 如何建立信任？
- 来访者如何找到象征信任感的资源？
- 来访者如何找到定位？

芬纳写过一篇博士论文，是关于来访者如何在他们的艺术治疗师房间里找到象征信任感的资源[16]。我是她研究的一部分，我对我的来访者的回答感到惊讶，她说喜欢看一棵在我办公室窗户边的树，一棵我以前几乎没有注意到的树。

在自上而下阶段，我喜欢使用各种艺术疗法帮助来访者找到信任感的资源。这通常是多媒介的练习——拼贴材料、杂志图像、颜料、羊毛、铝箔、按钮、黏土、橡皮泥、纸板、织物、胶水、闪粉等都可以提供。如果来访者想不出一个安全的地方，我就用小玩具动物来建造一个安全的环境。我们可以创建一本"希望之书", 每一页都说明来访者想要在她的生命中所拥有的, 如信任、爱、朋友或宽恕。我发现制造魔杖很有用, 在一根简单的棍子或小树枝上装饰上积极的肯定和过去的成就。这些东西可以用羊毛、丝带和织物捆在棍子上, 也可以包在里面。当然, 在所有这些练习中, 来访者的眼睛都是睁着的, 会与治疗师进行交流。重点是积极心理学, 目的是为了深深地、发自内心地告诉来访者的神经系统: "你现在安全了。"通常, 这样的练习会很有趣, 并且有效抑制来访者内在的压倒性体验。

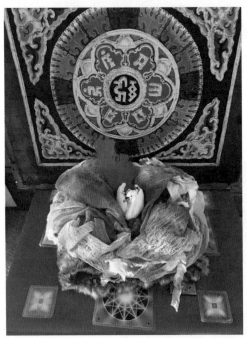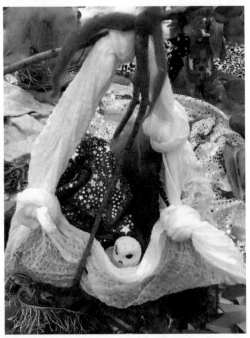

图 6.2　小玩具动物可以作为灵感来建立一个安全的地方, 尤其是当来访者很难想象自己是安全的时候。这里使用了织物和拼贴材料为天鹅和猫头鹰创造了一个巢。在中东, 我们训练治疗师在难民营中用拼贴材料建造相互连接的安全场所的整个景观, 让孩子们感到高兴和放松

罗斯柴尔德会教授"踩刹车"的方法——治疗师的焦点在于调节来访者的神经系统, 直到他们能够控制自己。当她教一位朋友如何开车时, 她突然想到了踩刹车的情景。坐在乘客座位上, 她突然意识到, 为了保证这节课的安全, 她需要在她的朋友踩油门之前, 先教会她怎么停下来。

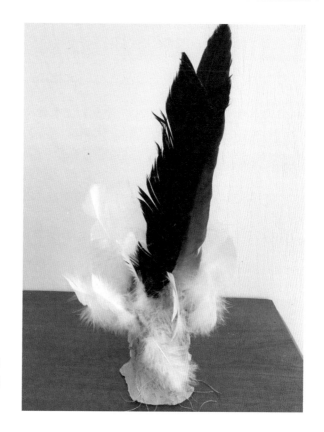

图 6.3　其他的选择包括授助者的形象，比如这个由黏土和羽毛创造的天使，作为自己超验的保护者

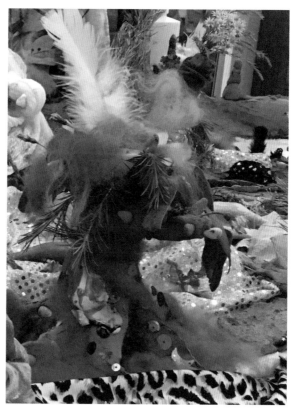

图 6.4　一棵力量之树。来访者被要求创建一棵每条根都代表着他们生活中的支持者的树，每个枝丫都代表着"我擅长的东西"。它促使来访者谈论与家人和朋友在一起时的积极事件，专注于她的成就而不是失败

> "创伤刹车"不仅使创伤治疗更安全、更容易控制，而且当来访者接近创伤时，也能获得更多的勇气。一旦他们知道可以随时阻止痛苦的流动，他们便敢于走得更远。"创伤刹车"使来访者控制他们的创伤回忆第一次成为可能，而不是被创伤所控制[17]。

在图6.5中，罗斯柴尔德的简单模型在左侧纵轴显示了从0到100的激活，横轴上是以分钟为单位的疗程长度。如果我们允许来访者使用他们失调的神经系统，当他们讲述发生在他们身上的事情时，他们可能会越来越活跃。然后，在疗程结束时，治疗师将面临着不可能完成的任务量，不得不让一个高度不安的来访者回家。所以目标不是得到一个带有所有激活性细节的全部故事，因为激活存在于具体内容里。来访者可能会轻易说"我被强奸了"并保持相对冷静。但是一旦细节出现，它就会使人变得非常沮丧，甚至造成二次创伤。治疗师的任务是帮助来访者下调活跃度（图6.6）。这可以在疗程开始时进行解释并达成共识。我经常把这种模式作为心理教育的一种形式，来具体解释为什么在必要的时候，我会打断来访者。

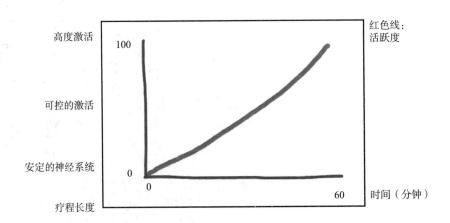

图 6.5　罗斯柴尔德关于未调控的创伤激活模型，在疗程期间造成失控，使来访者受到二次创伤

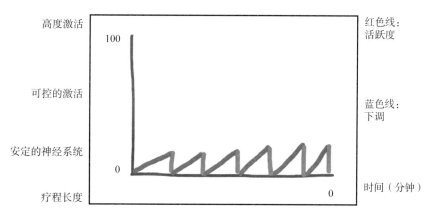

图 6.6　罗斯柴尔德运用"刹车"来下调创伤的唤醒程度[18]

　　在自上而下阶段，治疗师可能需要向来访者指出激活事件的复述会是怎样的，她是如何难以呼吸，说话越来越快的；或者当她消失在她的创伤故事中时，她是如何失去与周围环境的联系的。在每一种情况下，治疗师都可能建议来访者紧握魔杖，或者看一看代表避难所的手工作品，直到来访者能冷静下来。在治疗师的工作室中让来访者定位也是一个重要的工具，能使来访者的社会参与系统重新上线。创伤是回忆。此时此刻怎么样？此时此刻，哪里是安全的？

　　以这种方式溯源，面对原来难以忍受的事情似乎变得更从容。一方面，现在有冻结反应、强直不动和恐惧；但另一方面，来访者创建了避难所和资源。随之而来的过程是让来访者在创伤和安全之间来回游走，但应避免激活过多创伤。一旦感觉来访者偏向无助状态，焦点就应尽快调整回找到安全的资源上。通过这种方式，神经系统的调节是柔性的。来访者了解到他们不再需要陷入无助状态，并且可以做点什么。自上而下的方法帮助来访者控制恐惧，并教会了他们进行神经系统调控的第一步。有些来访者可能永远也不会往前更进一步了。不过，即使是这样，自上而下所创造的可以找到的代表安全的资源也能够提高他们的生活质量。

　　自下而上：而对于另一些人，我们可以采用引导式绘画的方式，让来访者可以聚焦于自己的身体及其对威胁的生理反应，并在纸上表现出来。自下而上的方法就从这里开始。它是以身体为聚焦的，会在体内的冻结状态（这些状态包括：脖颈僵直、肩周僵硬、膈肌紧绷引起的恶心、心跳过缓或肠蠕动减慢）和身体的积极应对状态中摆动。回到图6.1中自上而下和自下而上的图表，我们现在进入到海马体内部，通过完成此前受阻的战斗－逃跑反应，从冻结状态转变为对已发生事件采取积极反应。

在恐惧中，我们瑟缩或吓坏了。无论哪种方式，我们都会卡住。在绘画过程中，必要时提醒来访者他们已掌握的资源是很重要的。太多的痛苦、太多的情绪或太多的恐惧都会激活创伤，到一定程度就会造成二次创伤。与我在20世纪70年代接受的个人培训以及今天的暴露疗法不同，带有某种宣泄欲望的整体复现已不再需要了。

摆动：当我们进行引导式绘画时，并不鼓励来访者"彻底丢掉它"，而是从痛苦转向解决，从紧张转向按摩以释放，从恐惧到保护性的运动。莱文介绍了调整的过程，以便对创伤故事进行安全加工。这类似于"创伤刹车"，因为它也提供了一个可供选择的聚焦所在。其核心区别在于，下调系统现在必须是一种可被感知的感觉——它必须以身体为基础。稍后，我会详细解释他关于疗愈旋涡与创伤旋涡的概念。莱文将这一概念建立在他的基本观察基础上，即所有的生命都是以一种共同的节奏收缩和扩张。心脏在不停地收缩和扩张，肺也是如此，我们体内的每一个细胞也是如此。就像水母向前移动一样，我们打开和关闭。所以，当来访者发生紧张性的不动，他们就已经停止移动了。在纯粹的生理学语境中，考虑到我们脑干的古老需要，已发生事件的故事对于我们的康复来说并不那么重要，但是摆脱束缚并能够再次移动才是很重要的。只有运动才能使我们恢复生机。唯一能找到这种收缩和扩张的节奏的地方就是身体。

当来访者专注于由于经历车祸而导致的肩膀僵直的时候，他最初会画出他肩膀的紧张和收缩。然后他会换纸并把他所有的注意力都放在"他的肩膀想要做什么动作"上。这可能是通过轻微意识到肩膀的感觉而实现的，在没有评判的情况下，他会发现在冻结中隐藏的冲动。然后他会画出这些运动冲动。然后停下来检查一下肩膀的感觉。然后再画一次紧绷，然后再画释放。这样，此前被阻止的战斗－逃跑冲动就会以一种不再压倒性的方式一点一点地缓慢释放。

莱文强调缓释的重要性，放慢一系列事件的速度并减少它们的体量。观察创伤的可控方面，创建象征信任感的资源并在不断咨询中抑制创伤。创伤可以说是一个太多、太大、发生得太快的事件。例如，汽车对我们的神经系统来说太快了。我们的人体是为走路和跑步而设计的，而不是为每小时100英里的速度而设计的。如果是汽车意外，"给出更多时间"、减缓过程，能使来访者找到一系列的事件，他就可以一个接一个地作出反应。每一步他都要花时间，他的感官感知要找出他当时想做什么。所有这些被压缩成了三秒钟的撞击，锁在他僵硬的肩膀上，这可以扩大成一个小时的活动。这样的时间扩展可以使嵌入的主动运动反应得以缓释，而这些战斗－逃跑状态冲动的完成将解决杏仁核并关闭报警，因为只有到这时，脑干才真正认识到危险已经过去了。

这同样适用于身体里所有的创伤记忆——肌肉紧张、胃肠蠕动减慢、说不出话来。所有这些都是冻结反应：它们是冻结动作，是我们在事情发生时没有完成的防御性动作。通过绘画释放动作的按摩可以是一种有用的方法。按摩无关于我不得不告诉治疗师完整的故事，而更多是让我想起了一个感觉良好的情况，在那里虽然我可能不会被治愈，但肯定会感觉更好。按摩使用重复的动作来对抗紧张，这就是再平衡（rebalancing），来访者自己完成了绘画，这是非常赋能的。让我们看见了运动冲动和感官觉察之间的交互又得以继续。

参考文献 ————————————————————

1　Heller and LaPierre, *Healing Developmental Trauma,* 17.

2　Van der Kolk, *The Body Keeps the Score,* 3.

3　Heller and LaPierre, *Healing Developmental Trauma.*

4　Perry, "Examining Child Maltreatment," 252.

5　Heller and LaPierre, *Healing Developmental Trauma,* 18.

6　Ibid., 270.

7　Suzuki, *Zen Mind.*

8　Levine, *Trauma and Memory.*

9　Hansen, "Evaluating a Sensorimotor Intervention," 17; Perry, "Applying Principles of Neurodevelopment."

10　Shapiro, *Eye Movement Desensitization.*

11　Cathy A. Malchiodi, "Bilateral Drawing: Self-Regulation for Trauma Reparation," *Psychology Today,* September 29, 2015, http://goo.gl/kZfcts.

12　Babette Rothschild, "Trauma Specialist Babette Rothschild: Description of Dual Awareness for Treating PTSD," YouTube, November 16, 2011, http://goo.gl/6v6mVo.

13　Levine, *Waking the Tiger,* 98.

14　Ibid., 21.

15　Rothschild, "Applying the Brakes," 3.

16　Patricia Fenner, "Place, Matter and Meaning: Extending the Relationship in Psychological Therapies," *Health & Place* 17:3 (2011), 851–57.

17　Rothschild, "Applying the Brakes," 1.

18　Based on personal notes from one of Rothschild's seminars.

第7章

感官觉察和运动冲动

很大一部分精神健康的来访者都有身体症状，这会对他们的生活产生负面影响。自体免疫性疾病和焦虑症、多动症、创伤后应激障碍、情绪失调，以及其他一系列症状的共同特点都是强烈的身体感受。这些感觉带来的都是负面的、痛苦的和疏离的感受：自己的身体变成了自己的敌人，充满无法承受的、不可控的感觉，这种感受会被同样不可控的事件诱发出来。在这个过程中，由于这种无法承受的内在感受，人会失去他们以五种感官（他们的外部感受器，即视觉、嗅觉、听觉、触觉和味觉）客观评估外部事件的能力。触感和味道被认为是近端的感官，旨在评估近处的事物，而视觉、嗅觉和听觉感知则用于处理更远的事物。外部感受器是人在这个世界中至关重要的安全导引，它们也使生活变得富有质感，让我们感受到活着的感觉。只要想一想艺术以及它们如何丰富我们的生命就清楚了。另一方面，恐惧则会触发脑干中自主神经系统本能的生存反应，进入战斗-逃跑或关闭模式。我们与所有爬行动物都有这些古老的本能反应。当威胁来袭时，为了挽救自己的生命，所有更高级的大脑功能都被关闭了，我们不再能清醒地思考，我们不再能用语言表达情感，并且外部感官上的认知被切换成了"逃命"这种盲目的管状视野，这时内部感受器接管了一切。来访者会感受到心率加速、出冷汗，感到恶心或昏厥。罗斯柴尔德和范·德·科尔克说，创伤事件和创伤后应激障碍状态的特征是外部感受器被内部感受器劫持[1]。内部感受器分为两个主要类型：

- 本体感觉（proprioception），是指我们在空间中定位身体所有部分的能力，以及对身体状态反馈的感觉，如心率、呼吸率、体内温度、肌肉紧张度、内脏舒适度。

- 前庭觉（vestibular），使我们能够直立，与地心引力有关。位于中耳，可引起头晕、眩晕、晕车、失去平衡[2]。

我们所有人都经常感受到感官回忆。玫瑰的味道可能会触发对浪漫邂逅的记忆，或者在收音机上播放的特定歌曲让你回忆起你年轻时的一段时光。

同样，感官也可能触发负面记忆。但是，因为在创伤事件中外部感受器关闭，事件的唤起将会不完整、扭曲或完全缺失。然而，当他们重新体验这些记忆时，内部感受器却会感受到相同程度的痛苦。袭击劳伦的人身穿黑色T恤，她当时没有有意识地记住了这个细节，但每当她看到一个穿黑T恤、有特定身体特征的男子，她都会出现惊恐发作。她在经过多次治疗后才回忆起袭击者穿着一件黑色T恤。直到这一细节被回忆起来之前，她的惊恐发作都像是随机发生的，这一点更令人痛苦，因为她从来不知道自己什么时候会突然崩溃。

罗斯柴尔德强调创伤治疗师需要帮助来访者了解他们的身体感受。他们可以在身体层面感觉并识别出这些感受吗？他们能找到词语来命名和描述它们吗？他们能否叙述出这些感觉在现在的生活中对他们有什么意义？虽然并非总是有效，但用这种方式，使得厘清这些感受与过去创伤的关系成为可能[3]。

我认为引导式绘画通过身体感受的双侧涂鸦可以帮助获得这种理解。闪回可以通过外部感受器和内部感受器触发。例如丛林火灾的灾民以及伦敦地下爆炸案中的受害者很容易被烟味激发，有时是实际情况，但经常并非如此。然而，他们的身体作出了无法承受的恐慌反应，其程度已使他们无法区分是真实的危险还是一段记忆。创伤治疗师让他们把装有精油的小瓶子放在口袋里。每次他们有嗅觉闪回时，都可以拿出这个小瓶子闻闻精油。这通常已足够让外部感受器再次启动以便他们在当前时刻找到定位。只有这样，他们才能作出明智的决定，确定是应该逃离危险，还是处理一段记忆。罗斯柴尔德称这种心理状态为双重觉察[4]，来访者会感知到两个同步的现实，在森林大火中记住的恐慌和当下这种安全的情况。

　　我发现罗斯柴尔德的图示（图7.1）能够帮助我们更好地理解感官感知、运

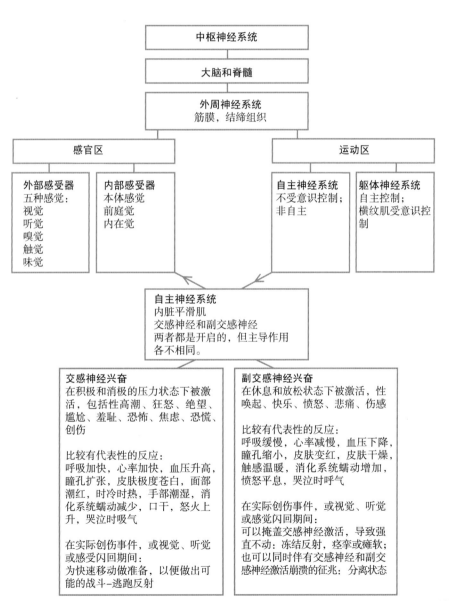

图 7.1　中枢神经系统图示，描绘了感官区和运动区，以及它们与自主神经系统的关系[5]。

动冲动和自主神经系统之间的关系。它展示了与大脑和脊髓相沟通的中枢神经系统。外周神经系统的主要功能是将四肢和器官连接到大脑和脊髓。它由大脑和脊髓外的神经和神经节组成。外周神经系统有两个区域：

- 感觉传入区域，负责检测我们外部环境和内部器官的信息。这个区域将检测到的信息传递给中枢神经系统。然后大脑整合并组织信息，准备采取适当的行动。感觉区域有两个子区域：

  - 外部感受器，触觉、味觉、嗅觉、视觉和听觉等五种感觉，这些都是面向外部世界的。

  - 内部感受器、本体感觉和前庭觉，旨在将信息从我们的内部器官传递到中枢神经系统。内部感受器从自主神经系统接收信息，这是非自主的、不受意识控制的。

- 运动传出区域，从中枢神经系统发送运动信息到身体的各个部位，让我们可以运动。运动区域有两个子区域：

  - 躯体神经系统，其自主运动功能受有意识的控制。该系统将来自中枢神经系统的动作冲动传递到骨骼、肌肉和皮肤。

  - 自主神经系统，其非自主的功能无法被有意识地控制。它负责大部分无意识的身体功能，如心率和呼吸，并通过迷走神经系统调节我们的社交能力、信任和亲密感。该系统还将来自中枢神经系统的冲动传递到平滑肌、心肌和腺体。它有交感神经和副交感神经分支两个部分，会迅速响应从中枢神经系统接收到的信号[6]。

如前一章所述，杏仁核的信号警报会触发自主神经系统，协调我们对危险的反应。遭受创伤者的现实感受，受控于内部感受器和来自于自主神经系统的交感神经或副交感神经的非自主反应。我们可以通过唤醒这些来访者的外部感受器，并强化对横纹肌的自主控制，例如通过画出他们的动作，可以让他们放松；这将极大增加来访者的信心，并显著减少他们身体内不可控制的力量给他们带来的无法承受的感觉。玛考尔蒂写道：

> 在治疗创伤反应的过程中我发现，对于应对痛苦容易亢进（战斗或逃跑）或容易出现冻结反应的两类个体，双侧表达工作都是有用的；这些人经常需要与运动有关的体验，以减少他们被困住、逃避或分裂的感觉。在纸上作标记或用双手同时在纸上做手势，也可以将注意力从身体的痛苦感觉转移到另一种不同的、运动导向的、且自我赋能的活动中[7]。

例如，处于分离状态或经常闪回的来访者表现并不完全一致。他们要么副交感神经麻木，没有精力，感到晕眩；要么内在被交感神经兴奋状态淹没，如出现心跳加速、焦躁、盲目愤怒，或其他生理和情绪反应。这时需要观察来访者的感官区域到底是缺少了哪部分的外部感受，如问来访者"此刻你能听到、看到、闻到、触摸或品尝到外界的什么东西？"这样可以有助于尽可能多地将来访者的注意力拉回到对外部感受的体验，这种体验可以是手指颜料的触感和气味，蜡笔的运动和它们创造的图案，聆听花园中的鸟语，或者看一件在之前疗程中的安全地点的艺术品；即使喝一杯水也可以起到打断的效果。只要可以帮助来访者摆脱那种无法承受的内在体验。在引导式绘画里，过渡是为了通过有节奏的重复来接触无意识的运动冲动，进而去感知嵌入其中的主动反应。

自主神经系统也由两个部分组成，即交感神经和副交感神经：

- 交感神经兴奋，是指正常活动周期以及升高的正压力状态，如性高潮和蹦极时的兴奋体验，或看足球赛时的激情。负压力状态是恐惧、愤怒或羞耻，伴随着心跳加速、血压升高、出汗、面部潮红、瞳孔放大、皮肤湿冷、时冷时热，以及口干舌燥。消化系统的功能随着身体每个系统进入战斗或逃跑状态而下降。我发现交感神经兴奋有两个核心特征可以很容易被观察

引导式绘画与创伤疗愈

到：怒火上升和哭泣时吸气。

- 副交感神经兴奋，从积极的一面来说，是放松状态和平静，包括满足的幸福表情。心率减慢，呼吸更加深沉，皮肤呈现温暖的玫瑰色，随着消化系统功能加强，肠道开始发出肠鸣音。来访者明显冷静下来。我发现哭泣时呼气是一个有用的诊断标志，类似于一个伤心的孩子，即使痛苦的感觉还没有完全消失，但已经逐渐被安抚下来。

令人困惑的是，在分离状态发作期间，如回忆的或实际的创伤事件期间，新陈代谢的停止可以掩盖交感神经兴奋。经历冻结状态的人是固定不动的，而且看起来很平静，虽然这种来访者看起来很麻木，但这些人其实正处于高度兴奋和惊恐状态。这时避免混淆崩溃状态与放松状态是十分重要的。

处于交感神经过度兴奋状态的来访者往往说话太快，移动太快，因此也画得很快。在引导式绘画中，他们倾向于在关闭感受事物的能力的同时，盲目地采取行动。他们的感官区是不在线的。所有的重点都集中在由肾上腺素驱动的战斗—逃跑反应引起的运动冲动上。这样的反应可能是一种宣泄，但只是暂时的——类似于男人在盛怒之下打了他的妻子，之后崩溃并为此事感到愧疚。感觉感知和运动冲动在事件发生时并不相连。还有一种情况是，处于冻结状态的来访者倾向于被内部感受器控制，他们感受得过多而且无法动弹。他们的血液在耳中鸣响，他们的心跳加速以至于感觉自己要晕倒，但他们又几乎无法举起手臂拿起蜡笔，如果他们这时开始画画，手臂会非常紧张，几乎无法在纸上留下痕迹。这两类来访者群体都没有多少适应外部世界的能力，都被内在世界的事件所裹挟。至少在一开始时睁着眼睛画画，能使这些来访者获益。两类来访者都需要通过外界协助来聚焦缺失的区域，如果运动冲动超载，则引入强化的感觉感知；而如果感觉超负荷，则通过鼓励他们以自己感到安全的方式释放运动冲动，并找到一种能够激活他们运动区域的节奏。

对于治疗师来说，能够识别这些生理体征从而相应地支持来访者是非常重要的。关注重点不在于过去发生了什么，而在于现在对神经系统的校正。这些来访者群体处于失衡状态，处理他们的创伤故事可能有极不稳定的风险。并不是这些故事不重要，只是相对于在自主运动区域中找回自知感，以及重新连接到五感从而感受当下、感受活着的感觉来说，故事并不是必要的。

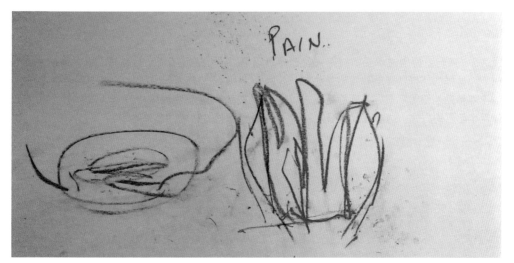

图 7.2　史蒂夫在疗程开始时说话非常快，他的治疗师需要多次提醒他放慢速度，否则她就跟不上他了。她在整个治疗期间鼓励他，并且当他在某个时刻变得高度活跃时，指导他呼吸和接地术（grounding technique），这两种方法似乎效果较好，他表示现在他感觉更平静。他开始画他的右臀，因为左臀的疼痛，导致他跛行

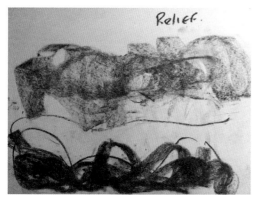

图 7.3　在他的第二张画中，史蒂夫使用了水的形象，以舒缓他的臀部，这给他带来"安慰"。这是他第一次能够聚焦于自己的身体

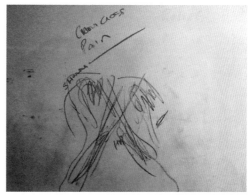

图 7.4　然后史蒂夫的注意力转移到他臀部的剧烈疼痛，现在他增加了对侧的肩部，两个部位都疼。他用十字交叉线连接两者

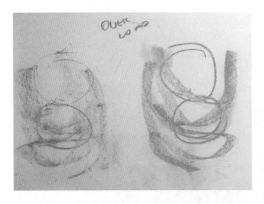

图 7.5 痛苦变得无法承受，史蒂夫需要休息一下。这样的环形绘画动作很容易失控。此时治疗师帮助他平静呼吸，从而稳定下来。她还使用了幽默的方式，这对他效果很好

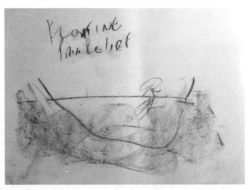

图 7.6 治疗师提醒他在第二张画中的水疗效果很好。有了这个基础，史蒂夫愿意再试一次。在结束这次课程时他找到了漂浮在水中的感觉，这让他的"疼痛缓解"

我的一位朋友和同事将引导式绘画作为双重诊断参考。以下案例可以展示有高度复杂需求的来访者如何通过简单的双侧绘画得到解脱的。史蒂夫是一个单亲父亲，是两个十几岁孩子的唯一监护人。他母亲在怀孕期间有甲基苯丙胺成瘾。他出生即有成瘾问题并被诊断患有多动症。他的父亲很暴力。他有无数的健康问题，如由类风湿性关节炎引起的肺纤维化（肺部疾病），以及脊髓神经损伤。三年前的一次事故伤了他的右臂。他被诊断出患有抑郁症，因自杀未遂住院治疗，并且服用了含有精神药物的鸡尾酒。他经常使用甲基苯丙胺，并且每天喝一到两瓶波本威士忌。为了他的孩子，他想改变自己的毒瘾，因为孩子们开始表现出受到他影响的迹象。他的室友是一位被证实患有创伤后应激障碍的退伍军人，大量饮酒。他们都处于无家可归的边缘。

我们在此次疗程中可以观察到的是，一个有严重复杂健康问题的来访者如何增强力量，自主完成事情。在治疗师的帮助下，他学会了如何调节自己的兴奋状态，以及如何通过绘画缓解他的痛苦状况。第一次治疗的直接效果是使史蒂夫减少了酒精摄入，一瓶波旁威士忌可以饮用三四天了，并且从那以后就戒除了甲基苯丙胺。他的治疗还在进行中。

三位一体大脑

保罗·D.迈克林（Paul D. MacLean），一位顶尖神经科学家提出了著名的三位一体理论，用于从大脑进化史的角度理解大脑。根据这一理论，在进化过程中，三个不同的大脑先后出现，共同占据了现代人类的头骨。这三部分大脑不能独立运作，它们建立了许多可相互影响的神经通路。这种记忆和情感、思想和行动的相互作用，是一个人个性的基础[8]。三位一体大脑理论让我们得以更好地理解许多生存本能，如战斗−逃跑反应，及其抑制更理性的新皮层的能力。

- 爬行动物脑，具有本能反应，是最古老的部分，我们的这一脑系统连鱼和鳄鱼都有。我们的爬行动物脑包括爬行动物的大脑中的主要结构，即脑干和小脑。迈克林将其描述为可靠但略显僵化且与强迫性冲动有关。

- 边缘系统，具有情感反应，是哺乳动物独有的。在这个区域我们体验到诸如悲伤、愤怒、快乐、厌恶和恐惧等普世情绪。它出现在第一批哺乳动物中，它记录导致愉快或不愉快经历的行为的记忆，所以它负责人类被称作情绪的部分。边缘系统的主要结构是海马体、杏仁核和下丘脑。边缘系统是我们作出价值判断的区域，通常是无意识的，对我们的行为产生强烈的影响。

- 新皮层，通过思想和见解负责我们对事件的有意识处理，这个过程赋予事件意义。首先它被认为在灵长类动物中非常重要，鉴于在人类大脑中两个脑半球发挥的主导作用，它被认为是人类大脑最至关重要的部分。脑半球一直负责人类关于语言、抽象思维、想象力和意识的发展。新皮层很有弹性空间，几乎具有无限的学习能力。

我们通过以下五个不同的模块来体验三位一体的大脑：思想、感知、情绪、运动和感觉。罗斯柴尔德、莱文和奥格登对五个模块的命名略有不同，但他们都认为个人的生活体验都由这五个部分组成[9]。

- **思想** 聚焦意义和认知。它们与新皮层相关。

- **情感** 我们的情绪，产生于边缘系统，也就是我们的哺乳动物脑。

- **感知** 包括所有五种外在感觉，即外部感受器：视觉、嗅觉、听觉、触觉和味觉。

- **感觉** 包括通过内部感受器传达的感觉，比如心率、呼吸和体内平滑肌的运动，例如内脏疼痛感、刺痛、颤抖和感觉暖或冷。

- **行为** 是指我们的行动方式，包括程序性地习得的行动模式。它处在运动区。行为是唯一可以从人体外部观察到的要素。

感知、感觉和行为都是脑干的功能，脑干是大脑最古老的部分，也称为爬行动物脑。情感来自边缘系统，认知处理（思想）发生在新皮层。治疗目标是在最大程度上实现五个方面之间的一致性。

遭遇创伤事件的来访者会分离掉事件中最令人痛苦的方面以面对创伤。这就是为什么几周、几个月甚至多年后他们仍感到支离破碎，无法感受到自己身体的一部分，没有能量，或容易被触发而突然狂怒。这些被分离的部分可能时常以闪回的形式表现出来，但它们没有与来访者有意识的体验联系起来。例如在惊恐发作中，情感和感觉相关联，但来访者不知道他们听到了什么或看到什么才触发了焦虑（感知），他们需要做些什么来减少焦虑（行为），或恐惧实际上源于什么（意义）[10]。在视觉闪回中，感知和情感是相关的，但其余的体验就无法获取了。

在治疗中，重要的是要注意哪些部分有缺失，然后关注这些分离的部分。某种程度上，这是基于一个理念：来访者可以通过绘画起到按摩效果来抵抗痛苦、紧张或麻木的感觉。我们鼓励他们找到能使自己积极回应自身需求的行为。否则来访者往往反复被身体的失调感、压倒性的感情，或侵略性的感官刺激所影响，很容易沉迷于消极的观念体系。相比于让他们跟着这种不良提示陷入他们的创伤旋涡，更应该鼓励他们通过按摩或动作反应去创造新的体验。治疗师可以通过口头提示来提出鼓励，例如："当你的肩膀感觉紧张时，我想知道，如果你把注意力集中在坐着时与椅子接触的骨头上会发生什么？"来访者可以通过唤醒所有五种感觉，将所有碎片重新组合起来，从而逐渐获得支持。

参考文献

1 Rothschild, *The Body Remembers: Psychophysiology,* 40; Van der Kolk, quoted in Ogden, *Trauma and the Body.*

2 Rothschild, *The Body Remembers: Psychophysiology,* 40–43.

3 Ibid., 44.

4 Rothschild, "Description of Dual Awareness."

5 Based on Rothschild, *The Body Remembers: Psychophysiology.*

6 Heller and LaPierre, *Healing Developmental Trauma,* 96.

7 Malchiodi, "Bilateral Drawing."

8 Paul D. MacLean, *The Triune Brain in Evolution* (New York: Plenum, 1990).

9 Rothschild, *The Body Remembers: Psychophysiology,* 67; Levine, *In an Unspoken Voice,* 133; Ogden, *Sensorimotor Psychotherapy,* 137.

10 Rothschild, *The Body Remembers: Psychophysiology,* 67.

第 8 章

聚焦于身体的创伤疗法

大多数心理治疗师依靠外显记忆、认知、大脑中的陈述性部分、或者情景记忆工作，这些可以通过来访者的自述来接触到其无意识状态。然而，外显记忆就像冰山一角。内隐记忆则包含了边缘系统和脑干的巨大隐藏部分。边缘系统影响我们的核心情绪，而脑干主导本能，由自主神经系统运行，它影响着所有习得的行为模式和应激反应。

当我们处理儿童早期或受创伤的不良事件时，大多数认知上的疗法都达不到内隐记忆的深度，这些经历在内隐记忆中留下了印记。当然，能够全面看待这些事件并讲述故事是非常令人满意的，但这往往无法实现。在处理复杂创伤时，经常缺乏幼儿期记忆，或只有扭曲和碎片的记忆。婴儿的身体记得身体感觉，但婴儿无法回忆起实际事件并把它们带入语境中。这同样适用于在遭受攻击或者接受手术时被使用了麻醉药物的来访者。但在所有情况下，"身体一直在记录"。有时推测发生过的事情或者为什么会有这样的感觉是徒劳的。

根据莱文在《创伤与记忆》一书中的图表（图8.1），我们的外显记忆的陈述部分具有用词语描述经历的能力，它在情节方面可以为事件设定时间表。两者都是位于前额叶皮层。情景记忆包括我们的梦境、自传故事，以及我们对意义的需

外显记忆		内隐记忆	
陈述性的	情景性的	情绪性的	程序性的
• 客观	• 自传的	• 哺乳动物通用的	• 行动模式
• 冷静	• 温暖的记忆	• 有强烈影响力的：恐	• 习得的运动冲动；应
• 信息	• 理性与非理性的交互	惧、愤怒、厌恶、惊喜、	激反应；吸引或排斥
• 自主的	• 连贯的，个人的，情	愉悦、悲伤	• 本能的：战斗，逃跑，
• 语义的	绪的，自发的	• 记忆在有意识的觉察	冻结
• 有序的，事实的		边界外时隐时现	• 所有活的生物体的原始
• 排除感受			动机行动模式
有意识的		无意识的	

图 8.1　莱文的基本记忆 [1]

要。它在有意识和无意识的存在状态之间摆动。但是，莱文进一步指出内隐记忆是情绪性和程序性的[2]。内隐记忆是脑干记忆。而情绪体验是位于边缘系统的，是"哺乳动物都有的"，如惊讶、恐惧、愤怒、厌恶、悲伤和喜悦。在动物身上我们也能观察到相同的情绪。程序性内隐记忆是指身体自动做的事情，例如游泳或骑自行车。它们是我们在童年早期，从我们开始爬行，然后开始行走时，就作为行动模式加以学习的运动冲动。内隐记忆也会使我们对强大的本能吸引和本能排斥以及之前讨论到的存在于脑干的生存冲动作出反应。内隐记忆主要是非语言的，它描述了我们的身份认同。内隐记忆主要在婴儿时期形成，而成年时期我们会逐渐形成更复杂的、有意识的外显记忆。

在这样的前提下，区分两种类型的创伤非常重要：

• 单次事件创伤，根据范·德·科尔克的说法，平均而言通常可以通过八次治疗成功治愈。只要在事件发生之前，来访者神经系统健全，而且并非独自一人，有支持自己的家人和朋友在身边。

• 复合创伤，则确实非常复杂。科迪尔斯（Courtois）和福特（Ford）将其定义为"因暴露于严重的压力源而导致的：（1）重复或延长的，（2）涉及被看护人或其他表面上负责抚养的成年人带来的伤害和遗弃，以及（3）发生在受害人发育过程中的脆弱时期，例如童年早期或青春期（大脑迅速发育或加强的关键时期）。"[3]

儿童通过感官印象来学习，他们需要对感官印象进行处理，大脑进而可以输出有用的身体反应，以及有用的感知、情绪和想法。在婴儿期和幼儿期，他们形成感觉运动"组件"，这是未来形成学习能力、行为和情感成长的基础[4]。"超过80%的神经系统参与处理或组织感觉输入"[5]。如果感觉输入对于孩子来说是十分可怕或令人困惑的，这种情况持续发生，且没有被修复，儿童的神经系统发育就会出现严重的功能障碍，他们就会失去感知世界的能力。感觉运动功能障碍会影响觉察、感知、认知知识、身体姿势、动作、动作的规划和协调、情绪、思想、记忆和学习[6]。

对于儿童和成人，这种复杂创伤的触发因素是被嵌入他们的内隐记忆系统的。他们在人生最早期就经历过。在子宫里，作为婴儿，作为幼儿，我们不会质疑周围的世界以及环境给我们带来的感受。然而，这些身体感觉塑造了我们后来称之为"身份"的东西[7]。内隐记忆是完全基于身体的，它不是认知方面的，并且因此也没有什么可讲的故事。

> 当人们遭受创伤时，他们感觉很糟糕；特别是孩子们，他们在感觉不好时会认为自己很糟糕。慢性的自下而上的失调和痛苦导致负面的自我身份认同、观念和判断，这些负面的身份认同、观念和判断又会反过来触发更多神经系统失调，痛苦便由此产生[8]。

当儿童经历创伤并由此导致失调时，难度就增加了，他们将这种感觉写入他们的内隐身体记忆，成为身份的一部分。孩子们无法将"妈妈今天过得不好"这件事合理化。如果他们的母亲感到苦恼，他们也会感到苦恼并且感觉很糟，随后他们便会在这种感觉上建立起自己不好的身份认同。这是复合创伤的基础，其中内化的身体记忆毫无疑问将成为身份认同并被带入成年期。

躯体体验可以用球体高压激活（global high-intensity activation）一词，简称GHIA，或俗称"高压球体"[9]。高压球体指在子宫内或婴儿时期经历过强烈压力的个体。子宫里的胎儿无法逃脱。母亲不希望怀孕或母亲处于家庭暴力中时，婴儿面对的压力水平相当于在正面战场上打过三年仗的士兵[10]。从孩子的角度来看，这样的怀孕状态是无法逃避的威胁。对于处在有害的家庭环境中的婴儿，情况也一样。他们无法逃脱。这些关系将来会影响孩子的发展。

> 母亲的性格，婴儿出生时的神经异常，婴儿的智商或气质——包括活跃度和应对压力的反应——都不会导致孩子在青春期形成严重的行为问题。关键问题是亲子关系的状态：父母的感受和他们与孩子的互动。就如恒河猴实验中*的猴子一样，脆弱的婴儿和不称职的监护人的组合会导致孩子出现依赖性强且紧张。六个月时，父母漠视、独断专行及打骂孩子的行为会导致孩子在幼儿园或更大以后产生多动和注意力问题[11]。

格哈德（Gerhardt）说，婴儿不能自主形成眶额叶皮层。婴儿需要亲密关系上的弥补才能被接纳到人类社会中[12]。母亲的生物学天性就包括用非语言的方式回应宝宝的压力信号，并且以宝宝的感受去感受他们；她们会采取一切措施来缓解这些症状，调节宝宝的神经系统。所以，当婴儿哭泣时，她会抱起婴儿并轻轻晃

---

* 恒河猴实验：著名的心理学实验，1950年代在美国心理学家哈洛的主持下进行，主要结论之一是"接触安慰"对于灵长类动物的心理健康成长有重要作用。

动或喂他或给他换尿布。母亲会调节婴儿的痛苦，并且以此教会婴儿的神经系统如何调节压力。婴儿的神经系统只有在36个月以后才能够自我调节。根据格哈德的说法——对于年轻的职业母亲来说36个月显然是太长了，她们还需要工作——这时教给婴儿调节压力的行为，需要由主要照护者提供。如果这个时期因为母亲的漠视，或照护者的不称职导致婴儿的镜像神经元模仿体验不同步，宝宝不仅会受苦，而且在以后的生活中也无法学会自我调节。格哈德认为这种不协调是导致情绪和饮食失调，以及滥用药物和酒精以尝试调节自己的神经系统的原因。

随着时间的推移，身体会适应慢性创伤，而且最让人无法忍受的方面会被关闭。副交感神经分离，以使痛苦消失。然而，这种麻木表现的后果是老师和朋友们不会意识到他有任何问题。范·德·科尔克给出被性虐待的女孩的例子，她们不相信任何人并且完全封闭自己，因此她们几乎没有女性朋友和她们分享信息或让她们觉得安全，由此她们被认为很"怪异"。然而，一旦进入青春期，她们往往会与男孩发生性混乱和令自己受伤害的接触，因为她们没有学会如何表达自己想要什么和需要什么，以及如何保护自己[13]。孤立和再次受伤形成一种危险且容易失控的怪圈。

许多患有复杂创伤的来访者无法感受到自己的大部分身体。麻木程度可以达到无法区分一个物体，如闭着的眼睛握在手中的车钥匙。感官感知被关闭了。自我伤害往往是为了尝试找到一点感觉，从而缓解一些压力。麻木很容易由于同样的原因使其在多动和冒险之间摆动。

当婴儿处于长期和反复的压力源之下时，他们只能选择关闭副交感神经，让自己无法感受任何东西。"因为在神经系统完全形成前，胎儿进入副交感神经支配的冻结状态，心理抵抗力受损，导致心理抵抗力无法充分发展"[14]。今天人们普遍认为，一次创伤事件，只要得到家庭的充分支持，并且在事件发生前有健全的神经系统，无论创伤事件是机动车事故，自然灾害还是袭击，都可以得到成功处理。而看护人的虐待、童年关系创伤的影响，则要严重得多。多数的孩子，以及成年人，不记得他们遭遇了什么，他们没有故事可讲。他们的大脑永远处于压力中，他们不知道任何别的生存方式。他们不知道放松和信任的状态，因为他们从未体验过这些。他们可能会觉得自己很神经质，这使得他们很难专注于任何任务或工作，或者他们完全关闭，没有能量，甚至早上无法起床。即使经历战争的士兵都比这更好一些，因为他们开始自己的职业生涯时已具备了功能健全的大脑。发育型创伤的来访者需要长期治疗，即使众所周知他们通常财力有限且资源不足。他们多由社会工作者管理，或在监狱中，或被药物控制，并且之后形成一系列健康问题。

范·德·科尔克在他的著作《身体从未忘记》*中强调，遭受复杂创伤的广大群体，终身都被失调的神经系统带来的影响所折磨。我看到的大多数来访者都受到发育过程中的复杂创伤的困扰。即使他们表面看起来正常，内在却永久性地保持着固有的生存模式，他们容易难过，容易被刺激，容易关闭。持续面对长期的高压力水平是十分有害的。

大量的身体健康问题与复杂创伤和GHIA有关。甚至在我们的语言中，强烈情感都是与身体相关的："你让我恶心。""我吓得屁滚尿流。""这让我起鸡皮疙瘩。""我的心沉了下去。""这让我喘不过气来。""我吓僵了。"时间一长就会形成精神疾病和情绪失调。药物和酒精成瘾被普遍认为是一种缓解无法忍受的痛苦的自我药疗方式。饮食紊乱、糖尿病、心脏病、自身免疫性疾病，如纤维肌痛、慢性疲劳、风湿病、关节炎，甚至偏头痛和经前综合征，都与慢性压力有关[15]。长期过度兴奋、不懂得如何平静下来的神经系统会产生有害的内部环境，即使仅仅是释放到体内的肾上腺素和皮质醇的量都会造成恶劣的影响；这些

---

* 《身体从未忘记》，原著名为The body keeps the score，中文译本已于2016年出版。

都是只在战斗或逃跑时才应该偶尔被激活的荷尔蒙。我们的身体不适合每天应对这些压力荷尔蒙。

特别是周围实际上没有外部敌人的情况下，GHIA个体总预期会有威胁。时间一长，他们的慢性恐惧转而开始关注内在的"敌人"，他们的生理系统开始出现紊乱，这是许多慢性疾病的基础。然而，医生很少将慢性疾病与童年创伤联系起来，因为它需要数十年的内化才会形成。GHIA个体通常也不知道这种联系，因为创伤是写入他们的内隐记忆系统的，并在体内创造出一种不容置疑的身份认同，他们感觉慢性的过度警觉是"正常"的。由于这些创伤是在掌握用语言和意识处理创伤事件前就已经形成的，因此谈话疗法对他们没有效果。他们没有故事可讲，他们就是故事本身。婴儿不会记得发生了什么，但他们的身体会持续记录。"GHIA会影响每个系统和系统中的每个细胞，皮肤和结缔组织、脑神经递质、器官系统、神经和内分泌系统，以及免疫系统。"[16]

这就是为什么这种情况下艺术疗法如此重要。它们允许用非语言方式表达内部压力，它们也可以传递一种更有组织的存在方式。范·德·科尔克描述了一个成功的针对受过严重创伤的贫困青少年的交谊舞计划。他们通过有趣的方式学习一个有组织的社交活动，一起做事，使镜像神经元（模仿作用）与搭档同步，找到一种节奏以及与另一个人相协调的安全感。有一种调整版的瑜伽对其他来访者群体有相似的持续影响。集体鼓乐也能达到同样效果，并已成功用作创伤干预措施。这些是有节奏、对内隐记忆系统有效果的双侧疗法。他们聚焦于身体，有节奏，并教授关系调整。这些治疗干预是复杂创伤来访者需要并能接受的。这些治疗方法不需要他们讲故事，但有助于减少压力和调节神经系统。最重要的是，随着时间的推移，他们可以修复大脑中断开的通路，并创造新的生活方式的选项。

引导式绘画高度聚焦于内隐记忆，重点关注非自主和自主的运动冲动、节奏和双侧组织，以及感官觉察。它鼓励在运动冲动与感受之间的反馈循环，二者之间的通路在复杂创伤来访者中往往是断裂的。如果需要，可以采取几乎完全非语言的疗法。引导式绘画能够使内隐记忆变得可见。绘画过程反映了肌肉和内脏的紧张和崩溃，以及与我们脑干、边缘系统相关的强大情感。绘画可以展示有关威胁和生存的内隐记忆——并且在有足够的安全、支持和对感受的关注时，来访者便可以恢复到他们真正的样子。

参考文献

1   Levine, *Trauma and Memory,* 17.

2   Ibid., 21.

3   Hansen, "Evaluating a Sensorimotor Intervention," 6.

4   Jean Ayres, *Sensory Integration and the Child: Understanding Hidden Sensory Challenges,* 6th rev. ed. (Los Angeles: Western Psychological Services, 2005), 15.

5   Ibid., 28.

6   Ibid.

7   Gerhardt, *Why Love Matters;* Heller and LaPierre, *Healing Developmental Trauma;* Karr-Morse and Wiley, *Scared Sick.*

8   Heller and LaPierre, *Healing Developmental Trauma,* 17.

9   Ibid., 134.

10 Peter A. Levine and Maggie Kline, *Trauma through a Child's Eyes* (Berkeley, CA: North Atlantic Books, 2007).

11 Van der Kolk, *The Body Keeps the Score,* 160.

12 Gerhardt, *Why Love Matters,* 39.

13 Van der Kolk, *The Body Keeps the Score,* 163.

14 Heller and LaPierre, *Healing Developmental Trauma,* 134.

15 Van der Kolk, *The Body Keeps the Score;* Gerhardt, *Why Love Matters;* Karr-Morse and Wiley, *Scared Sick.*

16 Heller and LaPierre, *Healing Developmental Trauma,* 134.

第 9 章

创伤疗愈

躯体体验作为一种创伤疗愈方法，所基于的理念是：创伤是生命中自然出现的，而我们可以从创伤中恢复。它的重点在于赋权和自我引导。它不会鼓励暴露疗法、情绪宣泄，或努力"抵抗"。它不搜索回忆。相反，它使用来访者的故事内容来找到他身体的激活点。对于图像和运动模式的关注，都在于他们在哪里能感受到身体感觉，而不在于认知和情绪过程。

在这种方式下，身体中冻结的记忆、羞耻的束缚、不受控制的行为、闪回、冒险、成瘾和痴迷，任何这些裹挟我们的反应，都可以逐渐被调控好。我们可以呼气。我们可以开始将事件用时间表串联起来，形成连贯的叙述。

躯体体验的核心要义之一是，创伤后应激障碍不是通过故事、通过回忆外显记忆可以解决的，它也不是由事件的严重程度定义的。一个小孩可能会因为接种疫苗而感受到严重的边界侵犯，而另一个孩子根本不认为这个过程有什么让人难受的。至于哪些事件是否造成创伤并没有客观判断标准。个体进入特定情境时有不同的神经系统、不同的支持系统，以及不同的个人经历。身体中的创伤症状是对令人无法忍受程度的无助和被击垮的体验作出的未解决的且不完整的反应。那些曾经的创伤也许太大、太多或发生的太快，让人猝不及防。因此，将记忆化解为可控制的小伤口是至关重要的；避免被吸入创伤旋涡也同样重要，而讲述发生的事情很容易触发这种情况。压倒性的情绪通常都与一些细节有关。引导式绘画允许来访者在紧张和释放、疼痛和舒缓、沮丧和安定之间轻松摆动，正是基于"接受按摩"的理念。每个步骤都只关注故事的一个方面，这样，在来访者继续下一步前，每个步骤都已经解决了。因此，当来访者取得进步时，他们的自主神经系统会随着采取的每一个步骤而逐渐学会调节。关于莱文的工作内容，范·德·科尔克写道：

> 这项工作通过帮助受到创伤的爆炸性攻击的身体获得重置和解决，让冻结的羞耻、悲伤、愤怒和失落感得以平息。莱文的工作帮助我们超越了他所谓的"破坏性解释的强制作用"，并创造一种内在对于过去失控的感受和反应的所有感和掌控感。为了要做到这一点，我们需要创造一种具体化行动的体验，而不是无助的投降或无法控制的愤怒[1]。

以下四张图片展示了创伤事件对神经系统的影响，以及莱文发现的用摆动（Pendulation）的移动方式让来访者摆脱过度兴奋或过度低迷状态。它描述了将创伤旋涡引入反旋涡的过程，以协助自主神经系统在遇到紧张事件后的调整。摆动描述了我们的神经系统、身体中的每个细胞、每个器官、所有肌肉的固有节奏。像水母一样，所有这些系统都处在扩张和收缩状态之间。莱文将这种节奏视为所有生命形式的核心。我们的心脏和呼吸都说明了这种自主节奏的存在。我们只有在特定肌肉群舒张、其他部分收缩时才能移动。当我们被卡住时，当我们因害怕而僵硬时，当我们在恐惧中冻结时，我们需要找到回归生命节奏的方式。

摆动与罗斯柴尔德的"刹车"不一样，刹车是作出有意识的决定，将注意力从恐惧上移开。最初可以使用刹车方法来启动非自主神经系统的这种固有能力。安全地方的艺术品或其他资源也可以以同样的方式促进来访者远离创伤，并尝试新的生活选择。然而，摆动是基于感觉的；它是面对威胁的生理反应，必须来自身体深处。它将成为一种与受创伤来访者经历过的收缩或破碎相反的、微妙的运动冲动。摆动可能表现为一波暖浪在胸部轻轻扩张，或像蝴蝶翅膀在肚子里颤动一样微妙。对于有些来访者来说，这种感觉有纹理、图像和颜色；对于其他来访者来说，他们体验的重点是关于情绪的运动或动机。因为有效的摆动必须来自自主神经系统，它不能制造、操纵或控制。它必须浮现出来。来访者需要放开并接受它。

这样的过程需要微妙的意识，有时几乎是冥想式的静止，以便感知身体内的微小变化。真正的应对创伤的反应必须来自自主神经系统才能持久有效。只有来访者允许这样的冲动出现，而不是操纵、制造和做些什么，他们才会发现自己的反应与非自主运动区域相连（而这个区域又与自主神经系统相连）。例如，通过摆动释放激活状态，如果摆动并不能释放激活状态，来访者可以试着摆脱内在的感觉，而不只是让自己的身体晃动。有节奏的双侧刺激可以帮助来访者放空大脑，达到一种允许自己放手，并将自己身体和神经系统更深层的认识完全释放的状态。

来访者的注意力很容易进入创伤旋涡，因为他们已经进入了讲述自己故事的治疗。逐渐将他们的注意力引导到疗愈旋涡中是治疗师的工作。创伤旋涡是不稳定的；而疗愈旋涡却包含着诸多令人惊讶的资源。一旦来访者得到足够的支持，感觉足够安全，并开始相信这个过程时，身体会知道应该做什么了。莱文在被称为生命之流模型（Stream of Life Model）的躯体体验训练中教授了这个过程[2]：

图 9.1　生命之流在交感神经兴奋和副交感神经平稳的健康节奏中流动。来访者经历了兴奋和放松状态。充电和放电过程轻松流动。处于这种状态的人放松而又警觉，他们的反应是流动且有弹性的。他们情绪稳定，并有能力建立健康的关系。

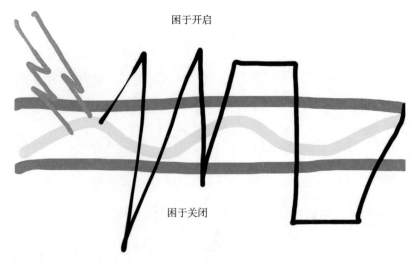

困于开启

困于关闭

图 9.2　现在发生的是边界破坏，即红色闪电所显示的。生命之流是令人不安的，并且容易失控，进入过度兴奋或过度低迷状态。如果神经系统被困在开启状态，来访者会经历恐慌、愤怒、过度警觉、兴高采烈和躁狂状态。如果被困在关闭状态，他们会患上抑郁症、没有精力、感到疲惫和"死亡"。两个状态的重点都是被困住，生命的节奏已经冻结并停止了。

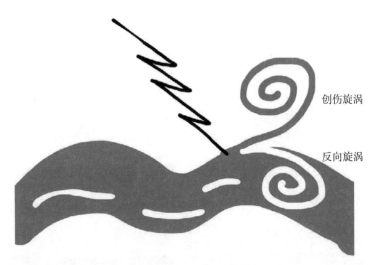

创伤旋涡

反向旋涡

图 9.3　发生的边界破坏造成了无法承受、内在无法控制的兴奋。一部分生命力被分裂成创伤旋涡，包含所有创伤经历的失控能量。我们幸存下来，但我们继续前进时，自我的一部分已经丧失而且分裂了。莱文的研究证明，大自然在任何时候都会提供一个反旋涡，这是一种神经系统的内在能力。最初这个反旋涡很小并且需要强化，之后它可以用于停止创伤旋涡。

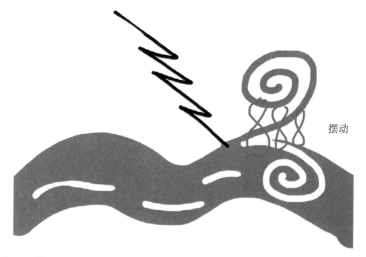

摆动

图 9.4　现在反旋涡和疗愈旋涡之间的摆动可以开始了。来访者感觉到安全、被支持和信任时，就会开始感知到他们的内在反应。生命的节奏可以通过在两个旋涡之间摆动，而再次开始搏动起来。现在创伤体验被给予了空间和时间，以便在疗愈旋涡中找到足够的资源来积极应对所发生的事情。在两个旋涡之间的温和摆动将恢复生命之流。

摆动逐渐将反旋涡或创伤旋涡拉回边界，并将其重新融入生命之流。在引导式绘画中，内在按摩治疗师可以被视为一位运用摆动并且知道缓解痛苦需要什么的"疗愈剂"。这完全是给来访者赋权。它能帮助来访者摆脱无助，无助是创伤后应激障碍患者的核心感受："我无能为力"。来访者在两个旋涡之间，疼痛和收缩之间，激活和安宁之间来回移动，他们可以相应地运用他们自己的治疗策略。

下表是另一种展示方式。它基于史蒂芬·伯吉斯（Stephen Porges）的多层迷走神经理论[3]。我甚至有时会使用下面的图表来引导来访者，使他们能够积极参与康复过程。

迷走神经能调节自主神经系统有以下三种状态：

• 社交参与系统：腹侧迷走神经复合体（VVC）

• 战斗−逃跑状态：交感神经兴奋状态或副交感神经抑制状态

• 冻结状态：背侧迷走神经复合体（DVC）

多层迷走神经理论是伯吉斯的重要发现，是情绪、依恋、沟通和自我调节的神经生理学基础。与莱文类似，他的理论是从鱼类和爬行动物，到哺乳动物，最后到人类的大脑进化过程。比如爬行动物脑（DVC）是大脑中最古老的部分。受到威胁时它可以进入代谢关闭状态以节约能量。

根据伯吉斯的理论，自主神经系统可以调节三个基本生理状态。它们的激活取决于我们感知到安全或威胁的程度。每当我们感到害怕或受到挑战时，我们本能地转向社会参与系统。我们会转向周围的人，寻求帮助、支持和安慰。但是，如果没有人来帮助我们，或危险迫在眉睫，我们的机体会切换到更为原始的生存状态，进入交感神经兴奋的战斗−逃跑状态。我们打败攻击者，或者我们跑去找一个安全的地方。如果由于我们无法逃避，太小或太弱，被压迫或困住而没有成功，自主神经系统便试图通过关闭并尽可能少地消耗能量来维持生命。然后我们的背侧迷走神经复合体激活，进入冻结或崩溃状态[4]。

伯吉斯将三层自主神经系统比作交通灯从绿色变为黄色到红色；从通行，到警示，到停止——我终于理解了他的理论。多年来我一直难以理解这种非常医学化的模型。因此，我也会尽量简单地解释它。这是一个非常有用的模型。

图9.5中的红色波浪线是创伤旋涡，蓝色波浪线是疗愈旋涡。该模型显示了反旋涡的重要性。在引导式绘画中，这将发挥作用，例如，来访者画出他们在身体中经历的紧张或痛苦，然后在之后的绘画中，通过内在按摩治疗师来帮助其减轻紧张或疼痛。然后他们再次画出紧张感觉，之后再运用另一轮的按摩治疗。

在图9.5的底部三分之一处，我们可以看到腹侧迷走神经复合体（VVC），有一个绿色的交通灯按钮。这个"通行"设置描述了生命之流中轻松的觉醒状态。我们可以运用眼神，通过调节我们的声音和面部表情来沟通交流，从而进行社交，关注点都在脸上。

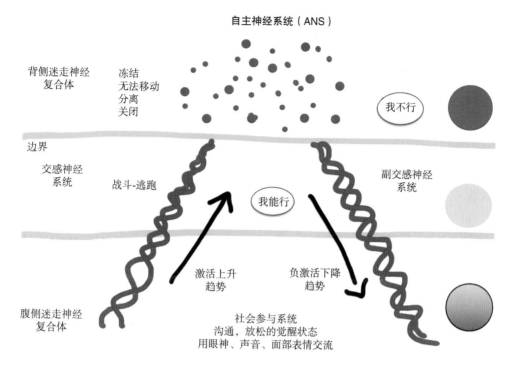

图 9.5 伯吉斯的神经系统调节模型

中间部分描述了交感神经系统（SNS），有一个黄色的交通灯按钮。这是"警示"设置，表征危险。它通过中间的战斗–逃跑模式启动我们的防御策略。心跳加速且吸气量增加时，我们胸部区域感受最为强烈。社会参与系统现在在以生存为主的情况下都不再那么重要了。相反，人们经历交感神经兴奋（图9.5的左侧），表现为能量激增；他们感到恐惧或兴奋时肾上腺素分泌增加，核心感觉是"我能行"，我可以捍卫自己，我可以处理这件事，我想一拳打在这家伙的脸上，我感觉非常愤怒，别惹我！我警告你，让我一个人待着。

我估计每个人都知道晚上走在黑暗的小巷里而脚步声出现在你身后的感觉，心率增加，呼吸变成短暂的喘气，腿开始迈起大步，随时都做好了飞跑的准备。然后我们走出胡同另一端，看到灯光和人，知道自己是安全的，这时我们立即开始呼气，心跳减慢，副交感神经功能下调已经启动（图9.5的右侧）。如果需要的话，我们的腿会轻微颤抖，或者我们感觉有点不稳定，直到多余的压力荷尔蒙释放出去。一旦社会参与系统重新上线，我们也很乐意向我们的朋友微笑，并对刚刚发生的事情发表评论。

但是，如果事件没有这样的良性结果，事情变得糟糕而且无法承受，胡同尽头没有灯光，交感神经兴奋进入超速状态，直到我们无法承受时，便突破临界值，进入崩溃状态。我们现在确实是"害怕到僵硬"。腿先投降了，我们甚至都动弹不了。这是红色交通灯按钮的领域，即背侧迷走神经复合体（DVC）的领域。此时就没有蓝色疗愈旋涡了，并且红色激活旋涡破碎，进入分离和关闭状态。这是一种压倒性压力的体验，身体反应是僵直不动；特点是强烈地感觉到："我不行。"这时人会觉得无法动弹，无能为力。他们被冻结在恐怖中，他们内在的某些东西已经放弃了。此时人可能会出现异常平静的状态，但绝对不是一种放松状态。此时的僵直不动是为了掩盖了极端的压力，内心被恐惧所占据。DVC状态下的核心身体感受都是在内脏里的。我们用尿裤子、吓得屁滚尿流、胃打结、断肠这些说法，非常生动地表达了这种代谢关闭的状态。

对于治疗师来说，重要的是不要将分离与放松混淆。放松的来访者看起来是红润温暖的，能够轻松与之沟通；而僵直不动的来访者特点是感觉到深入骨髓的寒冷，通常面色苍白或有暗沉，以及目光呆滞、无眼神交流。这种情况下，来访者表示他们不能做任何事情或感觉麻木：我的肩膀不能动；我无法呼吸；我感觉不到自己的身体；我不能画这个。他们感到在羞耻中冻结或在恐惧中瘫痪。他们在不堪忍受的情况下选择了退缩，把自己藏在了一个似乎可以隐形的地方。我听过许多通过假装隐形而幸存下来的来访者，这是他们童年避免被虐待的唯一方法。

如果你记得上一章中的内容，此时自上而下的策略很有必要，结合练习让来访者感到足够安全，可以脱离僵直不动的状态——不要忘记，这种状态是非自主的——进入黄色区域的副交感神经抑制状态，这使得治疗分离型来访者变得非常棘手：应在他们越过临界点的那一刻，让之前已经分离的来访者重新上线。来访者可以在瞬间从无反应的"装死"状态转变为愤怒状态。许多来访者立刻面临着感觉再次失控。为了避免再度创伤，要有很多选择可用，以帮助来访者专注于疗愈旋涡而不是压倒性的恐惧、悲伤、羞耻或愤怒。只有他们感到安全并有掌控能力时，他们才会找到应对那些"把他们吓坏了"的事情的积极响应方式。

因此，采取安全可控的方式控制任何积极反应是很重要的。过去事情发生得太快，现在则可以放慢速度。如果事件太大，可以每次只关注一个小方面，并只对这个方面作出回应，直到半径可以逐渐扩大为整个画面。如果盲目的愤怒变得势不可挡，通过绘画练习以受控的方式释放愤怒，能让来访者有一种可以掌控事情、可以处理已发生事件的感觉。来访者需要得到适合他们的支持，以便这次能够包含并修复体验。

对抗背侧迷走神经关闭的最佳缓冲方式之一是社会参与系统。可以让来访者进行目光接触，让他们意识到自己并不孤单。许多人遇到可怕的事情时感觉非常孤独。即使只是坐在来访者旁边给予支持，也能让来访者感受到安慰和安全感。从心理学的角度来说，要解开代谢停止或社交失调的枷锁，就需要对现在的安全有一个发自内心的理解。只有这样，自主神经系统才会尝试去完成被中断的战斗—逃跑冲动。只有这种完成才能重置人类的脑干，从生存模式转为生活模式。

一旦来访者的代表安全的资源充足，他们就可以开始寻找积极回应过去事件的方式。每完成一次动作周期，他们都会感受到更有活力，更有活着的感觉，更放松，并能与自己和平相处。现在副交感神经抑制的作用在治疗周期中越来越明显，呼吸加深，心率放缓。来访者能够重新找到自己在房间里的位置；他们的社会参与系统重新上线；他们终于抵达了此时此刻。

引导式绘画以这种方式逐步进行。专注于红色创伤旋涡中所包含的不安或疾病感觉的某个方面，然后通过激活蓝色疗愈旋涡，结合释放疗法或内在按摩，从生理学上解决它。渐渐地，新的身体安全感和幸福感出现了。随着时间的推移，这会让来访者变得更有勇气和资源来用绘画的方式讲出自己的故事。关于封存在肌肉中的疼痛的故事浮现出来，也就是那些人们试图控制的被冻结的情绪，或是因为几十年来无法消化的东西而产生的恶心。然而，现在的个体不再是无助地直面自己的记忆，他们不再充满恐惧，因为他们拥有积极应对已发生事件的工具。

支持和加强疗愈旋涡的干预措施

以下干预措施旨在支持和加强疗愈旋涡。它们能够通过唤醒自主神经系统来让它发挥作用。疗愈旋涡本身就是一种深刻的感受；这是一种生理现象。但是，我们可以使用外部的一些干预措施加强它并将其带入来访者的意识。跟进和巩固这些干预措施的一个简单方法是，当他们拿着水晶时，或者注意到他们并不孤单时，询问来访者他们现在感觉如何。

- 第六章提到的艺术治疗练习，如来访者的安全地点的一个雕塑、魔杖、药袋、一个像超人天使一样被创造出来的授助者形象。

- 让来访者感到舒适的精神资源，例如握住水晶或说出祈祷。

- 通过查看治疗师的工作空间来确定方位，确定逃跑路线在哪里，或者简单地说东西在哪里：水槽和艺术材料的位置。高度创伤的人把自己关闭在他们的内心世界，他们需要首先激活外部感受器作为资源。这种定位可能还包括让来访者高兴的焦点，无论是从窗户看到的景色，还是治疗师办公室里的一幅画。激活点太多变得难以承受时，这些焦点都可以作为一种资源。来访者会令人惊讶地、非常清楚地知道哪些物体或资源对他们有效或哪些无效。我记得有一位女士坚持认为，窗外随风摇曳的小草是令人无法忍受的刺激，但一棵大树的树干却坚固得足以给她一种稳定的感觉。

- 物质资源可能包括放在身体前面的靠垫，或者塞在身体后面或两侧用作保护和用于搂抱的靠枕。如果来访者能够接受的话，治疗师可以将没穿鞋的脚放在来访者的脚上，以增加脚踏实地和无威胁的接触。大围巾可系在胸前，给上臂轻微压力，像襁褓包裹婴儿一样，这可以给即将崩溃的人一种被支撑住的感觉。

- 人的支持和社会参与都非常重要。创伤是孤立的状态；来访者总是往回撤，常常觉得自己是传染病。有时只是一起聊天或玩游戏就有治疗效果，并促进建立信任。有时候，让来访者自己决定她想让治疗师坐在什么地方来保证她的安全也是有帮助的。可以是坐在来访者旁边。很多来访者在孩童时期遭受虐待时都是孤身一人。有一个和蔼可亲的家长"站在他们这一边"，可能会产生巨大的影响。也可以是治疗师坐在来访者近旁，让来访者可以直接向治疗师寻求支持，也可以在他们之间搭个靠垫，这取决于工作场所的接触文化和来访者的舒适度。治疗师也需要对这种干预感到舒适。如果治疗师为了支持他们而感到压力或紧张，来访者会通过镜像神经元接收到非语言信息，并将这一不言自明的信息翻译成："我知道，我让人难以接受。"

- 一些古老的文化资源已经被数千年历史证实有效。我所知道的所有土著文化都有处理创伤的仪式，可能是集体鼓乐、舞蹈，以及由牧师、萨满、医女或老人主持的诵经仪式。许多都涉及通过有节奏的动作模式达到恍惚状态。在恍惚状态中，灵魂被召唤回来，在白魔法的帮助下，恶魔被打倒，良善得以重建。范·德·科尔克写道：

> 西方主流的精神病学和心理治疗传统很少关注自我管理。与西方依赖药物和言语疗法相反，世界其他地区的传统疗法依赖正念、运动、节奏和行动。印度的瑜伽，中国的太极拳和气功，以及遍布非洲的节奏鼓，这只是其中几个例子。日本和朝鲜半岛的文化催生了武术，这种武术注重培养有目的的运动，关注当下，关注在创伤事件中遭受创伤者的能力。合气道、柔道、跆拳道、剑道和柔术，以及来自巴西的卡波卫勒舞（capoeira）就是例子。这些技术都涉及身体运动、呼吸和冥想。除了瑜伽以外，对这些流行的非西方治疗方法应用于治疗创伤后应激障碍的系统研究还非常少[5]。

通过绘画来支持形成疗愈旋涡的干预措施

引导式绘画允许艺术治疗师建议将某些形状作为干预措施，以支持用非语言的、聚焦于身体的方式创造疗愈旋涡。此类干预措施旨在为来访者提供以下方面的支持：

- 寻找结构化的释放方式，以促进用安全的方式进行积极响应；

- 发现让自己平静下来的方式；

- 意识到信心和能力的内在资源；

- 培养身体意识；

- 找到合适的节奏以学会放手与解脱。

以下图片是几个例子，展示了这种干预看起来可能是什么样子。

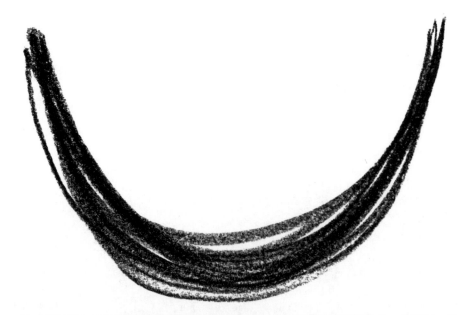

图 9.6　双手绘制的大碗形状，但双手相连，而不是镜像。两只手开始摇摆着从一边到另一边。这种摇摆有舒缓的效果，有助于安定下来。这是一种让人舒适的运动，结合了被拥抱并像婴儿一样被摇晃的发展性需要。这一运动也可以帮助悲痛的来访者。

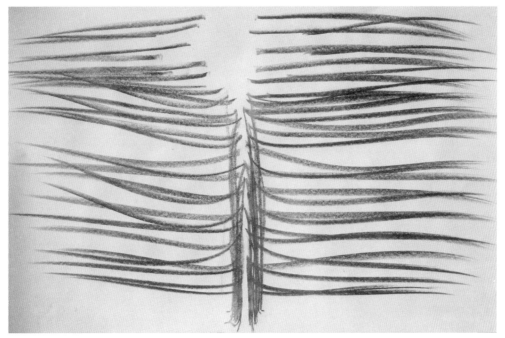

图 9.7 在这里，双手在脊柱两侧向上移动，然后在遇到阻力、堵塞、疼痛或恐惧时画出一个角。随后紧张被释放到两边。为了"打破这种模式"，这项练习的关键是让来访者画出明显的角，然后向两边释放被压抑的紧张感。这个动作有助于交感神经兴奋的释放。同时，它构建了具体的结构。

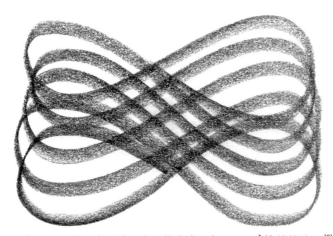

图 9.8 引导式绘画中的双扭线或水平的 8 字形状代表了与 EMDR[*] 等效的绘画^[6]。双手共同移动，创造出一种有节奏的流动，将对立的方面连接起来，包括两个脑半球。上升和稳定的节奏是和谐的且使人平静的。偶尔会有一些受过创伤的人一开始无法画出这种形状，但大多数来访者非常喜欢这种流畅、有节奏的练习。

---

* 眼球运动脱敏和再处理模型。

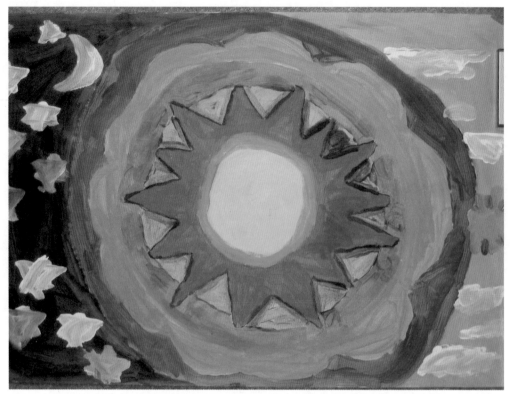

图 9.9 曼陀罗绘画是一种宝贵的资源。它可以在模板中着色，我的一些来访者在非治疗时间会选择做这个，以度过他们常规生活中的困难时期（或缺少常规的生活）[7]。其他人则会创造出任何尺寸的、简单中心的设计，作为他们的个人艺术品。任何激发灵感的艺术材料都可以使用。曼陀罗日记可以成为灵感的源泉。一个 9 岁的女孩在逐渐接受她母亲去世这一事实时创作了这幅曼陀罗。

支持完成此前受阻的战斗−逃跑反应的干预措施

创伤旋涡的特点是无助、愤怒、不公平、混乱和完全缺乏力量的感觉。在崩溃的状态下，来访者经常根本感觉不到自己的身体，或者根本不知道自己想做什么，自己需要或想要什么东西；他们没有能量去改变这一点。然而，在这种死一般的状态之下被掩盖的是被压抑的、无法控制的和爆炸式的愤怒和恐惧。在这种心态下，来访者可能会这样说："如果我开始哭泣，我将永远不会停止。""如果让我的愤怒爆发，我无法保证任何事情。"害怕失去控制是显而易见的，巨大的愤怒或悲伤也是。可以确定的是在被冻结的生命力下面藏着的东西都是可怕且无法控制的，就如曾经那样。一旦能通过摆动的方式一点点地接触到那些怒火，那么将它们释放出来是至关重要的；否则就有可能让人感觉到更加无望和不堪重负，似乎没有人可以帮助他们从过去发生的事件中恢复过来。所以最重要的是首先要建立疗愈旋涡，并达到即使是被迫的也是可以接触到的程度。

如果你还记得莱文的创伤模型图（图9.2），来访者要么被卡在开启状态，被致命地吸入他们的创伤旋涡；要么被卡在关闭状态，即不惜一切代价试图避免创伤旋涡。这两种态度长期来看都没有益处。那些倾向于重述和重新体验曾遭受过的边界破坏和伤害的人，情况往往越来越糟。资源不足状态下的暴露可能导致进入恶性循环，交感神经越来越兴奋，直至来访者完全"失去控制"，然后只能选择分裂，否则就会无法承受。

在任何先前建立的疗愈旋涡之间摆动都能帮助来访者一点一点地测验自己的体验，从而可以将体验控制在可容忍的范围内。在来访者表达愤怒时如果出现过度刺激，则完全可以打断他。最初，治疗师需要帮助来访者缓慢回忆创伤事件，直到来访者的神经系统学会自我调节。

感觉运动的艺术疗法非常适合去帮助完成此前受阻的战斗−逃跑冲动。有节奏的绘画过程与外周神经系统及其两个分支——感觉区和运动区密切相关。自主神经系统引起的身体感受直接向内部感受器传递信息。生存冲动从此时就出现了，如果来访者在环境中感到足够安全，她现在就可以用积极的运动冲动来回应它们。来访者现在可能会发现自己的愤怒，而不仅仅是感到无助和不知所措，他们开始发现手臂上的力量，可以把攻击者推开。这些冲动表现为对曾经发生的事情的积极反应。来访者可能会发现他们有能力说"不！"，并通过采取行动修复边界的破损，从而强化这一点。在画边界的时候，可以伴随一些说出来、吼出来或写出来的语言，如"滚开"、"别靠近我"、"别打扰我"、"走开"。

在每一个动作周期之后，治疗师需要鼓励来访者注意到身体的感觉。"我想知道你画的动作怎样在你的身体里产生共鸣？"然后再画出这种变化的感受。或治疗师可以问："我想知道你的手臂有没有什么想做的？"然后可以把这种冲动体现在纸上。在运动冲动和感官觉察之间找到一个适当的平衡很重要。盲目的行动并不能改变任何事情，许多治疗多动症患儿的治疗师都非常清楚这一点。体会画出的运动冲动如何在体内产生共鸣，将会带来答案。

在开始的时候，可能只是需要注意绘画的节奏是太快还是太慢，还是适当。然后你会注意到一些细微的变化，比如不那么紧张，不那么痛苦，或者感觉"好多了"。当画出的运动冲动有效时，它们最终会在无意识运动区触发一种治疗反应，来访者可能会感觉到刺痛、震动、温暖的波浪在体内扩散，光涌入他们的身体或其他感觉。给来访者足够的时间是很必要的，可以仅仅是用于感知来自自主神经系统的疗愈反应，或是以慢动作画出它们，伴以尽可能多的感官觉察。

这个阶段通常伴随着一种奇妙的感觉，很明显有一种治愈的感觉，一种平静的感觉，一种放慢脚步、重新变得健康的感觉。这个非自主的阶段不能被操纵，不能控制它的发生——它是完全非自主的。但是，我们所能做的是接受它的展开，允许时间和缓慢的步伐，用所有的感官来感知这个愈合的过程。这些平静的身体感觉可能伴随着意象、声音或话语。然而，正是这种非自主运动系统内的、生理上的完成，解决了杏仁核的问题，并关闭了创伤后应激障碍的症状。

对于激活周期，我发现以下引导式绘画干预对构建来访者的体验最有帮助。当你看这些图形的时候，要记住所有这些图形都是在几张大纸上画出来的镜像身体形象。治疗师可能会建议绘制这类形状，以便为有规划的释放指明方向。下面所有的练习都可以像武术练习一样进行。它们可能涉及轻微调整线条末端的释放，或对蜡笔的充分按压，可能包括释放一条线时发出声音，类似于网球运动员击球时发出的声音。有时，如果治疗师用支持的声音伴随这种释放，肯定会对保持流动有所帮助，如："特别好"，"继续这样"，"是的"，"对"，"好……"。在每一轮这样的运动冲动结束时，审视它们在身体中产生的共鸣非常重要。只有当运动冲动在内部形成连接，并导向感官觉察时，变化才会产生。

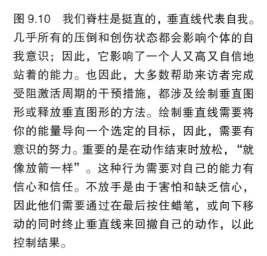

图 9.10　我们脊柱是挺直的，垂直线代表自我。几乎所有的压倒和创伤状态都会影响个体的自我意识；因此，它影响了一个人又高又自信地站着的能力。也因此，大多数帮助来访者完成受阻激活周期的干预措施，都涉及绘制垂直图形或释放垂直图形的方法。绘制垂直线需要将你的能量导向一个选定的目标，因此，需要有意识的努力。重要的是在动作结束时放松，"就像放箭一样"。这种行为需要对自己的能力有信心和信任。不放手是由于害怕和缺乏信心，因此他们需要通过在最后按住蜡笔，或向下移动的同时终止垂直线来回撤自己的动作，以此控制结果。

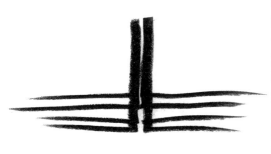

图 9.11　画垂直线可以增强脊柱和站起来为自己发声的能力。如果来访者很容易因为他们的愤怒而"心烦意乱"或"忘乎所以"，增加一个基准线会有所帮助。基准线可以用来回画的方式，直到你感觉地面已足够坚实，然后你可以决定是画一个角，垂直向上释放，或者是就像图中所示，释放向两边，而不是对抗的。后者可以帮助释放自我攻击，例如用于治疗自残的来访者，直到他们获得足够的自信，可以继续前进并摆脱原来的状态。

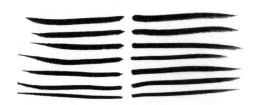

图 9.12 用水平线释放张力，清理空间。它能清除脊柱上的碎片。横向推比纵向推对抗性更小。这些运动冲动通常给人一种解放的感觉，从一个狭小的空间中推出来。

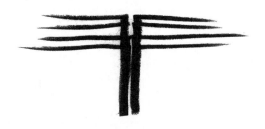

图 9.13 增加一个垂直线，然后画一个角，从旁边释放掉紧张，这是一个处理内部冲突的稳定方式。重要的是要监控来访者是否真的画出了一个尖锐的角，而不仅仅是发泄他们的紧张或愤怒，那可能太过活跃了。所有脊柱周边的疼痛和紧张都可以用这种方式消解掉。

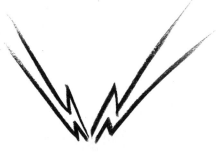

图 9.14 闪电适用于以安全的方式释放紧张。画出的角比直线更能诱导作出决策。一个人要想改变方向，就必须作出不懈的努力。这有助于来访者更好地控制自己的愤怒情绪，而不是过度认同愤怒情绪，并因此被愤怒冲昏头脑。这个形状提供了愤怒管理的初级尝试，之后可以提供更复杂的形状。

图 9.15 矩形最适合用于主动修复边界。绘制大矩形需要关注每一个角。每一次转换方向，都需要作出保护"我的空间！"可以鼓励来访者说出"不！不准进来！"，从而修复以前的边界破坏。相比画圆圈，这个练习效果明显更加有决定性，赋权效果更强。

当一个安全资源非常充足的来访者准备完成此前受阻的战斗—逃跑反应时，以下两个干预措施是高度刺激的，但同时也是最有用的。两个拳头都握住蜡笔，粗胖的学龄前儿童蜡笔或一把油画棒都可以选用。但最好不用粉笔蜡笔，因为它受到压力容易断。相比用手指抓握蜡笔，用拳头握住可以让这种练习产生一种力量增强的感觉。这两种情况的基础是对角线十字，通常称为圣安德鲁十字。双手沿对角线方向，在纸上交替画出重复向下的跑步运动或重复向上的打拳运动。这里的关键是确保来访者保持舒适，直立并伸出手臂释放出动作。加上空手道选手或网球运动员击球时发出的声音可以帮助提高效果，或清晰地说"不！"或"走开"，或当时任何适合来访者的话语。

如果来访者在每一笔结束时都不能放手并释放线条，这表明他对自己拥有力量的能力缺乏信心和信任。之后就会表现为人被动作拖着在纸上移动，在这个过程中，来访者会失去脊柱的挺直状态；这种崩溃会造成二次创伤，不应该被鼓励。无法释放线条经常伴随着迅速增加的情绪和无奈的感受。所以有时候练习小而短的线是很有用的，我称之为"种草"，以消除与这种形状关联的压倒性的联想。绘制的线条不需要是强有力的；更重要的是能够释放内在被压抑的紧张感，以高度聚焦且有方向性的方式释放，同时坚定地站在自己的立场上，且绝不会被压垮。来访者保持挺直的同时释放被压抑的能量是可以被赋权的。

来访者画出这些交替向上或向下的对角线，只要保持直立，他们就会自然地围绕脊柱旋转。在我遇到的许多身体训练学校，脊柱与身份直接关联。婴儿从爬行到行走的过程中，他们独立的自我在站立和直立行走过程中被逐渐建立起来。围绕脊柱轴的游戏式旋转是幼儿发育的里程碑；他们喜欢感受自己的脊柱，不管是通过跳舞或旋转还是在椅子上从左到右摆动。激活并且加强脊柱的感觉是很重要的，特别是对于身份认同受到攻击的来访者。

此外，在处理创伤时要特别关注迷走神经，迷走神经负责内部器官与大脑的连接，它在脊髓内运行。我在本章前面部分讨论了它的功能。调节脊柱中的能量流动相当于调节迷走神经。迷走神经传输心碎和断肠的感觉；通过调节迷走神经，我们出现呼吸急促，心率加快，声音紧张，然后一旦我们感到足够安全，可以再次进行目光接触时，也就是通过迷走神经的调节促使我们做出解脱的呼气，并且平静下来。

要让以下的绘画练习起作用，首先要关注姿态正直，以及通过垂直于脊柱轴的轻微旋转来刺激脊柱运动。这种旋转是通过双侧交替的打拳运动或向前推动自己逃跑来实现的。人们需要的要么是战斗要么是逃跑。因此以下练习必须根据来访者的需求进行调整。如果有疑问，他们可以两个方向都试试，而且几乎一定只有一个方向会让来访者产生共鸣。

战斗和对抗。战斗的冲动通常是成年人的反应。它意味着我们对自己的力量有核心信念。在这里，拳头中握满了蜡笔，以拳击动作交替移动。这些运动冲动沿对角线方向划过纸张，以刺激脊柱的运动。向来访者保证这个行为不会对他们的安全造成影响非常重要。许多来访者过去曾遭受过身体上的打击或情绪威胁，并知道作为儿童或暴力男子的妻子，任何形式的抵抗、抗议或反击都会产生致命的后果。他们真的需要了解现在这样做是安全的，不同于过去（那时他们不安全）。如果这一点不明确，来访者可能会对自己在疗程中表现出攻击性感到很高兴，但回家后他们会整晚担心他们的行为可能引发的可怕后果，就像他们过去那样。所以，一定要告诉他们现在大声地讲出来不会再受到惩罚了。

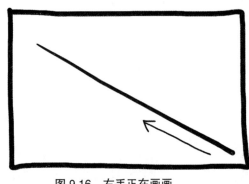

图 9.16　右手正在画画

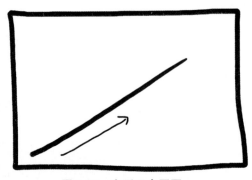

图 9.17　左手正在画画

跑到安全的地方。这是一种动态的激活干预，有助于完成逃跑冲动。现在线条被向下和向外释放，好像在把任何想要摆脱的东西抛在身后。人们可能会想到滑雪者的形象，用雪杖推动身体前进。然而，重要的是来访者知道要往哪里跑。安全的地方在哪里？还有只是跑还远远不够，许多马拉松长跑者持续跑了数十年却从未到达过终点。只要来访者正在逃避某些事情，他们仍然生活在过去的记忆里。在这种情况下，否仁核没有关闭。然而，如果来访者跑到一个被标记为安全处所的地方，一旦他们到达了——这可以通过积极的想象来实现——他们才真的可以放松和呼气。自主神经系统注意到危险已经结束的时候，来访者才会感觉到"我现在安全了"。

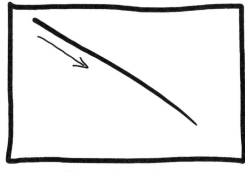

图 9.18　右手正在画画

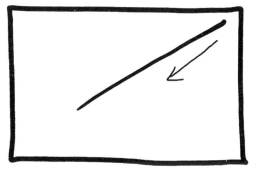

图 9.19　左手正在画画

范·德·科尔克动情地写道，伯吉斯的多层迷走神经理论帮助解释了为什么许多看似不相干和非常规的方法对创伤患者如此有效。瑜伽、冥想、武术、交谊舞，或巴西的卡波耶拉舞，作为非药物治疗模式是怎样起效的。瑜伽帮助许多女性平静下来。武术也是一种强奸受害者的疗愈课程。交谊舞班通过一起做事，同时有节奏地保持镜像神经相互协调，教会有亲密关系创伤的青少年关于社会参与系统的规则。此外，所有这些以身体为主的艺术都需要发展核心力量和直立姿势，让能量可以在脊柱中流动起来。所有这些都是疗愈的艺术。

　　大约80%的迷走神经纤维（连接大脑与许多内脏器官）是传入性的；也就是说，它们来自身体，而后进入大脑。这意味着我们可以通过呼吸、吟唱和移动的方式直接训练我们的唤醒系统，这一原则自古以来就在中国和印度等地，以及我所知的每一种宗教实践中得到了应用，但在主流文化中，这一原则被怀疑是"另类的"[8]。

　　引导式绘画有助于通过在纸上画出垂直图形，或垂直线与角相结合并释放到水平方向的图形，或结合打拳或跑步的交替交叉运动，来有效地释放唤醒状态。它提供了圆形的、流动的、有节奏的图形来创造安全、平静和包容。所有这些运动冲动的治疗效果的核心都是感官觉察。这是创伤痊愈的一个重要方面。如果我们不了解我们的身体需要什么，我们就无法照顾它。很重要的一点是，要注意我们内在感官世界的瞬间变化。这些转变包含着机体反应的本质：情绪状态，它印在身体的化学结构中，在内脏里，以及面部、咽喉、躯干和四肢横纹肌的收缩中。

唤起自己身体里那个能转移不适和疼痛的"按摩治疗师"是很有帮助的。它允许来访者一点一点地测量自己对愤怒、恐惧或焦虑的容忍度。他们可以触及压力感受，但他们也有工具来释放和转移压力源。

感官觉察教会我们与自己的身体做朋友。我们可以学会容忍内在的感受和体验。我们可以带着恐惧或紧张，安静地坐着并感受身体的运动。从这种觉察中会浮现出新的行动模式。一旦我们开始以好奇而不是恐惧的心态接近我们的身体时，一切都会变化。

参考文献

1　Van der Kolk, foreword to Levine, *Trauma and Memory,* xvii.

2　Foundation of Human Enrichment, *Somatic Experiencing: Healing Trauma* training manual (Boulder, CO: Foundation of Human Enrichment, 2007).

3　Porges, *Polyvagal Theory.*

4　Van der Kolk, *The Body Keeps the Score,* 74–86.

5　Ibid., 207.

6　Shapiro, *Eye Movement Desensitization.*

7　Klaus Horlitzka has created a number of useful coloring books with mandala templates: Klaus Horlitzka, *Mandalas of the Celts* (New York: Sterling, 1998); *Native American Mandalas* (New York: Sterling, 2008); *Power Mandalas* (New York: Sterling, 2000). Others can be downloaded from the Internet.

8　Van der Kolk, *The Body Keeps the Score,* 207.

第 10 章

自下而上的语言

因为自上而下的方法主要是基于语言和图像的，因此艺术治疗师可以成功地采用许多已知的咨询策略。其中可能包括以人为本的咨询方法，如询问或描述来访者的生活经历，或荣格分析心理学（它的重点是聚焦于符号）。治疗师可能会鼓励基于艺术品进行积极的想象。格式塔（Gestalt）疗法则提供了一个有用的范例，将图像的各个方面识别为"我是……"。例如，看着一幅风景画："我就是天空。我是蓝色的和膨胀的，能连接到宇宙"，或"我是一个围栏。我在设定边界。我是用铁丝网做的。我有很多刺。我可以阻止你并让其他人离开"。

在提供自下而上的方法时，这些咨询技巧通常不起作用。相反，以支持的方式陪伴来访者至关重要。信任他们的身体并尽可能地让他们远离自己的头脑。思维倾向于提供不断的评价判断，特别是我们开始关注身体的时候。任何曾经练过冥想的人都会知道"心猿"，它从我们尝试安静下来那一刻起，就开始"兴风作浪"了。它会四处跳跃，喋喋不休，并尝试用一切方法来保持掌控力。对于有自我价值和自尊问题的来访者，他们的喋喋不休很少有和善的内容。相反，他们的自言自语总是在批评自己缺乏技巧和才能，或他们无法做到这一点或成为那样。通常来访者被锁在体内的恐惧还会进一步增强，因此根本就无法体会到身体是一个安全所在。多年来，我们开发了一种语言来支持感觉运动过程，已被证明是有效的。这个简单的图表可以展示三个核心阶段，我比较随意地将它们称为"流动、如何和什么"。

阶段	治疗师的话语重点	生理反应	类比于一辆汽车
流动	运动冲动： "是的""特别棒"，"继续"， "嗯，""是" 采用支持的声音	• 腹部 • 整个身体 • 核心情绪	• 油门踏板 • 加速并保持运动
如何	感官意识： "感觉如何？""我想知道这对你的身体有何影响？"	• 心脏 • 胸腔 • 感受感官 • 感觉	• 齿轮 • 换挡的意识和警醒 • 微调
什么	认知整合： "你有形象了吗？""你在做什么？这对你意味着什么？"	• 头脑 • 反思 • 认知 • 意义	• 刹车 • 停止运动和盲目行为

我喜欢将言语干预的整个过程与驾驶汽车进行比较。我们用油门来加速这个过程，让它动起来；然后我们可以换挡来调节速度；如果前方有危险（如果太过活跃），或者旅程已经结束，我们可以踩下刹车来停止这个过程。

流动

让注意力远离"心猿"的方法是鼓励运动冲动和有节奏的重复。治疗师必须通过鼓励节奏和重复的语言来支持这个过程。当他们来参加艺术治疗课程时，许多来访者的预期都是画画和制作东西。对于他们来说，被要求闭上眼睛并用双手画画已经是个挑战了。因为来访者一开始可能对此感到不舒服，即使在之前的疗程中已经建立了信任，他们的参与也很少会超过两三次的重复，然后就会再次睁开眼睛。如果此期间治疗师开始试着提问问题，并问及画作的意指，这个过程仍将会停留在来访者的脑海中。因此，治疗师可以鼓励来访者重复画相同的形状，并给予其支持性的话语，例如"是的"，"可以"，"继续"。当然，通常很简单的"嗯；是的；嗯"就足够了。这样的声音可以让来访者确信他们已走在正确的路上了，而不是在让自己出丑。在此期间，应避免使用诸如"好"之类的价值判断语言，因为有可能会暗示来访者做一些"不好"的事。

可以向来访者解释，节奏性重复是一种心理教育形式，其目的是接触身体更深层次的东西，以及离开自己的脑海一会儿有多么重要。震惊和创伤存储在自主神经系统中，接触我们脑干中这个部分的唯一方法是通过非自主的运动区。为了鼓励对唤醒状态的调节，以及对脑干中的冲动和混乱的功能失调组织的调节，佩里推荐促进模式化的、重复的躯体感觉活动，如击鼓、运动、瑜伽（用于调节呼吸模式）和按摩（用于体会安全有节奏的触摸）[1]。我们需要采用有节奏的运动模式，与我们在生命最初几个月里形成的对生命的最深刻的原始信任建立联系；这种信任是非言语的，且总是以身体为基础的。认知过程可能有助于我们理解发生了什么，但它无法消除在我们身体里的生理反应。通过支持来访者让他们接触到自己的运动冲动，并在其中找到信任，以便未来他们可以依靠这些运动冲动找到一种疗愈反应，这是一种艺术。

下面我们描述一下我们是如何让孩子们参与引导式绘画的，可能有助于理解这种方法。给孩子们两根末端绑着彩带的棍子，每只手一根，我们会鼓励孩子们挥动棍子，与它们一起跳舞，旋转它们，直到找到自己喜欢的动作。然后鼓励孩子们每只手分别用蜡笔画同样的动作。成年人则必须通过在纸上有节奏的重复来找到这些动作的感觉。这些动作可能是完全无意识的，直到某种感觉出现，使它们显现出来。而当我伴随来访者的动作用很小的声音说比如"可以"或"是的，继续"等话语时，我会对照自己的镜像神经元系统，以确定来访者是否使用了适当的节奏。如果他们画得太快，就会使我感到困惑；如果他们画得太慢，会让我昏昏欲睡，觉得很难停留在那一时刻。"正确"的节奏表明我的来访者是警觉且在场的，而我也感到警觉和在场。治疗师的干预可以帮助来访者微调节奏。当我感觉到他们过度控制每一个动作时，我可能会要求来访者"比想的速度更快地画"，然后用轻微的鼓励声音支持来访者加速。用"如何"之类的问题，如"我想知道你跟随感觉来画画的这个速度如何？"可以让来访者放慢速度，以达到真正感受到某些东西的效果，而不仅仅是被淹没，或通过紧张的动作循环来压抑感受。

如果来访者迷失在感觉运动的迷雾里不知所措，或者开始盲目地做一些动作，治疗师可以通过刹车来唤回他们。在这种情况下，可以采用"什么"类型的问题。治疗师甚至可能会叫来访者的名字："彼得，我想知道你这样是在做什么？"以使来访者停下来睁开眼睛反思。"什么"之类的问题阻止了流动并且让来访者的认知再度上线。

这是一场脆弱的舞动，即使是措辞笨拙的"如何"问题也可以打断这种流动。一些已经"脑子里想的太多"并喜欢控制自己所做的一切的来访者，会抓住每一个机会不想把自己交付于感觉运动冲动。过度警觉的来访者或关闭心扉的人，因为害怕自己的内在感受，也容易被"如何"之类的问题打断流动。为了支持这些来访者的流动阶段的过程，让他们可以再次信任自己的身体，治疗师必须非常小心地进行流动阶段提示，避免过度激活来访者，但同时还要协助他们安全地感受自己的内在。过早提出"如何"问题可能会带来太多的身体感受干扰流动过程。花一整个疗程，或者大部分时间在"流动"过程上，通过轻柔、有节奏的运动模式建立信任，同时向来访者表示他们做得很好，并且没有必要"做更多的事情或实现更多"，这都是很正常的。

只要是来访者在用手画运动冲动，我们就会几乎只用非语言的流动干预，偶尔会说"是；嗯；可以了"，除此之外我们只是在场，这是我们推荐的一个简单原则。我多次发现自己巧妙地与来访者一起改变了状态。即使来访者们已经闭上眼睛，他们也会通过镜像神经系统感受到这种支持。治疗师可以以同样的方式通过深深地呼气来降低来访者的内在激活。之后很快，来访者也会呼气。

创伤来访者在流动阶段所学到的是，他们可以做到通过按摩疼痛和紧张来一点一点测量他们的生理体验，所以他们可以保持活跃。他们还学会了对唤醒状态的调节。基本上在流动阶段是希望通过有节奏的重复，来增加对交感神经循环和副交感神经激活循环的耐受性。比如使用节奏和特定形状，从过度兴奋和过度抑制状态返回到耐受窗口。流动阶段能在身体里重建信任。

> 通过专注于身体感觉以及运动，体验它们与情绪和思想的截然不同。通过这种方式，来访者会获得一个有效的工具来解决他们令人不安的身体感知和感觉；学会把感觉和动作从创伤相关的情绪和认知扭曲中分离出来[2]。

以这种方式，他们可以通过以碗形的摇摆或射箭的方式，发现自己内在"好"的部分，他们可以从那里建立信任的岛屿并从中成长。

如何

"如何"阶段有两个核心功能：

· 增强感官觉察

· 培养身体感知

感官觉察是被动接受的，而感官感知能够区分体内结构，可以在身体内部定位，并且能够在此基础上作出决定，例如有意调动自主运动冲动以实现改变。

感官觉察是一种感觉；它起初可能很分散，可能在纸上表现为多层次，甚至是混乱的运动模式。例如，当被问及"我想知道这种感觉如何"时，来访者可能会用一个简单的通用的"好"作出回应。当他们深入参与流动过程时经常出现"无语"状态。只要他们感觉"好"，就应该支持他们继续他们的运动冲动。但是在要结束时，在应该更换纸张的时候，可以再确认一下："我想知道这种运动在你的身体中如何产生共鸣？"在非言语的流动阶段，来访者现在可能会像个小孩一样揉肚子或胸部，根本不说太多。这也是他们与自己进行了深入接触的积极迹象。即使来访者不作出回答，这个问题本身就会激活他们神经系统中的感官觉察，治疗师不应该坚持要求来访者口头回应，除非来访者感到有压力和恐慌，在这种情况下，他们往往真的什么也听不到，只有在这个时候才应该通过在房间里的定位，通过社会参与系统和其他资源，直接提示，踩刹车，让来访者睁开眼睛，下调运动冲动。在来访者画画时治疗师提出"如何"之类的问题会打断流动。虽然这样做可能是降低激活所必需的，但仍应该尽量避免使用，因为它们会中断来访者的内在连接。

通过这种方式，治疗过程从流动绘画开始，然后是更多的流动绘画，每当一个冲动感觉结束，更换纸张时，治疗师就会引入循序渐进的感官觉察。来访者的回复可能从最初的"好"演化为更加差异化的感觉，比如手臂感觉"刺痛"，或者腹腔神经丛"紧张"。感觉的质感出现了。来访者能够感知到某些绘画动作可以带来释放感，他们可以释放紧张，并且此后会感到不同，或者他们可以使用摇摆运动平静下来。而治疗师可通过以下方式来支持这种觉察："我想知道你现在感觉如何？"，通过建议"重复"某些特定形状，"如果它们有效，重复尝试它们"来进行干预。

身体感知会比被动的感官觉察更能引起积极的反应。通过引入引导式绘画的原型形状，可以积极增强人体感知。治疗师可能会向来访者展示，如何在保持直立的同时轻松地释放线条的末端。引导式绘画的形状可以赋予困惑和混乱的运动模式以具体结构，从而将思维和意图带入流动过程中。现在来访者在身体内部已获得了感官定位。例如，他们能够识别自己的脊柱；他们可以清楚地感觉到脊柱的基础是坚实的，但当他们的感知越升越高，他们又觉得它被阻挡了。基于这种感官感知，他们便可以采取绘画行动来释放或包容，运用引导式绘画的给定形状及其个人的修改形状，直到他们的感官觉察告诉他们，现在感觉"更好了"。

建议某些形状的干预通常会使分散的感觉变得清晰。感官觉察说："这里很疼。"感官感知则可以区分导致疼痛的身体的收缩或紧张的运动。基于这种感知，来访者可以特意绘制某些动作来放松或缓解疼痛。感知是有意图的，并且可以通过引导它们的流动来释放、包容或抚慰它们，以这种同样的方式来处理依附于疼痛上的情绪。流动阶段与"如何"阶段之间的舞蹈贯穿始终。治疗师用小小的"是，是"的声音来支持运动动作，然后检查来访者感觉如何。随着来访者变得更加舒适，更信任和熟练，治疗师便可从言语支持流动的方式退一步。尽管言语支持可能对刚开始的来访者很有必要，但却会让有经验的来访者感到恼火。

一旦画出了积极反应，重新微调意识是非常重要的："释放愤怒后，现在你的肚子感觉如何？"当神经系统开始稳定并平静下来时，再次转换到感官觉察十分重要，感官觉察现在由于感知输入而变得更加清晰了。很重要的是，要理解疗愈反应是从与自主神经系统关联的非自主运动区中产生的。该反应只能产生于流动减慢、有节奏的、在场的，并且不再被来自记忆中的恐惧所阻挡的时候。许多来访者在觉察到这一点时，他们的身体会以微妙的、无意识的冲动作出反应，如振动、摇晃、颤抖、刺痛，或传播光和温暖的波浪。这些不由自主的冲动会经常使用引导式绘画的形状所创建的路径，但又与它们不完全相同。这些都不是刻意的、可被操纵的反应，而是用感官的奇迹来感知发生在内在的、真正的无意识事件。很多来访者会称这种体验有"神性"。

什么

认知整合发生在疗程接近结束时，偶尔也会发生在绘画中途。所有这三个步骤都有机地包括在这个绘画过程中，但对认知处理的强调则发生在接近疗程结束时。有经验的来访者可能很容易在言语交流以及在他们的画纸上写几个字之后重新投入流动，但大多数无法做到，然后宝贵的疗程时间就被花费在了返回与流动的接触上。但是，在疗程快要结束时，分配足够的时间进行感觉运动体验的整合仍是非常重要的。如果没有这样做，它们可能会消失，类似于我们不在意的梦，它们会被遗忘。新的感觉需要花费时间来调整为有意识；有时候一切都变了，并且从核心上就转变了。它可能让人觉得奇怪和陌生，有些来访者最初宁愿回归旧的感觉，因为他们内在的身份认同感已经以他们不理解的方式重写了。一开始，他们没有能与这个新自我构建联系的范式。例如，他们几十年来一直作为受害者活着。而这种新的感觉要求他们整个转变自己的身份。他们的内隐记忆呈现给他们一个内在存在的自己所不认识的人。一位有受虐待经历的女性来访者，在她的绘画过程结束后感到"强大，有能力"；这实际上是一个她自己都不知道的自我，需要时间来熟悉她内在对于新的自我的感受。许多受创伤的来访者会陷入多重防御和现在已经废弃的动作模式。适应这种"强大而有能力"的自我需要时间，有时需要数年之久。它们将影响来访者的人际关系、行为模式、兴趣和工作；这些变化会影响他们生活的方方面面。他们在胁迫下往往会回到旧的范式，但他们也能逐渐建立新的身份。

> 在克服影响方面，受创伤之后能够构建更现实或更有积极意义的个体，比那些经历创伤后一直扭曲和负面的人更容易成功[3]。

在这个阶段，有必要将感觉运动绘画过程与个人生活事件联系起来。画纸记录了发生的事。它们展示了痛苦和伤害，并且也在显示修复状态。来访者可以觉察到他们在置身于非语言故事中的时间表。他们能够在画纸下方写下陈述，通常是肯定的。通过"自下而上"的这种程序，他们"到达"了这种认知理解，或者说他们在冒险通过了不知名的、混乱的感觉运动噩梦的地狱之后，他们又回到了这种认知理解。这使他们在过去让他们失去权力并且压倒他们的事件中找到了积极的反应。当他们的认知功能重新恢复时，承认这些已经发生的变化是非常重要的。他们现在感觉不同了。偶尔会出现这种新的自我以一种具有深刻象征意义的形象出现，但大多数情况下它只表现为一种截然不同的"新感觉"。可能需要时间和治疗师的持续支持，来有意识地接受这种新感觉。

引导式绘画有别于从疗程一开始就聚焦于已发生的故事上，并通过这种加强进一步在来访者的心理上嵌入创伤的其他心理疗法，引导式绘画在最后才会花时间讲述赋权和治疗的故事。治疗师和来访者可以回顾画出的图形，并指出它们的主题是描绘了哪里的伤害或疼痛，然后积极地回应如何带来可见的变化，它又是如何改变了过去的事件。来访者会在他们的最终画纸上编写语句，通常听起来是对疗愈的肯定，是从内心深处汲取的智慧中浮现出来的。

范·德·科尔克说，治疗师的作用不是要解释创伤，而是促进自我觉察和自我调节[4]。感觉运动艺术疗法（Sensorimotor Art Therapy）涉及对潜在感觉和动作倾向的察觉。当聚焦于这些方面时，来访者能够发现全新的让他能够在世界中定位和移动的方法。

参考文献

1　Perry, "Examining Child Maltreatment," 252.

2　Ogden, *Trauma and the Body,* 199.

3　Ibid., 270.

4　Van der Kolk, quoted in Ogden, *Trauma and the Body,* xxiv.

第 11 章

表达疗法和引导式绘画

　　进一步证明引导式绘画中自下而上方法的一种方式，就是看一看由维哈·卢瑟布林克（Vija Lusebrink）开发、丽莎·亨茨（Lisa Hinz）进一步发展的表达疗法。卢瑟布林克是艺术疗法的先驱之一，她研究了一些艺术治疗活动是如何刺激大脑中的不同区域，以及我们如何通过有针对性的创造力练习来帮助来访者唤醒并构建这些神经通路[1]。她的概念分为三个核心评估层面，可以与引导式绘画相联系，从而加强我们对"自下而上"方法的理解：

　　动觉–感官层面代表简单的运动表达，通常是用蜡笔涂抹绘画，但也可以是捶打黏土、随着音乐作画、混合颜料、雕刻木材或软石。在其他艺术疗法的语境中，也会涉及例如击鼓和有节奏的舞蹈。用手指画颜料或剃须膏作画，抚摸湿黏土，或闭着眼睛探索物体，都可以让感官感知获得支持。可以添加音乐，或香水和精油，以刺激多重感官和个人回忆。这些艺术活动与皮亚杰（Piaget）的童年早期通过重复运动和感官反馈来学习感觉运动的经历有关[2]。这些动态的动觉表达与并发的感官反馈主要影响的是大脑的运动和感觉皮层。

　　卢瑟布林克指出，对动觉活动的强调会减少对表达的感官成分的觉察。相反，强调感官成分则会减少和减缓动觉活动。关注点可以是仅仅针对感觉体验，或仅仅针对运动冲动，而不是两者同时进行[3]。

在引导式绘画中，治疗师可以通过"流动"和"如何"阶段的干预，用语言支持这个感觉运动层。流动干预将支持有节奏的运动，并激活觉运动表达。"如何"之类的问题旨在减缓运动冲动的速度，提高感官觉察。

动觉感官层针对的是一组复杂的神经网络，它是脑干的组织基础。佩里在他的神经序列治疗模型中指出，神经递质系统的组织和功能损害会引发高级大脑系统的功能障碍，并破坏发育[4]。复杂创伤引起的应激反应或发育问题，需要首先在这个感觉运动层面进行治疗，直到它们被调整得很好；只有这时，治疗才可以循序上升到大脑层面。

感知−情感层面关注的是形式及其差异，以及情感的表达。卢瑟布林克和亨茨将这个阶段与VVC，即我们的社交参与系统，联系起来。根据佩里的说法，这将解决大脑边缘系统的问题，它是与社会关系相关的[5]。在治疗受虐待和受创伤的儿童时，佩里的重点在于与值得信赖的同伴、教师和看护人员建立扶持性互动，在引导式绘画中这种关系特性相当于内在的发现。我们认出了曾经塑造我们身份认同的社会情感部落模式，了解到我们怎样理解安全、爱和归属感，以及我们怎样感受到暴力、痛苦、悲伤和孤立。我们可以识别出与我们体现的自我意识密切相关的内在结构和情绪模式。

在这里，要绘制和区分一些形状。这些形状有边界和颜色，以标记特定区域。它们在一个空间内，在彼此之间的关联或在某个背景上被认知。练习可能包括在纸上的非语言交流，可以绘制现实、自画像，以及家庭成员。颜色和阴影用于表示情感的模式修改。这些练习可以通过音乐进一步增强，旨在识别某些情绪状态，通过面部拼贴识别情绪，识别情绪的身体地图，尤其关注愤怒、悲伤、恐惧和幸福。精神病理学变异可能表现为崩解的形式、不完整的形式，或过分强调细节或缺乏细节。在这种情况下的情感往往表现为不加选择的颜色混合，冲突或不恰当的颜色运用，以及人物与地面的融合。

引导式绘画中的感知—情感层表现为感知并区分身体内部结构，如骨骼的结构，以及肌肉、内脏和呼吸的独特运动。这种感觉感知的清晰会使来访者能够识别出导致这种运动的情绪，并且能够将这些清晰地表达出来。在之前的动觉—感官层的绘画中经常出现混乱和多层次，而现在会出现形状和颜色上的分化。通过颜色和节奏性重复的形状，身体感知可以被识别并表达。某些颜色成为特定情绪状态的代表词，有愤怒的颜色和疗愈的颜色，它们有不同的运动和形状。来访者有能力运用自我激励和对所需东西的敏锐意识来进行"按摩"。治疗师仍然需要用一定的流动来支持这一层面，但主要是通过"如何"来干预。作为内在感知的感官会越来越受到重视，不再仅仅是对感觉的觉察，此时这些感觉开始形成一个可以被清晰感知和表达的、感受的身体（a felt body）。例如，来访者现在能够找到他们作为身体结构一部分的骨盆和脊柱，他们能够画出这些结构，包括独特的、有影响的生活中的细节，以及他们能感觉到的、感受的生活史。这种感觉的身体会有一种身份感，以及对过去和现在事件的情绪反应。因此，来访者能够识别情绪在体内的运动，并会找到表达它们的途径。情绪的特点是通过颜色和形状以及有节奏的重复来表达的；它们的需要可以通过用颜色画出形状来表达，或包容，或安抚。

认知—象征层面强调对形态和线条的认知整合。这样有助于形成概念、分类，以及问题解决、空间分化和整合。它包括为作品添加文字和意义。

象征性层面是直觉性的，强调右脑半球的整体处理，它来源于感官和情感输入，以及个人生活事件处理和象征性表达中获得输入。绘图作品能体现出情感、颜色的象征性运用、象征性的抽象概念，以及直觉的综合概念，它们与一种来访者本人定义的象征关系有关[6]。

在传统艺术治疗方式的语境中，最受青睐的媒介是拼贴画，最好采用多媒介方式。这种拼贴活动可以设定主题，如创建时间表，或家庭拼贴、灵魂卡片、优点之书等。这些活动可以解决一些复杂创伤问题和冲突观念调整。在象征层面，它们将培养对自身原型品质的认同、内在智慧的实现，以及独自一人的旅程。卢瑟布林克将这一层面与前额叶皮层联系起来。现在，治疗手段可以更加语言化，并且以洞察为导向。

当我见到新的来访者时，我几乎总是从认知-象征层面开始进行艺术治疗活动，采用拼贴或小玩具动物，围绕原生家庭或当前冲突的主题。这些联系可以让我了解来访者问题的复杂性，以及他们在认知层面处理自身问题的能力。在此基础上，我要确定自下而上的方法是否安全，或者我们是否需要首先建立资源。在解决更深层次的问题之前，这些练习对于建立信任和关系也是必要的。

在引导式绘画自下而上方法的语境中，来访者在疗程尾声时能到达认知—象征层面，就像深海潜水员回到船上。他们需要时间来处理他们在水下时所经历的事情；他们需要了解这个新的自我，以及已经发生的变化。许多东西会从所谓的改变了的意识状态中浮现出来，他们需要赋予感觉运动事件以意义。这时绘画作品就在手边是很有用的，它们记录了这个过程。身体感觉、情绪和洞察力拼贴出了绘画的新视角。现在，可以把这些拿到"现实世界"中进行测试了。来访者可能会在房间内定位，进行眼神交流，能说出并写下他们现在的感受。旧范式已停止，但新范式的感觉如何呢？

在疗程开始时，最初的问题很少是有意识的，而主要是基于生理疼痛或不适的运动冲动。疗程尾声时的答案也很少是有意识的，而主要是感官的；我们认为这是一种新的感觉。在绘画过程中的干预目的是增加感知。感知能增加我们的定位能力。通常这涉及外部定位。在引导式绘画中，重点是内部定位。形状，以及如何引导运动以产生这些形状，会给出定位。这就是运动冲动驱动的定位。一旦我们开始"感觉"这些运动，一旦我们开始觉察到它们在身体里的感觉共鸣，情感就会上升，于是我们在情绪上做出反应。可能是愤怒、悲伤，或快乐和宽慰。

认知整合对于完成自下而上的方法很重要。现在的干预需要去加强对运动冲动、感官觉察、形状感知的引导，以及附加其上的情绪的多层次拼贴的理解，以便找到内隐记忆所讲述的疗愈故事的意义。找到这样的意义，并且有意识地承认它，是十分令人满足的。它创造了自主神经系统问题的持久解决模式。

引导式绘画与大脑

表达疗法分类	外在绘画动作	内在身体觉察	三位一体大脑	方法
认知－象征层面	• 理解内隐记忆的语言 • 如果可能，将其与有意识的个人生活事件联系起来	• 理解颜色、形状和有意图的引导的象征性表达 • 赋予身体感觉以意义的能力	新皮层 • 情景性的个人生活记忆 • 合乎逻辑的、个人化的、自发的、反思的 • 理性和非理性	自上而下
感知－情感层面	• 有意识地引导运动冲动 • 运用特定原型形状进行定位及表达情感变化 • 感知并区分身体内部定位	• 感觉身体里的特殊引导和形状结构形成的共鸣 • 体验被编码的情绪 • 通过颜色、形状和运动来表达情感	边缘系统 • 哺乳动物的普遍情绪，如恐惧、愤怒、厌恶、惊讶、欢乐、悲伤 • 在意识觉察范围之外波动	
动觉－感官层面	• 根据感觉到的生理紧张和疼痛来画出运动冲动	• 感觉身体内的共鸣，这种共鸣会引起能起到按摩作用的运动冲动来表达出来	脑干 • 程序化的行动模式 • 应激反应：逃跑、战斗、冻结 • 吸引和排斥	自下而上
	•感官觉察反馈回路 →	•运动冲动反馈回路 ←		

参考文献 ───────────────────────────────

1　Lisa D. Hinz, *Expressive Therapies Continuum: A Framework for Using Art in Therapy* (New York: Routledge, 2009); Vija Lusebrink, "Assessment and Therapeutic Application of the Expressive Therapies Continuum: Implications of Brain Structures and Functions," *Art Therapy: Journal of the American Art Therapy Association* 27:4 (2010), 168–77; Lusebrink, "Art Therapy and the Brain: An Attempt to Understand the Underlying Processes of Art Expression in Therapy," *Art Therapy Journal of the American Art Therapy Association* 21:3 (2004), 125–35.

2　Jean Piaget and Bärbel Inhelder, *The Psychology of the Child* (New York: Basic, 1969).

3　Lusebrink, "Assessment and Therapeutic Application."

4　Perry, "Examining Child Maltreatment."

5　Perry, "Examining Child Maltreatment"; Perry, "Applying Principles of Neurodevelopment."

6　Lusebrink, "Assessment and Therapeutic Application," 172.

第 12 章

线条的特征

线条特征是必不可少的、诊断性的艺术治疗工具[1]。它可以提供有价值的洞察，尤其是关于情绪状态和意识的觉察。来访者的感受如何？他们的感受是有压力、受阻、沮丧、破碎、犹豫不决的，还者是放松和流畅的？这一点在他们绘制的线条及使用颜料的方式中会有十分明显的表达。除了分析在引导式绘画中绘制的形状及其意义，同样重要的是要观察单个的线条：用了多大的力？线条的流畅或犹豫不决的程度？线条的特征显示了来访者对某个特定问题的觉察水平；它表达了冲突或解决的状态。就像治疗师从外部观察来访者的行为一样，我们也可以把线条特征当做他们在纸上的生理学表现来观察。从诊断角度来看，线条特征与被选择的形状一样重要。引导式绘画多呈现为以下四种线条特征：

- 断开的线条特征

- 密集的线条特征

- 精细的线条特征

- 透明的线条特征

当运动冲动与感官感知分离时，就会出现断开的线条特征（图12.1）。来访者绘画动作生硬，或是机械地重复，他们胡抹乱画，布局散乱，这儿一点那儿一点。这些人在他们画画时会谈论或思考不相关的问题，他们害怕或者抵制沉寂在自己内心的真实感受。这些画看起来了无生气、支离破碎。

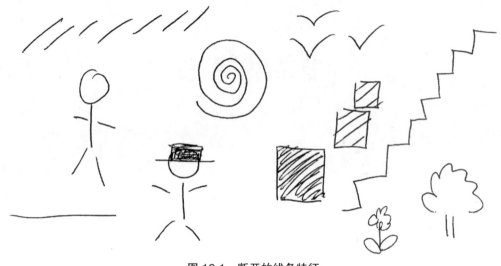

图 12.1 断开的线条特征

铅笔和记号荧光笔是来访者首选的工具，因为这样的工具方便画出线条。但他们可能不会使用颜色，因为颜色会唤起情感，或者颜色仅用于装饰目的。大多数时候我都观察到精神病患者、有抑郁表现或正在药物治疗的来访者、患有厌食症或贪食症的人，以及患有严重神经系统唤醒不足的来访者，都有这种断开的线条特征。这些人感到内心已死，而且他们的表情也同样毫无生气。这样的来访者只能接触到自己的前额叶皮层而且已经与他们的边缘系统和脑干断开了联系。他们既不接触自己的情绪，也不接触自己的内在节奏。

有时这是初期的症状，在获得一些支持后，来访者就会开始有连接，对有节奏地重复一个形状感觉不再那么抵触了。其他人可能需要先建立信任资源，然后才能感觉到足够安全，才可以放松地进行感觉运动的疗法。但这种现象在流动过程中发生时会更令人担忧，因为在这种情况下，它变成了一个分裂的标志。

布丽吉特在她接受治疗期间记得被性侵时她才7岁。她生动丰富的画面突然死去，变成了毫无生气的形状。最终她发现自己可以面对记忆，但无法面对与之相关的情绪。我们想出了一个办法，让她用七岁孩子的画图工具，让她从内心作为一个孩子的角度来讲述这个故事。她拿着彩色铅笔和一小张纸开始绘画。这些图画看起来完全像是一个孩子的作品。她画了他们住的房子，画的场景有桌子、椅子和家庭成员，都在画面底部排成一排，就像那个年龄的孩子会做的那样。她从七岁孩子的角度讲述了这次被侵的故事，从那时起她的部分发育就中止了。一旦她有了时间表，并且能看到整个故事，她便敢于允许自己的情绪进入。从这些被整合的那一刻起，她又继续以丰富多彩的方式来描画她具体化的自我了。

密集的线条特征（图12.2）看起来又厚又重。通过有节奏的重复，单线合并成不断增长的一团，留下一个像二维大方块的形状。这种运动冲动要么是单调的，要么是沉重、缓慢，以及"无聊"或消极、过载和有攻击性。在这里，我们会看到毫无意义的行动、盲目的愤怒，或来访者感到被卡在惯例里，颓丧，无法看到其他选择。

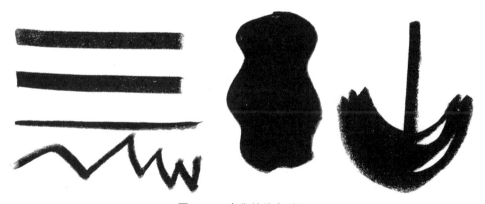

图 12.2　密集的线条特征

颜料以厚浆状涂抹并混合到看起来"脏"的程度。空间被密集地填充，往往显得平坦。气氛是物质的、情绪的、朴实的、沉重的。在表达疗法的语境中，这是动觉层，几乎没有感官觉察。

然而，当来访者可以将他们的运动冲动和感官觉察在这个层面上结合起来时，他们会从沉迷于在这个维度中获得的极大乐趣，特别是在正常情况下他们脑子里的东西太多，并且曾被禁止具有攻击性，或弄脏，或享受他们的感官乐趣和性。他们可能喜欢"像猪一样大吃大喝"，并快乐地将颜料涂在桌子以及他们的手臂和脸上，而他们的确应该这样。他们可以通过这种方式与自己的活力以及满足幼儿发育的需要联系起来。他们对大量的颜料、多种混乱、拥有很多都有一种真正的渴望；就像婴儿一样，他们只是想"拥有东西"，很多东西。特别是在来访者觉得受了欺骗，不得不安静、表现得很好，或者整天都待在电脑前的情况下，那么沉浸在凌乱、感性、有节奏的喜悦中可能有强烈的治愈和充实感。

然而，另一些却表现得很有攻击性，比如他们会撕纸，掰断蜡笔或扔蜡笔。这样的来访者往往有某些情绪特点且对变化缺乏灵活性。他们被某些问题"卡住"了，他们几乎没有能力反思他们的行为或观点的改变。他们充满愤怒，而且只有愤怒。例如他们会宣称："我永远不会停止哭泣。"此时，释放之前来访者被削减的生命能量可能非常重要，并且很有疗愈效果，但过程本身可能会需要来自治疗师的参与，来调节某些情绪的强度。

通常缺乏觉察力的来访者可能不得不学会区分并更加意识到自己的行为。盲目释放出愤怒或在自怜的旋涡中消失是无益的。治疗师可能需要打断这样的来访者，并对他们正在做的事情提出质疑，需要鼓励来将他们的绘画行为与生活经历联系起来，在身体中追踪它们，并且命名它们，以提高他们的感官觉察和认知洞察。

体内的创伤经常表现为密集的线条特征，同时被其他微妙的流动运动冲动所包围。冻结的肩膀或肠道中的结以紧凑的簇状呈现，运动一直被困在冻结反应中，掩盖了激烈的情绪。

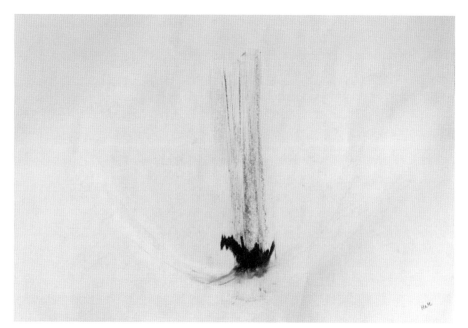

图 12.3　这是凯斯的第一幅画，她将内在深处的痛苦与愤怒深深联系在一起。线条特征的变化是显而易见的。最初竖线画的很轻，几乎是透明的，而童年时期的性虐待造成的创伤被锁在一个密集的紧紧冻住的结中，她用很大的压力和紧张的上下运动来画这个结，直到纸张撕裂。她害怕与之发生联系。

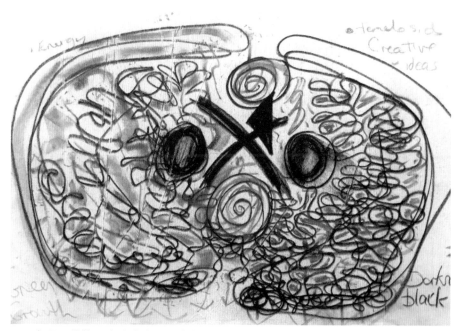

图 12.4　在玛丽的第四次治疗中，她恢复了那个使她害怕开车的两次车祸的记忆。恐惧的感觉被锁定在她的腹腔神经丛中。两种截然不同的线条特征清晰可见。周围的车身空间充满了卷曲的运动冲动，这种冲动表明她缺乏结构且处于混乱状态，而事故则表现为用密集的线条特征绘制出交叉线。

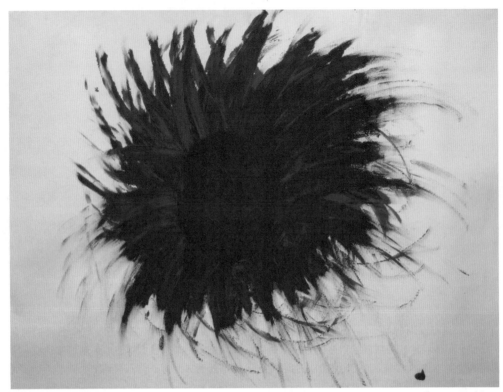

图 12.5　西恩从事儿童保护工作。有时某个案子会让她极度愤怒，因为这让她想起自己还是孩子时遭受的性虐待。在这些情况下，她的愤怒程度让她担心自己不能保持专业状态。因此她关闭了自己并陷入了深深的沮丧。当她进入疗程时，她需要一种安全释放愤怒的方式。她选择了手指画颜料和曼陀罗结构，以确保她的爆炸性释放是安全的。

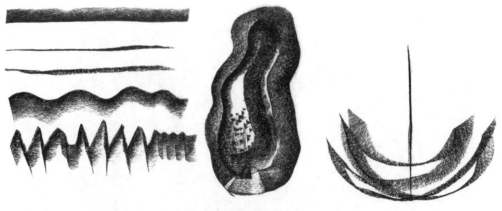

图 12.6　精细的线条特征

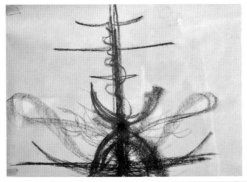
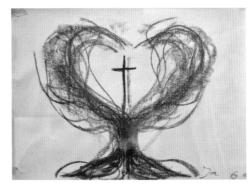

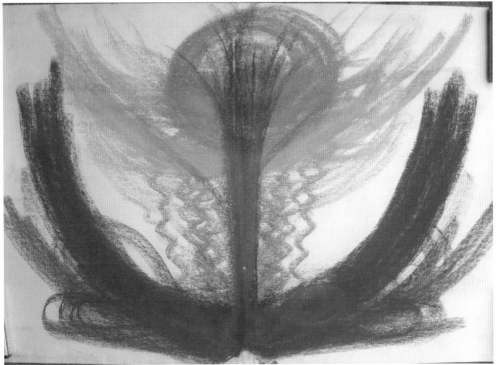

图 12.7　线条特征显示出变化的纹理，不同的力度，以及对不同感官状态的生动表达，即使表达的是冲突和强烈的情感。

　　精细的线条特征（图12.7）表现为轻盈、准确，具有差异。这些线条包含了许多变化的特征：锋利、柔软、脆弱、颤抖、坚定、清晰——有时候一条线可以同时表现出许多不同的特征。实际上深度重复可以让每一条线都清晰可见，向不同深度延伸。这种表达效果是生动的。形状显示了三维表征，空间充斥着基于节奏的图案或形状，虽然还是平握或侧握蜡笔，但它们的使用方式却截然不同。

　　即使你不知道要发生什么，这个氛围也是清醒而有意识的。运动和节奏经常变化，并且看起来接近且符合内在经验。

颜色运用清晰，相对不混合并且有变化。它们展示了一系列表达，在使用水彩画和粉彩的情况下，还会包含透明度。阴影可以相互渗透而不会丢失它们的清晰度。

这表明来访者对他们的问题的认识还没有达到被其所困的程度。来访者有足够的感官觉察去接受改变、争议和转型。这仍然是动觉层面，但现在运动冲动与感官觉察达到了平衡。来访者有了结构化的身体感知；他们可以在内部定位，并能够清晰地表达他们的感觉和相关的情绪。例如，他们能够将某些颜色与特定情绪相关联，而且能够将自我按摩与意图、内在引导、选择的形状和不同的动作联系起来。这种心态的来访者正在寻找解决方案和变化；他们很灵活，并且渴望转变。

透明的线条特征（图12.8）清晰明亮。它的特点是天生的掌控能力。它似乎同时具有个体性和普遍性。它的发生经常是出乎意料的，通常在疗程快结束时出现，它是内在深层次和解的标志。这种线条特点使得无形的存在状态得以表现出来。隐形的在场变得可见。

画的基调显得活泼而富有灵感。它显示出一种三维甚至四维的质感，就像日本的墨绘，一条线不仅揭示了物体的深度，还揭示了大自然对普遍意识的透明度。

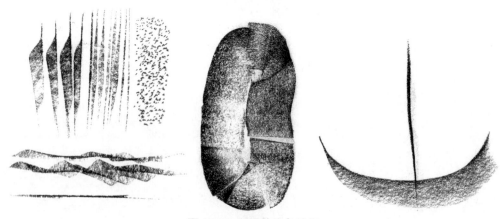

图 12.8　透明的线条特征

来访者使用蜡笔的方式轻松、清晰和简单。图案和形状方面除去了所有不必要的额外内容。水彩和蜡笔是首选材料。这种画面展示出简洁感，所有的湍流和动荡得到了解决。气氛清晰、明亮、平衡，来访者在分享平和、感恩和快乐的感受。这种线条的特征是表达疗法中感知−情感层面的体现，然而，它同时整合了认知−象征层面，以及高度精练的动觉−感官层面。对来访者来说，绘画可能具有深刻的象征意义或精神意义，而且非常漂亮。

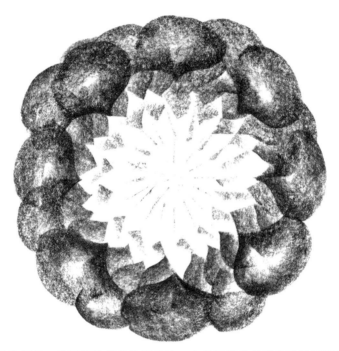

图 12.9　这幅曼陀罗是一种透明的线条特征表达。它是用简单的黑色粉笔粉彩创作的，却显示出了多维的活力。有一种清晰的非物质维度贯穿其中的感觉。它是在冥想体验下创作出来的，并使创作者充满喜悦和感激之情。

　　在分析这些线条特征类别时，很显然，厚重面糊似的线条画出来的圈所反映出的意识状态，与透亮的线条画出来的是完全不同的。但是，对于来访者和治疗师两者来说，以中立的方式观察各种情况的线条特征是很重要的。一个来访者可能需要非常"密集"的基调，以便"摆脱"自己的头脑；另一个则必须了解多样性和差异化，才能摆脱固定的思维定式。所有形状及其线条都是个体瞬间意识状态的反映，什么都不是固定的。我们大多数人都有高度精练的个性以及被忽视的区域，在这些区域里我们被冻结在恐惧和伤害中；所有这些都想在不被评判的情况下走出阴影。

参考文献

1　Plenty of studies and research have been done about the line quality in art by psychiatric patients and other special populations: Harriet Wadeson, *Art Psychotherapy* (Hoboken, NJ: John Wiley & Sons, 2010); Linda Gantt and Carmello Tabone, *The Formal Elements Art Therapy Scale: The Rating Manual* (Morgantown, WV: Gargoyle, 1998); Caroline Case and Tessa Dalley, *The Handbook of Art Therapy* (New York: Routledge, 1992); B. Cohen, J. Hammer, and S. Singer, "Diagnostic Drawing Series: A Systematic Approach to Art Therapy Evaluation and Research," *The Arts in Psychotherapy* 12 (1985), 260–83; Cathy A. Malchiodi, *Understanding Children's Drawings* (New York: Guilford, 1998); Lucia Capacchione, *The Creative Journal: The Art of Finding Yourself,* 2nd ed. (Franklin Lakes, NJ: New Page, 2002); Karen Machover, *Personality Projection in the Drawing of the Human Figure: A Method of Personality Investigation* (Springfield, IL: Charles C. Thomas, 1978).

第13章

干　预

为了理解以下关于基本形状章节的价值，我想明确一下为什么这些形状如此重要。有的来访者倾向于非指导性的方式，如果他们完全能够自我调节的话，这是最理想的。但是，大多数来访者来接受治疗是因为感觉被困住了；很多人都处在无法控制的过度兴奋状态，或是关闭状态，或者两者兼而有之。这些都是需要"帮助"的来访者，如果让他们自行处理，他们会觉得没有得到支持。对于这样的来访者，艺术治疗师——类似于执业医师或身体治疗师——建议一些可以带来安慰的替代方案是很有必要的。来访者画出的线条特征能告诉治疗师在他们的身体中哪里是有资源的、放松的、流动的，哪里是受阻的、沮丧的，以及哪里有创伤。在引导式绘画中，治疗师可以提供以特定形状为形式的新引导。这些所谓的初级形状既可以是具有女性阴性内涵的，也可以是具有男性阳性内涵的，它们可以作为非语言的干预工具。这就是感觉运动过程的价值所在，因为形状允许以身体为焦点的干预能够：

- 为混乱的多层涂鸦带来清晰性

- 协助释放内部张力和堵塞

- 支持摆动以调节神经系统

• 提供对有害事物的抑制和边界修复

此外，治疗师可以提供的帮助有：

• 找到与内在状态一致的、适当的节奏性重复

• 为某些情感和生理状态选择合适的艺术材料

• 提供心理教育，帮助了解创伤现象的影响和治疗方案

以下章节将介绍如何通过建议绘制某些形状来应用这些干预措施，因为一旦来访者开始采用不同的方式运动，他们就会开始有不同的感觉。这种疗法并不是延续功能失调的生理模式，也不是对已发生事件进行令人痛苦的描述，而是将重点明确地放在修复上。摆脱分裂和冻结的方法是通过运动；摆脱有害身份认同的方法也可以是不同的方式运动。

伤害模式的疗愈是通过加强与来访者本能的核心自我的联系来实现的，本能核心自我这一部分从未受到伤害并保持完整。大自然并没有把我们设计成生病的状态；是过往经历让我们生了病。莱文认为创伤后应激障碍是一种脑干和前额叶皮层之间的冲突。大自然为我们配备了古老的生存工具（脑干），以应对不利的生活事件，这是我们与鳄鱼和鱼类都有的工具。我们本能的脑干知道如何恢复。然而，现代人的前额叶皮层太复杂，无法将自己交付于自主神经系统的非自主反应，特别是我们已经感到失控时。

荣格发现了同样的规律，尽管他更多地是在一个神圣的永恒核心中看待这个规律，在这个核心中所有众生都是完整无缺的——也就是自性化（the Self）理论。然而，他也认为，个体需要屈服于黑暗、疼痛，并且在某一刻超出意识控制的点上承受痛苦，而只有那时转机才会发生。吉皮乌斯称这是一次"量子跃迁"，她将其比作核物理学，但无法被理性地解释的是，核心自性会在最深、最黑暗的时刻被激活。神经科学将这个过程等同于向我们的自主神经系统中的本能核心投降。莱文将我们的"内在本能"与我们所谓的"直觉"联系起来：

> 我相信直觉源于本能的身体反应与思想、内在画面与感知的无缝结合。整体的"思想"如何运作仍然是有些神秘的（虽然有很多猜测）[1]。

对莱文而言，这种具体的直觉是自下而上方法的理论源泉。"我察觉，我行动，我感觉，我理解，我反思，我思考和推论；因此我知道我存在。"[2]关注内在身体觉察是全世界各种精神实践的基础，比如西藏琴奈按摩（Kum Nye）、苦行僧转经、土著舞蹈和集体鼓、瑜伽、密教、禅、太极拳中，等等。所有这些都使用一种训练方式，就是使人能够安全地放松进入深层次的副交感神经状态。自我作为前额叶皮层的控制力量，个体经历了一次有计划的"死亡"，是为了与更大的、活着并且有连接的感觉相融合。一位西藏的老师曾经向我解释冥想是"自我有控制的自杀"；要想真正地活着，我们需要学会放手。莱文证明了疗愈旋涡的出现是一个自然事件：

> 创伤是被冻结或被卡住，摆动则是天生的机体收缩及扩张的节律。换句话说，或许就是通过第一次了解这种"发自内在的感觉"来摆脱困境，即不管一个人的感觉有多糟糕，这些感觉都可以并且将会改变……为了对抗恐怖和不愉快的感觉，有效的治疗（以及提高整体的适应力）必须提供一种方法来面对恐惧、愤怒、无助和无力的"恶龙"[3]。

这种有效的治疗方法包括通过适当的干预措施来鼓励来访者体验恐惧和痛苦的相反面。这个反向旋涡或疗愈旋涡可能会成为一种身体感受、一种形象、一种感觉、一种特殊的姿势或小动作；它可能是音乐或祈祷或人际交往。通过画出这些体验，它们可以变成"安全岛"，鼓励人们去发现：可能不是只有压倒性的"糟糕状态"，可能身体并不是敌人。

即使是大屠杀的幸存者，在他们生命中最黑暗时刻也有可以获得的疗愈旋涡。在我们的躯体体验训练中，我们观看了莱文感人的历史案例视频，视频里莱文在治疗一位差不多八十岁的男子，他回忆起在特雷布林卡死亡集中营火葬场工作时，他在栅栏的另一边看着孩子们如何放风筝。这些风筝是他对另一种生活可能的希望，尽管当时他只能在脑海中触碰到这种希望，但它仍然存在。然而，这是他的疗愈旋涡；这给了他足够的力量生存下去。

画出按摩的好处在于它暗示了疗愈和缓解症状的秘诀。没有人会为了增加疼痛去预约按摩；我们期待的是治疗后的缓解和幸福。

很明显，在引导式绘画中男性线形的、有棱角的特征与女性形状的自然流动是有很大不同的。在道教思想中，阴被描述为被动本质，阳则是主动本质。有女性特征的形状不被阻碍地旋转和流动，无论是圆形、螺旋形，或是8字形，而男性形状的特点是明确的方向和有棱角的断裂，如垂直、水平、锯齿状山峰、十字、三角形或长方形。每个男性阳线都要求有意识的决定，专注于特定的方向，需要努力瞄准它。方向的改变涉及到反射，所以这条线可以被打破，就像穿过棱镜后遵循不同的路线。女性的阴线则相反，绕着阻力蜿蜒前进，像绕着障碍物流动一样。它将我们与生命的有机流动和其他各种节奏联系起来。男性的阳会作出一个关于最佳或最合适的方式的决定，然后带着意图去遵循它。

从诊断的角度来看，寻找平衡很重要。来访者是否为只能以梦幻般的方式画圆，所有的阳都不对劲？或是纸上只有结构、硬线、侵略性，而缺少圆度、阴柔？通常被困住的来访者只有少数几个选择。在阴阳之间，治疗师引导来访者在有节奏的圆形运动冲动与被引导的有意图的动作模式之间的摆动，能提供一个平衡的方法；它不惧怕或回避其中任何一个。西格尔称这种保障性的治愈过程为"在混乱和刚性之间航行"[4]。太多的阴会制造混乱。太多的阳会让我们被冻结，脱离生命和自己的身体。

太多阴=混乱

在一个周期的开始，如果问题主要是无意识的，绘画往往被圆形的无引导运动所控制。快乐地融入家庭和朋友圈中的个体可能永远不会质疑这种非常无意识的流动。然而，大多数参加治疗的来访者遭遇的大都是恶性循环。他们感到陷入成瘾或抑郁的循环。他们可能会经历一种不可阻挡的情感冲击，或是压迫性的家庭，或工作场所的条件使他们陷入困境和失去能力。当有太多的阴时，阳就不太正常。没有结构，无尽的圆圈就会变得混乱或压抑，以及让人厌倦。在道教中，阴是被动元素。来访者甚至可能表现为困倦和没有精力的感觉；他们似乎不在场。无目标的流动造成超负荷，缺乏交感神经的兴奋及采取行动。这需要专注于做某事。来访者需要找到他们想要什么，以及他们如何相应地采取行动，而不仅仅是让事情发生。运用直线和角形以发现并加强内部垂直的干预措施，可以引入阳的运动冲动作为一个反向旋涡。绘制有助于清除脊柱中的阻塞的垂直线或形状，可以促进交感神经反应。找到积极反应去对抗被动忍耐，可以促进自尊和自我价值。

直线和角形的绘制是激活性的。来访者是在做事情，而不是在等待事情发生，这是循环的。吉皮乌斯把无意识的圆形和圆形运动比作集体无意识，把直线和角形比作有意识。在需要加强自我的来访者群体中，强调阳的形状会是有益的。在这种情况下，绘画表现为线性的被引导的形状，试图打破母性的、最初有益但之后越来越令人窒息的圈。在临床情境中，几乎所有患者群体都被无法控制的、无意识的脆弱自我问题所淹没。当脊柱的垂直运动被鼓励去"为自己站起来"、独立、自信地作决定时，来访者会有显著的提高。

无数的童话和治疗都是在处理婴儿期自我的害怕和恐惧。他们讲述了不公正的咆哮、残酷的父母、家庭的秘密、隐形状态或需要保持隐形才能不受伤害、被监禁、俘虏，以及独自一人面对世界。来访者遭受了严重创伤，他们可能陷入了虐待关系、抑郁、成瘾和其他疾病中，治疗重点必须放在强化、解放和支持他们上。许多人被情绪"龙卷风"压垮；他们遭受毒瘾、抑郁，感觉被困、被拴住，不知道该怎么做。所有这些困境都表现为在纸上的旋转冲动。来访者缺乏动力、行动、逃脱和前进的方式，以及这样做的自尊；如果来访者能够获得这些的话，他们绘制的图案就会表现为线性和棱角分明的模式。

一位女性（见图13.1）五十多岁时已经接受过广泛的情绪调节、正念和艺术疗法治疗。十个月后，她现在能够在疗程中发言而不会非常痛苦（像呕吐的感觉）或进入惊恐发作，她现在已能够在一定程度上进行自我调节。她已开始减少酒精摄入量。最近几天，从每天几瓶到四分之一瓶酒，她不再每天使用安定（Valium）。这个过程可能会有波动，也会有周折，但可能不会再持续很长时间，因为她拥有了更多的支持资源和能力。

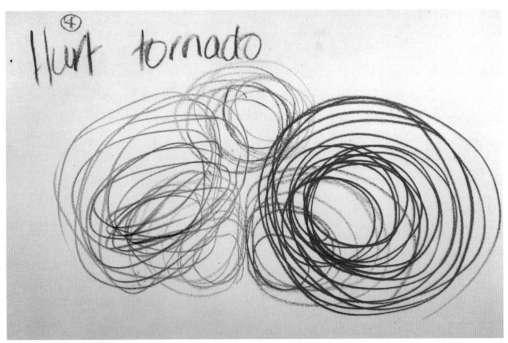

图13.1　由严重的童年创伤、多种身体疾病、心理健康问题和吸毒问题导致的"龙卷风"。

摆脱这种伤痛"龙卷风"的方法是，用线性的运动冲动和拐角来增强自尊和决心，以促进决策力。垂直和拐角打破了循环。男性的阳也是最适合完成此前受阻的战斗－逃跑情结的积极反应。

我记得一个住在寄养家庭的十一岁女孩。她的父亲是毒贩，母亲是个瘾君子。父母分开了，她母亲的暴力男友总是进出监狱。珍妮从未在她的生命中体验过最基本的家庭安全感，如烹调过的饮食和规律的就寝时间；相反，她尝试过毒品、酒精和性行为，并且被当局接走时还是黑帮的一分子。珍妮来的时候弯腰驼背地坐在我面前的椅子上，头发遮住了整个脸。她只会耸耸肩或轻轻动动肩膀来回答任何问题。

她没有声音，没有信心，她的肢体语言表达出不信任和绝望的信息。我开始慢慢地把彩色材料放在她面前，羊毛、亮片、蜡笔、纸、胶水和更多的拼贴材料。她对我不想要从她那里获得任何东西，而只是给她提供了一些东西，感到非常意外。大约十分钟后，她把头发梳到后面，虽然她仍然不说话，但她开始热情地拼贴一幅拼贴画。还有一部分治疗时间花在用这种方式建立支持资源，使用小型玩具动物、自制盒子和颜料。之后她开始说话，她第三次来治疗时并不高兴而且很生气，我建议她画垂直线并"像箭一样"把线条释放出去。她对这次"射击"练习的反应很热情，这个练习在很长一段时间里形成了一种仪式感。她有时画完这些垂直线后会把纸扔出去，以表达她压抑的愤怒，但同时可以更多地表达她的需求；她渐渐有了自己的声音。虽然在其余的课程中她进行绘画或拼贴，但她的问题开始集中于如何了解她学校里的其他女孩。以前她在午餐休息时间总是和那个在健身房后面吸烟的坏男孩待在一起，她不知道如何与那些"其他"女孩互动。随着珍妮的社交互动得到改善，她的学习困难也得到了改善。这个例子展示了简单的绘制垂直线，配合其他艺术疗法练习，是如何提高了珍妮的自尊心和自信心。

线性和角的形状被很好地设计用于如战斗−逃跑的交感神经反应。它们可以帮助来访者终结过去被抑制的运动冲动。在神话背景下，斗争就是从伟大的母性光辉中解放出来，这些力量通常被描述为有高度创伤性，如英雄必须杀掉威胁人类的怪兽。英雄带着长矛，与掌握垂直线运动冲动和控制侵略是同义的。许多美国电影都有这类斗争的壮观场面。英雄与邪恶的势力作斗争，无论是犯罪团伙，政治阴谋，或自然的狂野力量。尽管困难重重，他总是会克服所有阴谋预设，最终独自取得胜利，让观众感到宽慰。

太多阳=冻结

还有一些是身体被冻结的来访者，他们是如此畏缩，几乎无法移动，往往感觉麻木。他们倾向于以零散的方式画画，点面涂抹没有流动或连接的方式乱涂乱画。还有一些人则以剧烈的之字形动作上下涂抹，显示出紧张或恐惧，我称之为"是的，但是……"型运动冲动。"是的，我想，但我不能。"对于这类来访者，任何有节奏的运动冲动都很有益，这会给他们一种温暖和生命的感觉。简单的圆形的重复摇摆可以创造出柔软的包容和界限，这是建立缺失的安全感所需要的。这些有节奏的动作不需要引导和刻意，更多的是"允许其发生"。任何支持这些来访者放松并且可以激活副交感神经状态的东西都是有益的。

许多复杂创伤来访者从未体验过友好、安全的现实世界。这些人通常是敏感的、有创造力的人，他们作为孩子几乎从未体验过自己是家庭或更广泛的社区的组成部分。他们常常带着一种根深蒂固的孤立感和被误解的感觉在生活。其中一些人会被认为非常神密或非常奇怪，并且他们的潜力被忽视了。他们中许多人被认为是"怪胎"。

像丑小鸭一样，最后一种类型的人总是对自己出生的家庭感到陌生，在家里他们的美丽和天赋在很长一段时间里从未被注意到，他们的潜力无法展开。好的一方面是，他们被迫从小就开始依靠自己。但缺乏支持可能会产生巨大的内在紧张，让他们咬紧牙关，不惜一切代价坚持下去，筑起防御并"继续生活"。这使幸存者会呈现强烈畏缩的姿态。如果幸运的话，这些来访者可能已经发展出强大的自我并生存下来，但不感到愉快或满足。

有许多反映这种家庭联系异化的神话，是关于被遗弃的孩子的故事，如杰森、俄狄浦斯、圣约瑟夫、摩西和白雪公主。出于自身利益的各种原因，父母拒绝了孩子们。虽然从孩子们的外表往往看不出来，但他们与内在实质的接触确实受到了干扰。主要症状是缺乏与自身活力和性欲的联系，或者是这些力量被扭曲了。

在心理学上，这个领域中包含了分裂、感觉冻结、被压抑的痛苦，以及不惜一切代价的精神控制，可能表现为厌食症、自我伤害、慢性疲劳和自身免疫性疾病。无意义、麻木和抑郁是关键的主题。当然来访者的内在状况并不是令人窒息的、炽热、充满感情的子宫地狱般的状况（这是太多阴唤起的状态），有时也可能是孤立和寒冷的，像在山顶上，或者像沙漠一样缺乏营养。这种感觉是孤独和暴露、遗弃、断绝，以及情绪性饥饿。像白雪公主一样，这些个体幸存下来，但却像在玻璃棺材里生活。还有一些人则被关在象牙塔里，无能为力，被忽视，并且被视为不切实际的梦想家，或是雄心勃勃却又缺乏实现任何梦想的活力的理想主义者。

这种情况需要的是恢复生命周期。采用圆形的有节奏的运动模式，能够摇动、舒缓、让人舒适，并且能创造出巢穴和拥抱的臂弯是很必要的。圆形的象征阴性的图形可以让副交感神经安定下来，帮助来访者放松并感到安全。圆形能够连接和流动。它们不仅可以帮助恢复神经系统中断裂的连接，也能帮助修复生活中断裂的连接。简单的摇摆运动可以让来访者摆脱困境，并能激励积极的身体感觉。其中一些可能会让人联想到儿童早期的发育需求，如被拥抱和轻轻摇晃。

从紧张性麻痹状态中醒来，通常意味着与最初导致分裂的、无法忍受的事物进行对抗。为了解决导致冻结的创伤，必须正视痛苦、苦难、愤怒和野蛮。

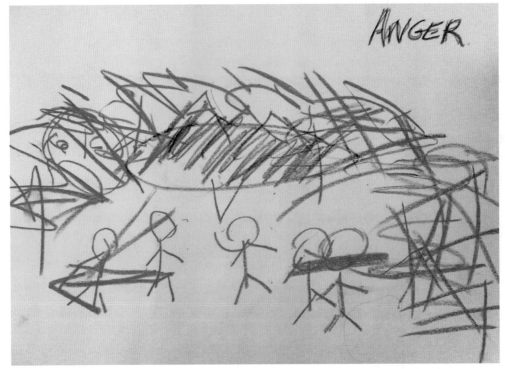

图 13.2　苏已经使用大麻三十年了。她没有被正式诊断但是被认定存在长期焦虑的问题。她的母亲曾经是而且现在也是一个情绪虐待者，她的最后一个伴侣也是。苏的两个成年儿子都沉迷于甲基苯丙胺，还虐待她。这幅画是关于恨她的母亲，以及恨自己与这种仇恨有关的情感。这是断开的线条特征的一个例子。没有流动，没有温暖，但是所有关系模式中都有可见的碎片。

　　用荣格关于"原型"来说，这个过程被称为"夜海之旅"。在神话中，这被描绘为男主人或女主人进入阴间的过程，以仪式性死亡为标志。门槛处的神话守护者是我们恐惧的代表。他们的目的是吓退没有足够资源去面对那些让人难以忍受的事物的人；因为一旦我们越过了这个门槛，就会进入整体的无意识状态，而不仅仅是部分层面，我们不再是只感觉到一点或模糊地记得，这是一种吞噬一切的体验，我们再也无法回避其中不可避免的真相。在这里，我们将承受羞耻和内疚以及暴力情绪的沉重压力，它是对曾经忍受过的虐待的重新记忆，几乎总是与某些发生在我们身体上的事情有关。它面对的是父母的阴暗面或者他们所代表的东西，漠不关心的母亲、怪兽父亲，他们都被夸大为有最强的超自然力量，就像他们曾经是我们同年的神。

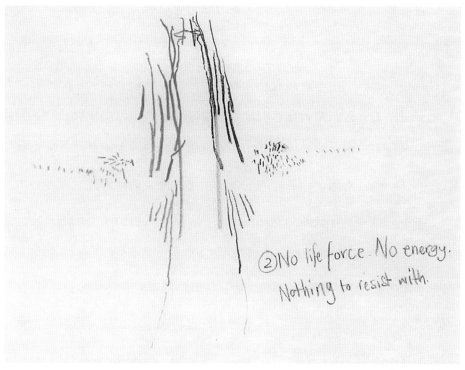

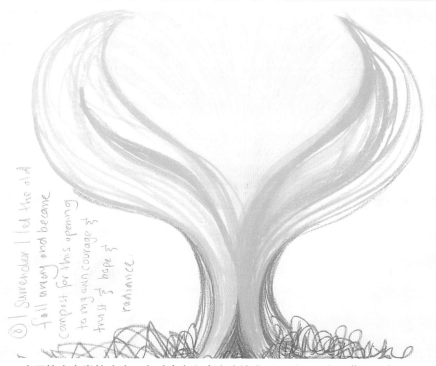

图 13.3　席亚拉患有脊柱疾病，有时痉挛和疼痛让她难以忍受，只有用药物"轰炸"自己才能带来缓解。但是，如果可能的话，她会自己在家里使用引导式绘画来缓解她的疼痛。她描述的第一幅画是："没有生命力，没有能量。没有什么可以抵抗的。"在画完六张图画之后，在同一个疗程中，在她重建了有节奏的联系之后她写道："我解脱了。我让过去走开，成为我勇气和信任、希望和光明的开始。"

至关重要的一点是，来访者绝不能在资源不足的情况下进入这个阶段。只有摆动才能使这个过程足够安全；否则会造成再度创伤。神话中的男女英雄们，那些最终设法从阴间回来的人，在进入灵魂的黑夜时，都拥有高度个性化的技能来帮助他们渡过难关。他们知道什么时候给野兽喂蜂蜜饼干以安抚它，什么时候保持安静不说话或是不吃东西。童话故事中有很多女孩面对折磨时是没有声音，没有手，没有庇护的，然而，她们拥有安静的内部资源帮助她们渡过难关。男性主角倾向于用英雄行为来解决他们神话中的战斗，而女人们似乎要走进森林，面对孤独和悲伤。卡拉丽莎·平考拉·伊斯塔（Clarissa Pinkola Estés）写道，女性是在孤独中疗伤的[5]。如果我们不从字面意思理解，而是通过原型解释的话，有时候站起来战斗是很重要的，但有时候撤退和疗愈也很重要。战斗方面是由男性的阳的图形支撑；疗愈时间主要是与圆形的、流动的阴的形状共振。

下降到地下世界中无意识的母亲之墓有两个关键阶段：全面失去和全面得到。某些东西从核心上动摇了之前的身份认同。一个是在神话语言中被砍成碎片，或在今天的语言中被分解成碎片。一个在已恢复的记忆的雪崩中被肢解、被埋葬、被丢弃和遗忘。身份和社会地位已经没有影响了。自我在压倒性的体验中解体。

对来访者来说，放弃控制和掌控感，"失去理智"，"被咬掉脑袋"，以及被女神生死轮回的巨大怀抱吞噬，都是非常困难的。生活环境和命运常常通过疾病或精神崩溃迫使他们体验这些。然后他们只能面对这种局面，让他们感到无能为力、失去控制力，最初甚至没有任何明显的方向感。为了安全度过这一阶段，保持创伤旋涡和疗愈旋涡之间的节奏是至关重要的，以避免变得更加不堪重负。当感到无法承受时，来访者可以退出。他们应该学会按下内心遥控器的"暂停"按钮。他们可以踩刹车，并运用积累的资源，即使只是睁开眼睛看一会儿，并定位于在此时此地。重点不应该放在发生了什么上，而应该放在重新记忆——用萨满的话说就是召回出逃的灵魂；整合分裂的片段。

在这个关键阶段，我最喜欢的干预措施之一是绘制曼陀罗，曼陀罗增强了来访者的直觉自性的核心，这提供一种整体治疗模式作为资源。它们可以被视为创造了一个忒墨诺斯（temenos），即希腊语中的"神圣空间"。这些绘画练习可以是填充曼陀罗模板，创建个性化设计，或者记曼陀罗日记。梵语中的曼陀罗翻译为"圆圈"；它们对于处在危机中的来访者来说，可以被成功地用作一种精神灵修。

来访者可能走出代谢停滞状态，但核心需求是保持安全。动物也是只有在感到安全时才开始恢复。圆形、流动的绘画形状，可以平衡交感神经兴奋状态并促进副交感神经安定，从而推动形成安全感。之后可以运用线条和角形完成受阻的战斗–逃跑冲动，以便将杏仁核重置到平衡状态。

将碎片整合在一起，在以前是不可思议的，现在是可能的，感觉就像回家，就像做回"一直以来的那个自己"。解决方案，也就是绘画中的图形表达，总是莫名其妙的简单。这是一种毫不费力的存在状态。没有需要隐藏、需要压抑、需要控制的东西。这是一种深度解析的冥想状态。一个人进入了存在的新维度，即已经从生存状态变为了生活状态。感官苏醒了，身体很放松。没有恐惧，没有战斗，只有平和、爱的觉察，以及呼吸的节奏。

参考文献

1　Levine, *In an Unspoken Voice,* 283.

2　Ibid., 282.

3　Ibid., 78.

4　Siegel and Bryson, *Whole-Brain Child,* 10.

5　Estés, *Women Who Run with the Wolves,* 387.

第二部分

身体用形状发声：
节奏性绘画中的身体语言

第 14 章

具有女性特质的基本形状

本章旨在介绍引导式绘画语言的基础知识，着眼于不同的形状，就像从字母表开始学习。来访者可以使用这些形状去讲述他们的故事。根据治疗师的建议，应该为充满恐惧的来访者精心安排一个起点，去练习一两个基本形状。这些动作可以重复进行，直到来访者具有了足够的自信，可以自己开始绘画。渐渐地，许多形状开始参与故事的讲述。另一种指令更少的开始方式则是任由他们用自己的双手遵循身体感知去活动。

吉皮乌斯将流畅的圆形绘画动作命名为"女性"内涵，有角的和线性的动作命名为"男性"内涵。这一章首先介绍具有女性内涵的基本形状，然后是具有男性内涵的。具有女性内涵的阴性形状是：

- 碗形

- 拱形

- 圆形

- 螺旋形

- 8字形

- 波浪形

具有男性内涵的阳性形状是：

- 垂直线

- 水平线

- 交叉形

- 三角形

- 长方形

- 锯齿状山峰

- 点

我会解释这些形状与身体感觉的关系，特别是与创伤的关系以及常与之相伴的情绪和感受的关系。这里将会把一些形状作为"Urformen"（德语，意为原始意象）讲述，并介绍它们与神话的关系，这能丰富我们对这些形状的理解。这些观点都不是固定的解释，在不同的情况下，来访者的体验才是了解它们含义的关键所在。

在引导式绘画中使用这些形状的治疗方法可以追溯到八十多年前，虽然没有学术研究证明我即将阐述的观点，但常识和与来访者接触的数千个小时可以支持这种经验性知识。当然不要仅仅只是"相信"我的观点，我希望能鼓励你去自己尝试在一大张纸上双手画某种形状的感觉如何，有节奏地重复，闭起眼睛，以便你能明白这些形状如何构建起感知的图像。

在《转变之旅》一书中，我关注于这些形状可能发生的每一个变化，以及它们原始意象的意义。这一次，我的重点将是形状的身体相关性，以及它们为何适合作为创伤知情的干预工具。那些对象征意义的深入探索感兴趣的人可以去阅读《转变之旅》（The Transformation Journey）一书。

碗形

生理学结构：在我们的经验中，我们的骨骼结构中最大的碗形是骨盆，虽然身体的其他部位也可以画成碗形，比如隔膜或后脑，但最常与这种形状关联的是骨盆底部。盆腔是我们坐定并放松下来的空间，或者紧张时分离出来的空间，是我们脊柱固定的地方。最低的脉轮不在我们的足部，而是在我们脊柱的底部。因此，骨盆代表着内在基石，代表着我们内在的家，它支撑着我们的重心——哈拉（hara）核心力量点[1]。

我们还是胚胎时被保护在子宫内，由骨盆支撑。在骨盆中，我们体验过母性的本能、安全感或安全感的缺乏。我们与主要看护人的依恋塑造了我们复杂的内隐记忆和鲜明的个性。早期的依恋塑造了我们与自己身体的关系和与社会的联系。在以后的生活中，这个信任领域会扩展到我们的性取向。碗形促使我们去相信自己的直觉，没有这一内在的指南针，生活会变得很难协调。

与骨盆相关的碗形作为腹部容器，引发了与背侧迷走神经系统相关的所有问题。在这里我们不仅可以体验到副交感神经平衡时的深度松弛状态，还会体验到糟糕经历导致的分裂和心碎。一方面，有节奏地重复绘制碗形会让来访者感到踏实、安稳、放松、与自己合而为一；另一方面，他们甚至可能进入冥想状态或者沉浸于深刻的幸福。但是，背侧迷走神经引发的休克会导致代谢停止，具体表现为恶心和腹泻，以便排出毒素。

遭受复杂创伤的来访者，特别是围产期和童年早期遭受过创伤（往往也是性创伤的后果），可能被迫与他们的盆腔分离，他们无法感受到自己的身体，并且无法与能使他们保持安全的直觉建立连接。婴儿没有抗争或逃跑的选择，他们幼小的身体可能会弓起来并试图逃跑，但在压力源难以承受时，身体就会关闭这种连接。特别是如果父母是创伤的源头，而蹒跚学步的孩子反复、长期暴露在高压环境中，他们的神经系统就永远无法学会安定下来。他们心烦意乱，以至于他们丧失了与自己身体的连接，导致神经系统终生失调[2]。这些来访者最需要画出碗形以学会如何安定下来。当然，他们也是最容易受到这种情绪驱动的个体。

原始意象： 在荣格心理学中，以上的创伤层面被象征性地描述为原初物质（primary matter），这是一种未分化的、黑色的、无意识的、未显现的物质，也就相当于炼金术士可以将之转化为黄金、贤者之石、意识和复活未显的物质。荣格最重要的心理学和炼金术著作都致力于此主题。

在瑜伽中，脊柱的底部是昆达利尼的所在，它是印度文化中神秘的蛇，代表着通过脉轮上升的复杂能量系统。在这种情况下，作为基础脉轮，骨盆底部也是等待觉醒的隐藏灵气的来源。相关的印度教意象可能将顶轮比作莲花，而较低的脉轮则浸没在水中，处于沉睡状态，如同荣格理论中的"原初物质"，沉没于泥泞的黑暗中。

吉皮乌斯称盆底为"痛苦的基础"[3]，如果来访者有复杂的创伤史，他们的问题很可能出在肠道，也可能是背侧迷走神经失调。

与碗相关的反复出现的图像可以是一个摇篮，能给予支持的手臂或双手，一个巢，一条船，一个杯子，一个大锅，以及其他容器。作为一个正面的原始意象，这个碗经常被来访者描述为养育的、保护的、摇篮般的、拥抱般的——象征伟大母亲的积极特征。它以圣母玛利亚、索菲亚、度母和观音等女神为代表，是纯洁、宽容无条件的爱的姿态。

干预： 画碗的节奏性动作唤起了一种摇晃或在摇篮中的感觉，特别是当双手平行移动时。这种同步的运动冲动主要触发的是幸福和安全的体验。双手的平行运动（图14.1和14.2）代表着与支持性的、摇篮式的基石之间一种牢不可破的关系。这种特征可以在痛苦的情形下，通过干预，作为一种令人舒适的姿态被有意识地引入。一位沮丧的来访者可以利用此形状获得被摇晃的感觉，让自己感到舒适。它充分利用了婴儿对于抚慰性依恋的发育需要。在这种语境中，它是最重要的干预措施之一，用来协助来访者下调并与安定状态的副交感神经连接。

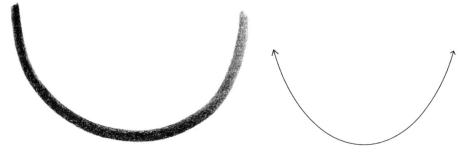

图 14.1　碗形

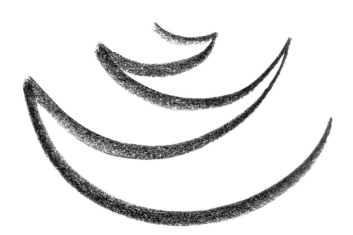

图 14.2　以平行运动绘制的碗

由于许多遭受创伤的来访者与他们的身体存在冲突，额外的上升和稳定运动（图14.2）有助于建立信任。在这种情况下，来访者们要做的就是在底部一直"摇摆"，直到他们可以舒适地接纳自己的身体为止，一旦身体变得活跃，他们就可以再次向上摇摆。随着信任的增长，通过这种一点一点测量的方法，基线会逐渐降低。

就像这样，这是建立信任的一种有效干预，它可以缓解紧张和淤塞。性创伤，特别是在骨盆底部发生的性创伤，很容易被碗形激活。图14.2提供了一种逐渐建立忍耐力并处理恐惧的方法，也提供了将骨盆的感知与创伤相分离的方法，因为骨盆可以是一种支持资源，它和创伤不同。

双手平行并有节奏地摇摆进行绘画（图14.1和14.2），与双手张开又并拢做镜像运动（图14.3）进行绘画，两者有着惊人的不同。镜像运动绘制出的形状并不是安放在地面上的，也不是地面本身，而是一个朝地面打开又关闭的形状。这暗示了碗下或碗外也许存在一些事物，可能引起虚弱感或缺乏安全感。一个人可能会落空而失败。打开盆底也会触及整个性领域，尤其是对于女性来说。

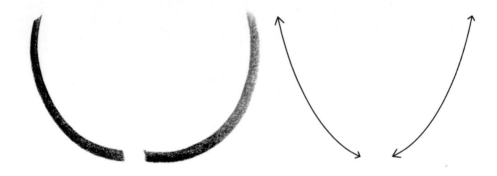

图 14.3　以镜像运动绘制的碗

当双手在镜像运动中并拢、分开时，更容易产生威胁和不确定的感觉。此时双手处于一种平等的关系，而不是像婴儿一样被保护在摇篮中的感觉。在镜像绘画方式中，左手和右手、身体的左右两侧以及两个大脑半球不断连接又分开。他们可能会轻松地在最低点相遇，也可能会避免彼此之间的连接或碰撞。这样的相遇是矛盾的还是和谐的？镜像的碗形是更容易产生问题的变体，也是更成熟的"成人"版本。

如果出现了两个单独的碗（图14.4），那么是身体两侧在避免连接，可能是因为它们难以同步。这种情况偶尔出现每只手都想表现出自己富有洞察力的时候。在这种情况下，双手交替绘画——不再是碗形，而是每只手感觉在被迫运动的方式——来表达它们矛盾的感觉。

来访者是否了解现有或过去关系中的类似模式？如何阐明这种关系的动态？

不是去画人，而是去画人物之间产生的冲突：大喊大叫或来自权威人物的威胁；一方是内在孩童如何对抗对立面的另一方的内化的父母？如何去维持或不维持边界？可以在画于纸上的活跃对话中加入书写形式的单词和关键句。

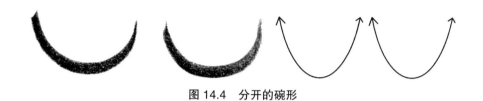

图 14.4　分开的碗形

没有人在身心方面是完全平衡和对称的，轻微的紊乱是自然和正常的，这在绘画中可以明显看到。一方比另一方更圆，或更宽，或更分散。线条的压力也可以有很多种。在左侧，可能我们看到均匀放松的线条，而右边的线条则表现出紧张。与大多数人所想的相反，这些不规律现象与是左撇子还是右撇子关系并不大。当涉及到内在世界时，有时非惯用手更强壮，比惯用手更有意识。

当出现这样一个扁平的碗时（图14.5），个体往往感到缺乏保护。他们可能不知道如何被包容和拥抱。过于开放可能指向被过多的外界影响所淹没，缺乏辨识力和防护。这种形状经常出现在来访者滥用药物和酒精时。

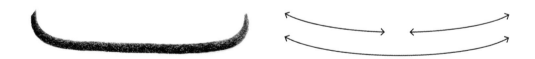

图 14.5　扁平的碗形

中间有垂直线条的碗形（图14.6）似乎与将脊柱底部当做骨盆结构的一部分这一天然冲动有关。通常它是一种随机的自然发生，轻松出现，伴随着驱动力和喜悦。

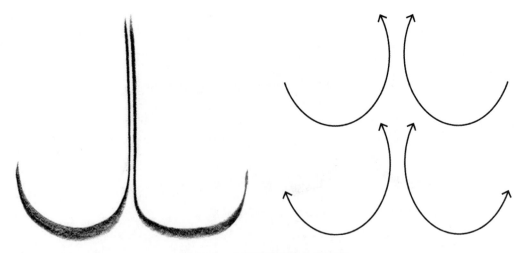

图 14.6　中间有垂直线条的碗形

　　它可以以上升下降动作来绘制。来访者可能会游戏性地尝试，看自己在没有压力的情况下冒险能走出多远；当站立在真正稳定的盆底上时，夸大或产生自卑感都是没有必要的。通过变换重点，该运动向下流动，指向盆底与副交感神经的安定，这可以通过有意识地呼气去强调，以平静下来。这种向内的运动也可以从字面上和意象上模仿消化过程。

　　所有绘画均代表身体在纸张上的投影。用于作诊断目的时，碗形在纸面上的位置十分重要。如果纸张恰好被推到桌子的边缘，纸张的基线与椅子相关，并且碗形是坐在椅子上的人的骨盆。一个有着深度体验感的盆底，就对应着置于纸张底线上的碗形。如果在纸上的碗形下方并没有包括任何空间，可以被看作是分裂的、无意识的、不需要的，或恐惧的。在这种情况下，飘浮的、被抬起的碗形表现为不接触盆底。对于一些来访者来说，一旦他们获得了信任，他们画出的形状就会安定下来；而对于没有获得信任资源的来访者来说，他们画出的形状会看起来严重不安。

　　以下的一些举例，是根据个体需要对碗形作出的不同阐释：

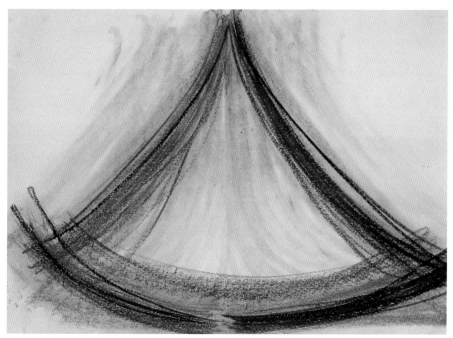

图 14.7　和谐的摇摆运动，其重点是安定下来。两侧的三角形运动冲动被向下牵引着画出，并在呼气时得到强调。起初，碗形是双手平行画出的，之后随着信心的增强，变成了更成熟的镜像版本。

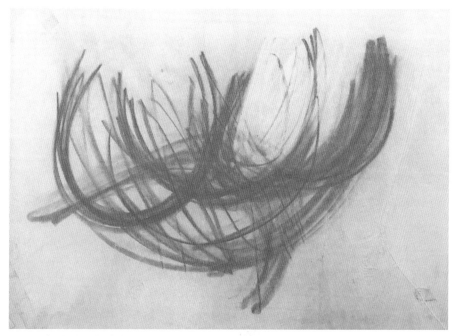

图 14.8　一个难过、分裂的例子，此绘画来自一位遭受过复杂创伤的来访者玛丽。摇摆运动没有焦点，并且经常转移。它在基线上方浮动，暗示了其感受感觉没有触及隔膜下方。即使来访者称此图像为"睡眠和休息"，但没有任何迹象表明她的神经系统是真正安定的，虽然这些形状可能会让她感到宽慰。

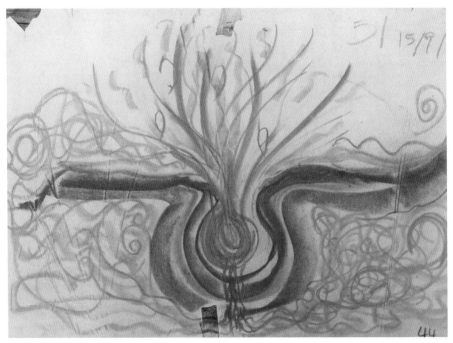

图 14.9　玛丽，三次疗程之后，在她的治疗尾声时，她已经与内在盆底取得了连接。画面上有活力、能量和一致性。之前无焦点的碗状图层已经像俄罗斯套娃一样相互叠合。她的灵魂已经被找回，她的身体变得充满活力

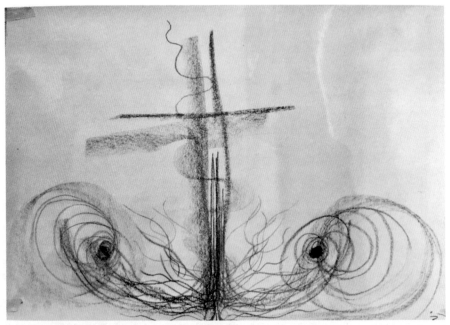

图 14.10　克莱尔是在严厉的罗马天主教环境中长大的，童年曾遭到性虐待。在她的治疗中，她都在与自己的精神、性欲和女性身份作斗争。她的骨盆缺少生气。

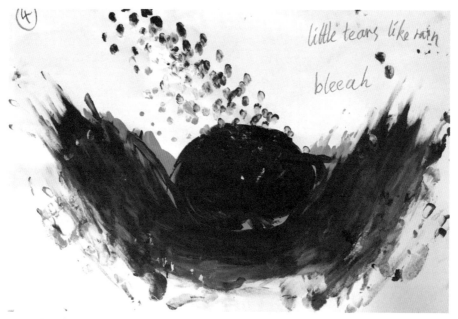

图 14.11　当丽塔开始画画时，她感到恶心，想要呕吐。这一手指绘画表达了她令人作呕的"凄凉"的内在感受。当她回忆起继父对她身体上的虐待和性虐待时，出现了"像雨一样的细小眼泪"。

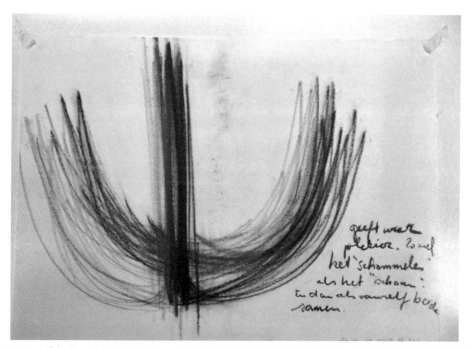

图 14.12　彼得是一个成功的商人，他的绘画中有明显的结构和重点，但他在表达婚姻中的感情和性欲时却很挣扎。这个碗形被提升起来，表明他没有完全放松下来，他内在盆底的一部分是分裂的。他写的文字主要关注于围绕他的性欲产生的众多问题上。

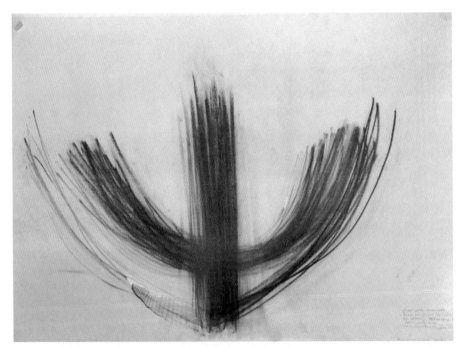

图 14.13　彼得后续的绘画显示了明显的激活状态。他用强烈的向上的笔触表达了他的愤怒，每一笔都用了显著的压力，用来释放他肠道内感受到的紧张，其中大部分都是被抑制的性能量。他明显地表达了他过去无法表达的事情。他从上面的碗形开始着手。这种释放使得他能够向下移动到他骨盆的更深层次里。

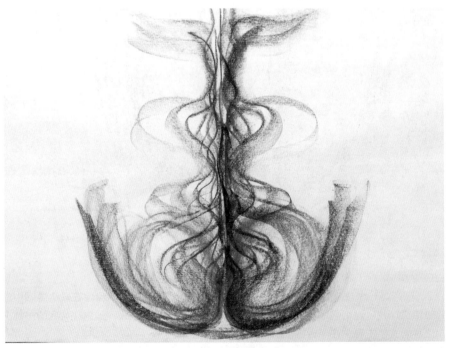

图 14.14　这是一个感到深度治愈的放松的来访者所绘制的碗形。透明的线条特征反映了自由流动的活力感。

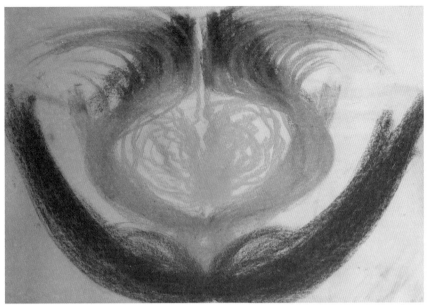

图 14.15　这名年轻女子在疗程期间面对的是早期儿童性虐待。在她的最后一幅画中，她的骨盆明显被收回了，处于平衡、安定、充满生机的状态。最重要的是，一个跃动的绿色心脏出现在中心，象征着她恢复了爱的能力。来治疗之前，她对自己的感情十分困惑，从不知道自己想要什么或需要什么，相对应的，她也无法表达自己。因此，她最终陷入了无数控制和虐待的关系。

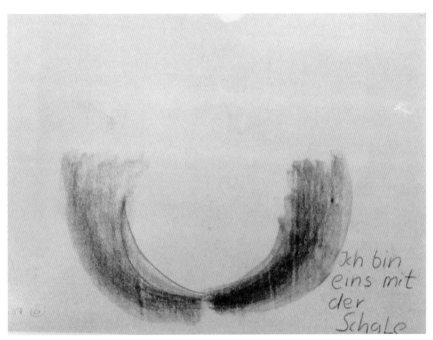

图 14.16　这一图像出现在一个疗程的尾声。来访者是伊丽莎白，一位罗马天主教的修女，她打破了从八岁遭到轮奸后开始的长期沉默。在最后一次会面中，她已经画出了破碎和愤怒。现在她处于一种奇妙的状态，终于体验到了被聆听的感觉。这一碗形成为了她愈合的骨盆的代表。在冥想沉默中，她体验过一种特别的感觉，仿佛上帝的双手抱着她把她拼合到了一起。她写道："这个碗形让我变得完整。"

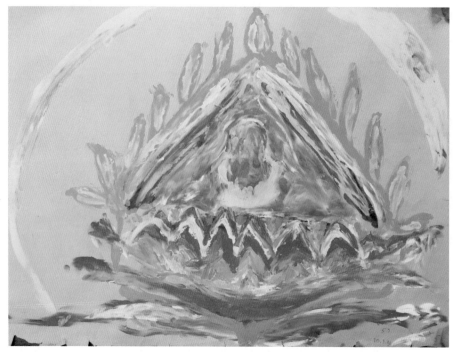

图 14.17 在上一次疗程中随着深度放松进行的冥想后，这位来访者睁开眼睛并根据记忆画出了这张图。对她来说，这一图像描绘了一种深刻的精神体验。碗形状代表着一朵漂浮在水面上的莲花。她的内在孩童坐在基督教的三合一的真神中间，四周环绕着象征自然的绿叶和象征宇宙的黄色拱门。

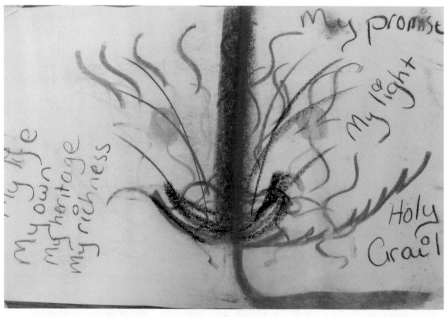

图 14.18 珍妮弗画出了她的体验，一个较小的碗被抬高放置在一个充满黄色光线的大碗里。她的脊柱与之紧密相连，并直直竖起："我的生活。我自己。我的遗产。我的财富。我的光。圣杯。"

碗形是女性形状中最重要的形状之一。这是一个有价值的干预工具，当来访者需要放松、抚慰和支持时，可以用来帮助来访者使副交感神经稳定下来。如果起初来访者不知道如何开始，我就会让他们绘制碗形。引入一种以身体为聚焦的方式，这很容易使他们与自己的感觉进行连接。与此同时，摇摆运动可以说明来访者与自身内在稳定感的关系，并使诊断更加准确。

拱形

生理学结构： 拱形常常与肩膀相关。手臂可以看作是从双肩延伸出来的向下的拱形。双肩与颈部和喉咙紧密相连，将头部与身体的其他部分分开。喉咙、颈部和肩膀作为一个门户，可以使身体感觉受阻或上升。我们身体上的控制大部分都集中在肩膀上。通过这里我们保持冷静，准备好面对困难。"保持你的肩膀向后"，挺直身体，表明能掌控我们的身体姿势，都主要体现在双肩上。对自我的控制是通过肩部来实现的，在不适合表达情感和敏感性的环境中时，肩部的表现尤其明显。众所周知，一个脊柱僵硬的战斗姿态（包括下巴固定在某个特定的角度）会锁住颈部以抑制情绪。领带作为商务服装，是那些不得不在工作中关闭身体的人的象征。

肩膀和脖子有一种功能，就是通过"压抑"情绪来抑制不适合于社会的欲望。肩部的紧张，我们所肩负的重大责任，以及对直言不讳的恐惧，都经常表现为令肩部和颈部感到疼痛的收缩模式。当我们表示顺从时，我们会俯首，脊柱和核心会塌下。当我们试图"消失"以保持安全时，肩部的下垂以及脊柱和核心的下沉都会增加。肩部的收缩和舒张能调节交感神经的唤醒状态。当我们的羞愧感超过肌肉的限值时，我们会脸红；在其他情况下，我们忍气吞声以抑制情绪。

当父母是创伤的根源时，儿童会陷入可怕的冲突，他们需要寻找帮助，但又害怕受到伤害。他们伸出双臂渴望爱，同时又因恐惧而收回。这种冲突表现在肩部和颈部，成为一种终生的紧张状态，引起诸如偏头痛等，也可能成为口吃和言语紊乱的根源。

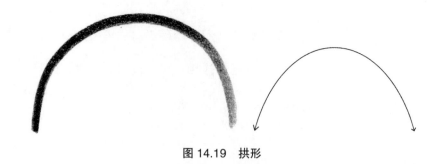

图 14.19　拱形

　　拱形也与膈肌有一定的相关性，它们在腹部和胸部之间具有类似的通道功能。腹部负责调节背侧迷走神经的"肠道"问题，膈肌出问题会使我们感到胃部不适。身体中的这层膜会对原始的恐惧产生反应。正是在这里，我们的自主神经系统会在我们吓呆了的时候关闭代谢。膈肌的紧张会使我们感到恶心，头脑一片空白，一切都变得麻木。来访者表示很冷，仿佛冷到骨头里一样。一旦膈肌放松下来，温暖和生命力就会涌回，同时副交感神经的安定可以使身体与自己的社会参与系统重新连接。

　　原始意象：一个大的拱形可以看做是某种形式的完全覆盖，例如隧道或桥梁，一个穹顶，一个用来遮盖的毯子，或是一个子宫。因此，这是一种在地下、在山中、在地球内部、在黑暗中的感觉。它保护着内在的空间。安全的孩子喜欢在他们的世界上画一道彩虹。这是"我的房间"，人在其中是安全的。当碗被翻转朝向天堂时，拱形对下面的任何东西也都是敞开的，例如大地和地下世界。

　　从积极的方面看，这个形状是一个保护的盾牌。它标志着一个安全的地方。它可以保护一些珍贵或秘密的东西。它可以是温室或孕育的子宫。在这两种情况下，一种正在发生的、人格的成长需要一个安全而滋养的环境，以获得在外部世界生存所需的足够力量。在解决状态下，拱形可能像彩虹一样透明，这是广为人知的转变符号，也可能被重新建立的自信所冲破和打开，向自由和光明的方向前进。

　　不过，拱形也能包罗荣格所谓的夜海之旅的全部内容。在这个过程中，男主角或女主角必须潜入无意识的世界。未解决的内部空间被认为是地狱、监牢，或坟墓。在象征意义上，拱形是吞下约拿的鲸鱼，它是俄耳甫斯被禁止进入的死亡之地，是吞噬了小红帽的狼，是捕获了亨塞尔与格列塔的女巫。在拱形之下，英雄的生命面临威胁，他必须完成一项转变的任务，否则将会失去生命。

> 最初进入试炼之地仅仅是个开始，通向最初的征服和高光时刻的是漫长而危险的道路。现在恶龙已经被杀死，令人惊讶的障碍已经被一次又一次越过。与此同时，将有许多初步的胜利、按捺不住的狂喜，以及对这片美妙土地的短暂一瞥[4]。

这就是治愈创伤的神秘语言，在这里，我们必须从死亡之地的强直不动中恢复活力。穿越阴间的旅程可以比做面对原始恐惧的危机，与封锁在身体内的创伤记忆有关。不过，这些古老的神话已经为他们的读者安排好了能够成功解决这些威胁的办法，以恢复失去的生命力量。几千年来，这些故事教会了人们如何从阴间取回生命之水。

干预：在完整的绘画过程中，人们经常会发现一系列的图像，它们都出现在拱形下面。一些来访者会先画拱形来"确保安全"，然后再去表达他们在拱形下面需要什么。拱形给了他们必要的私密空间和保护，也许拱形能使他们不必感到羞耻，就好像清醒的头脑在遮挡下不再画看到和判断被掩盖的事件。而另外一些来访者认为，拱形是他们控制肩部或膈肌张力的身体经验中一个不可分割的部分。后者往往没有意识到自己在画拱形，因为他们在努力让自己的声音被听到，并努力作出自己的选择。在这种情况下，拱形代表着共有的社会禁忌，他们因害怕被排斥而压抑自己的观点。与他人相处的需要迫使他们删减了自己肩膀和颈部的肌肉收缩。

拱形说明了个性和集体规范之间的冲突。它保护我们的安全，但它也为了集体的一致性而使我们变得渺小。这是一个发展方面的问题。在孩子们的画中，绘出彩虹代表这个孩子安全地融入在家庭圈子中，不过这可能不适合来解释一个成年人的绘画。特别是在中年时，许多来访者都在努力创业、减少依赖，以摆脱一贯的安全，使自己的声音被倾听。这时拱形就成了障碍。

拱形阻挡垂直线是引导式绘画中常见的主题。垂直线代表个体的直立姿态，如身体中的脊柱，以及大胆发言和持有话语权的姿态。与之相对的，拱形会强制执行一切集体规范，来抑制这种不断上升的冲动，因为我们害怕变化，害怕引人注意的后果，并且我们不想让不符合公知的亲密关系的欲望伤害到所爱的人。那么来访者如何找到出路的呢？镜像的开合运动可能使感觉明晰。开放的感觉如何？关闭的感觉如何？我想把重点放在哪个方向？我需要保护吗？我需要逃离吗？能够控制舒张和收缩的感觉如何？

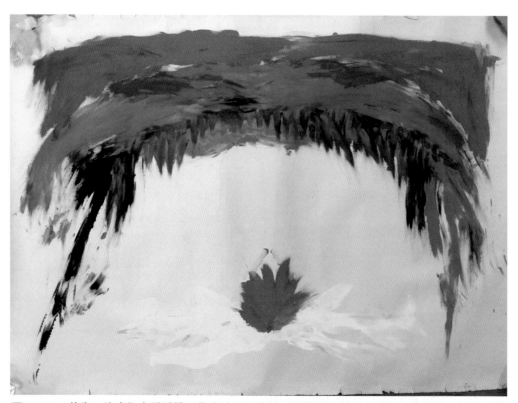

图 14.20 首先，让我们来看看拱形带来的积极体验。这幅画中的双肩感觉"像钢铁一样"，覆盖着新事物正在涌现的冲动——骨盆中的火焰，它在之后发展成了孩子出生的体验。

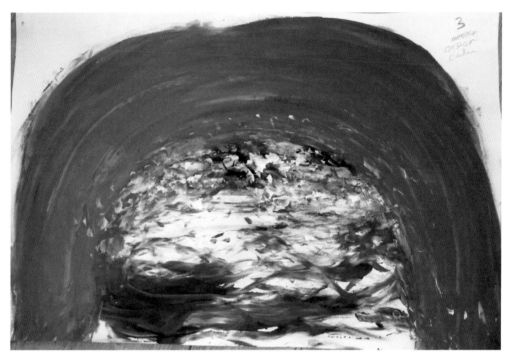

图 14.21　这里的拱形是海洋般的、保护性的，是一个平静的拥抱。图中没有直立的冲动。这又是一种令人十分幸福的胚胎期的包容感。

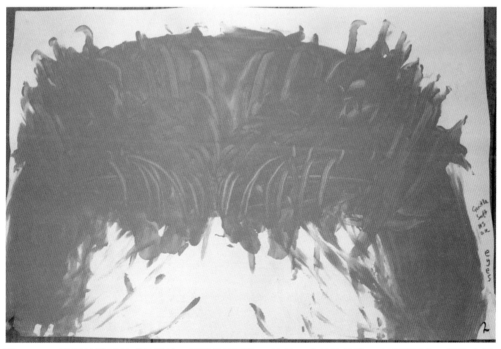

图 14.22　这里的拱形是"温柔的、柔软的眼睛"。这是一个保护性的、几乎像子宫一样的空间。它使中年女性能够与令人安心的内在源泉进行连接。

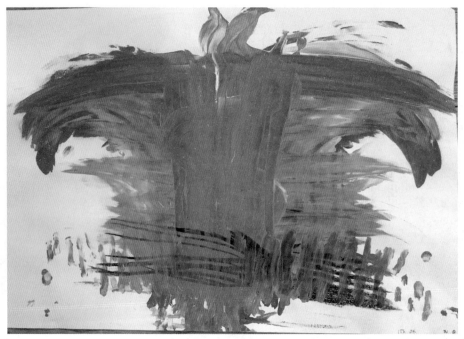

图 14.23　一个非常强劲的垂直线平衡了在顶部充当肩膀的拱形。虽然图像是十字形的，但拱形并没有使垂直线负重下沉，这里的拱形并不是压迫性的。

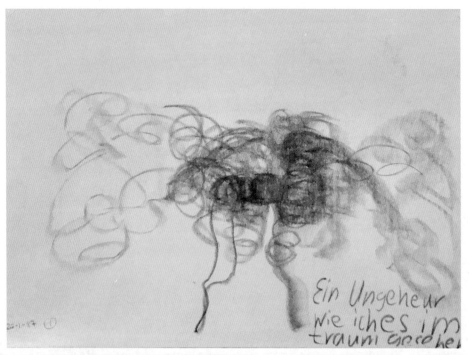

图 14.24　这里的拱形代表了来访者对她肩膀的感觉，她的肩膀由于恐惧而耸起，以至于她的颈部和头几乎消失了。她称这幅图为"我在梦中看到的怪物"。她一睁开眼睛，就自然而然地从这幅图画联想到她的噩梦：童年的她被施虐者追赶。

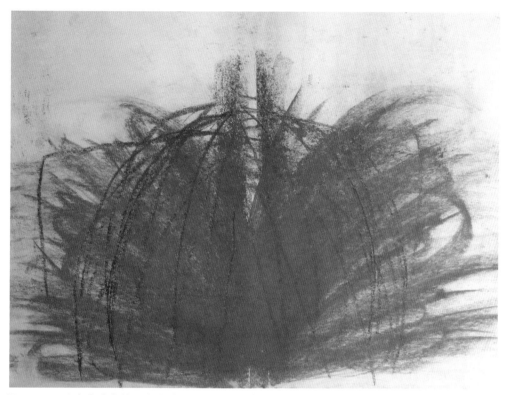

图 14.25　这个来访者的垂直线被淹没了。一个令人窒息的拱门把她压倒了。她既不能发声，也不能为自己作出抵抗。接下来，她用拱形的线条来战斗并逃离。最终，她得以明显地加强了垂直线。

　　开放和封闭之间的冲突更可能表现为镜像的拱形。一位来访者是在努力表达自己的声音还是被迫沉默是显而易见的，这取决于他的重点是放在向上的关闭动作还是向下的打开动作（图14.26），来访者或许能够逃离，也可能被困住。利用一个轻柔摆动的镜像拱形，可以使紧张的膈肌从代谢关闭中放松下来。

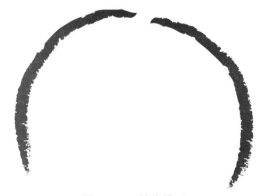

图 14.26　镜像拱形

不过，这种运动冲动经常出现变化版本，以下我们从稍有不同的角度来描述一下这些变化的版本。图14.27的拱形线中出现了喷泉形式或像火山一样喷发。大多数来访者将这种运动冲动视为解脱，即从受阻碍或抑郁的状态中解脱出来。它发生在情绪最终爆发的时刻。

这一形状代表着脾气暴躁、盲目的愤怒、侵略性的焦躁，以及在力量和无力感之间的挣扎。来访者可能会因为遭受伤害和不公正而导致情绪的爆发。他们可能生活在与他们的价值观相冲突的环境中，并对如何改变这种状况感到茫然无措。他们遭受痛苦折磨，或者感到愤怒，却不知道自己为何如此。

图 14.27　拱形线条

因此，许多人带着这种"放飞"的冲动去追求自由。虽然以这种方式释放内在压力肯定有好处，但这样做并不一定安全。例如，无法控制自己怒气的来访者知道在承诺变"好"与愤怒爆发之间存在一个循环周期；当他们用酒精放松下来时，双肩的防卫被卸下，接着他们的行为就会产生有害的后果。由于线条被摧毁了，逃离、取得发言权、获得自由的冲动会立刻被另一个拱形运动冲动所捕捉并被抑制。如果我们扩大这些拱形线，它们最终会形成两个拱门或两个圆形，只是更大一些。有这样的说法："事情总是周而复始。"这种爆发之后出现的是对所爱之人受到伤害的负罪感，是后悔或对结果的恐惧。

这种动作成为了圆形和线性运动冲动之间的冲突。直立冲动说明个人想要追求自由，圆形表示需要家人和朋友圈子的保护。例如，就业的财务保障在工作场所文化中具有一致的价值。这样的妥协就会压制变得正直和独立的冲动。向上的直线努力摆脱约束、寻求自由，圆形则将之压制、拉回。无论渴望"自由"的表达有多么强烈，如果重点是圆形，那么拱形线的末端将截止于另一个稍大的圆里。通常情况下，来访者的身体姿势在这个阶段会崩溃，随着情绪的爆发，他们会被牵拉并弯向纸面。他们的脊柱失去了直立性，并因此失去了他们的力量。然后，来访者会面临他们行为所带来的作为一种惩罚的后果，他们会陷入又一轮的内疚和恐惧。

采取干预措施以支持来访者有意识地画出针对性的线条，并获得对自身立场的信心，这样可以使他们避免在被困于可见或不可见的拱形之下时，一次又一次地感到挫败。

最初，可以将来访者引入一种形状，它先是垂直向上，然后画出一个角并向两边释放压力（图14.28）。这种形状通过引入角来使侵略性的表达更加安全，它给予了挫败感一个出口。这时运动冲动需要的是一个决断。这不再仅仅是一场毫无意义的爆发。

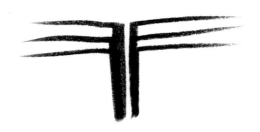

图 14.28　分拣种子

通过学习将他们的意图引向特定方向，来访者将学着去对他们的行为负责，并说出他们想要什么和不想要什么。当一条线变得笔直而有特定方向时，笔触就不会返回了。只要来访者能够将重点放在横向的舒解上，他们就会感到解脱，从拱形之下压抑或沮丧的状态中解放出来。这里的任务是整理、调整和引导自己的力量。愤怒总归是一种必要的、生存所需的冲动，它的本质是说"不！"。

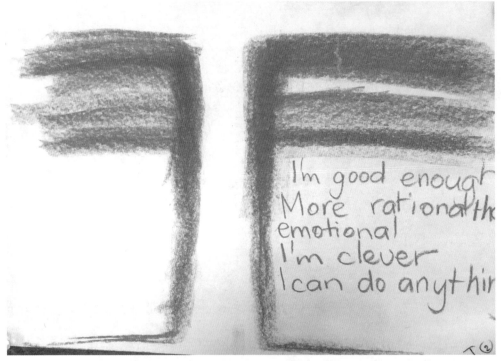

图 14.29 如前所述，这位来访者画了"分拣种子"的形状，以释放压力性的情绪和自杀的想法，以及抑郁和无助。运动冲动给了她一种控制感，并清晰地赋予了她力量："我已经够好了。比情绪化更理性。我很聪明。我什么都能做到。"

基于这种形状的原始意象的意义，我称之为"分拣种子"。这是女主人公在许多神话和童话故事中必须做的事情。她们必须区分什么是好的，什么是对她们不利的；要知道什么能够帮助她们，什么会迫害她们，并能够采取相应的行动。如同灰姑娘挑拣豌豆和小扁豆，"好的放进锅里，不好的放回田里"[5]。《丘比特和普绪克》故事中的普绪克，以及《聪明的瓦西里萨》中的瓦西里萨挑拣谷粒[6]。女主人公不得不证明自己，但并非依靠物质上的剑和枪，而是依靠在精神上对邪恶进行辨别的能力。辨别能力必须被提高，这将使我们得到自由。毫无意外，所有这些情况下，艰辛的处境都是由负面的母亲形象所强加的，代表着无意识。

画出这种形状，引导交感神经的激活，并使之进入可控制的逐步唤醒状态。激活的力量被一个角打破了，它被有意识地重新进行引导。如果我们在颈部画出这种打破感，脊柱中向上移动的能量会流入双臂和双手。通过这种方式，我们现在可以在不承受过重压力的情况下控制和解决问题。

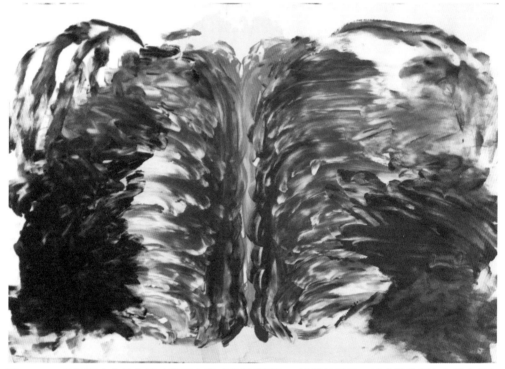

图 14.30　这幅是由来访者用手指画出的"分拣种子"，清楚地展示了压迫性的黑色和棕色是如何被绿色和黄色推开的。竖直的脊柱已经被解放了，并且获得了一种十分重要的红色的力量

一位女性来访者安娜，为了她十岁儿子的抚养权陷入了一场混乱的争夺战。她已经离婚了，但每次她的前夫来接她儿子或度过周末后送回儿子时，他都会利用这次相遇，以最羞辱人的方式在孩子面前对她进行感情上的施暴。这些不愉快的遭遇一次又一次地加重了她在整个婚姻中的自尊心缺乏，她觉得自己被困住了，似乎这场受虐的噩梦永远不会结束。安娜采取了治疗师建议的干预措施，画出她的脊柱，然后有意识地向旁边释放，不管她想摆脱什么，不管是什

么东西在阻碍她。她在家进行练习，并开始每天都投入地画这个形状。她的身体姿势越来越清晰，这鼓励她去清理自己的公寓，把旧衣服带到慈善商店，并完成了她逾期未交的纳税申报表。接着又是一个父亲来探望儿子的周末，又发生了令人讨厌的施暴事件。安娜觉得自己又缩回了自己的壳里。但紧接着，她看到儿子拿着她的画无声地从客厅里走出来。她之前甚至没有告诉过儿子为什么要画这些画。不一会儿，她的身体就回忆起了几个星期以来她所创造的资源。安娜可以站起来并明确地反驳她的前夫了，从那时起，这种虐待就停止了。

下面的三幅画摘录自一次时长达一小时的疗程。这是瓦尔第三次在团体中进行引导式绘画。整个过程完全是由她自己进行引导的。这是一个生动的例子，展示了她如何运用本章中讨论的形状，一步步从封闭和被困住的状态，经过愤怒，最后走向拥有控制权。瓦尔已经接近三十岁了。

我注意到，瓦尔并没有释放线条，而是把所有表达自己的欲望都压制了。这样来回的乱涂会增加挫折感。有两幅画没有在这里展示，在那之中她表达了更多的愤怒，后来她通过摆动进入了疗愈旋涡，她用手指画出的蓝色圆形。

在最后一张图画中，瓦尔说：“我获得了真正的控制感和凝聚感。”这是一种具体的感觉。有节奏重复的运动冲动可以教会来访者以不同的方式动起来，因此他们的感受也会不同。瓦尔打破了恶性循环。起初，她被困住了。接着，强烈的情绪几乎使她崩溃，直到她找到一个挺直的姿势。“分拣种子”的形状使她能够获得控制权并恢复力量。

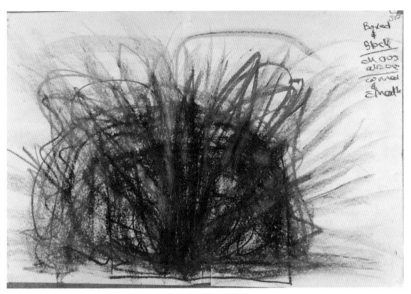

图 14.31 在第一张图画上，瓦尔写道："被封闭和阻碍。走投无路。"她解释道："黑色区域代表我身体中骨盆的感觉。我感觉自己被封闭了，收紧、空洞，并被压缩。红色和黄色代表着上胸部以及头部和手臂的感觉。这两部分的感觉令我感到苦恼。绿色——创造出一个安全的弧线。最后，粉红色代表我认为自己的身体需要头部与心的连接，以打开紧绷和收缩的盆腔。粉红色的蜡笔试图帮助这些部分进行连接和沟通，安抚它们，以创建连接。这些笔触变成了一种易爆发的和令人沮丧的能量。"

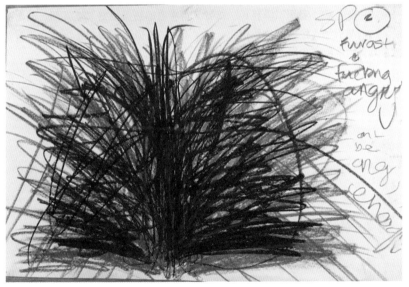

图 14.32 瓦尔的第二张画："狂躁的、该死的愤怒。愤怒无法停止。"她解释道："我的骨盆和腹中冒出了强烈的愤怒。它占据了我的整个身体。我写过'狂躁的、该死的愤怒'。在我脑海中浮现的是我的男朋友和男老板。尤其是对我的老板，我感到非常生气和沮丧。我在右下角写了'愤怒无法停止'，这意味着我无法把我的愤怒都写在纸上；我觉得在表达愤怒时受到了限制，就像纸不够大，无法容纳它，我不想让这张纸继续伤害我（希望那张纸会破裂）。"

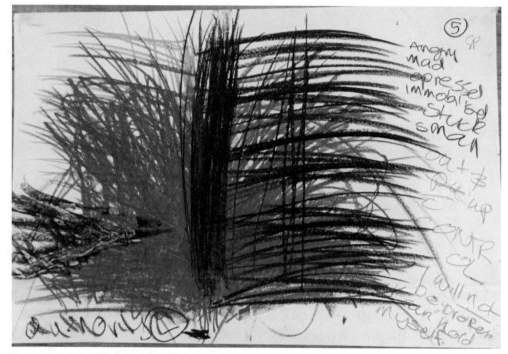

图 14.33　瓦尔写道，她感到"愤怒，疯狂，压抑，束缚，陷入困境，弱小"。她解释说："大部分都和我的老板有关，部分则是由于我和男朋友的关系。在某种程度上，我清楚地意识到我的右手比我的左手更活跃。当我使用左手更多的时候，我发现与父亲的感觉有强烈的联系。这时，我的左手开始怒气冲冲地在纸上画起来，好像有什么东西被释放了一样。我不停地撕纸，同时很清楚自己需要把它封好，就像'我要振作起来'和'没人能够打倒我'。我用黑色标记出来清楚地表明这一点。在此之后，我画了垂直线，接着又将中心的线条画得又直又粗，同时画上一些向外的水平线。与以前引导式绘画的过程相比，这些笔直的线条有明显的不同之处，那就是我在画垂直线时有了真正的控制感和凝聚感。"

圆形

生理学结构：我们对圆形的第一感觉是在子宫中被完全包住的体验。表观遗传学现在已有证据说明了这一"哺乳动物从一代到下一代的信息传递"过程是如何在子宫中完成的[7]。虽然怀孕和婴儿期可以成为母亲与孩子之间的核心信任和爱的基础，但它也可能是复杂创伤的根源。胎儿和婴儿没有逃避的手段，同时神经系统极度不发达。如果是意外怀孕，或者母亲在怀孕期间受到了很大的胁迫，就会带来一种不可避免的、充满威胁的状态，这种状态可能会使婴儿身上出现压力引起的症状，只有长期处于战争中的士兵的症状可与之相提并论[8]。范·德·科尔克，卡尔－

莫斯和威利调查了围产期与儿童早期创伤和成年后身体疾病之间的关系。确认安全或不安全的相互关系的能力在婴儿内隐记忆中是存在印记的，而且毫无疑问会留存在记忆里，成为一种感受感觉——它书写了我们身体里的"身份认同感"。

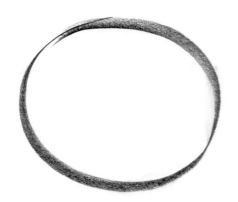

图 14.34　圆形

这一主题也可以延伸到探究原生家庭，需要知道原生家庭更多地是作为一个安全的避难所，还是作为创伤的源头？从生理上讲，我们的核心安全感、依恋感或生存威胁感都体现在内脏上。要想让儿童感到安全，需要有一个主要照顾者，他们可以为儿童调解压力，直到儿童自己具有这种能力（在大约三岁时）。只有那时，他们的自主神经系统才能独立地进行调节。如果学龄前儿童反复处于失调状态和长期痛苦状态，他们的神经系统就会相应地进行调整，他们也不知道还有什么其他方法可以调节。当事情变得难以忍耐时，受到创伤的婴儿和幼儿无法反抗或逃离，只能关闭代谢。如果背侧迷走神经复合体以这种方式被激活，不仅会导致关系终生不稳定和情绪失调，而且还会对消化系统产生重大影响。背侧迷走神经失调会引起肠道问题，在年龄较大的儿童和成人中表现为饮食失调和免疫系统的崩溃。这样的来访者不仅是分裂的、情绪不稳定的，而且还缺乏直觉这一内在雷达去分析现实状况和远离危险[9]。

在绘画中，身体中的圆形通常是肠道或子宫的同义词。此外，它还说明了我们在被家人和朋友围绕和拥抱时是多么的舒适。这种画圆的过程让情绪的调节和失调都变得可视化。冻结状态随着"旋转失控"而波动，进入危险的、加速的交感神经兴奋状态，此时来访者几乎无法移动，也没有节奏。

患有相互关系复杂创伤的来访者经常使用酒精和药物来调节他们的神经系统，或是让自己冷静下来，或是更有精力[10]。成瘾、抑郁、精神病和其他情绪障碍在引导式绘画中都表现为恶性循环，并且是不可避免地循环。

置身于群体中的压力可能也是"圆形"的，就像一种要求服从的邪教，不允许任何人有不同之处或发表意见。没有人可以离开这个集体，也没有人可以进入，这提供了安全感，但也扼杀了个体的成长。

原始意象：圆形可能是最古老的符号，它的意义和它的形式一样无穷无尽，许多书本都提及过。它是"伟大的圆"，是生命周期、宇宙和星球的形状。在黑夜与白昼分离之前的原始状态下，土地和水是没有尽头的圆。这种沉睡的存在呈现在蛋、子宫、巢穴中。大自然的节律是圆的，就像太阳、月亮和季节的循环。这种循环可以自我实现并满足于惯性点。这是一个不存在有意识行为的空间，每件事都在无休止的节律中自满地循环。一切都被包含了，一切都被实现了。

这种体验可能是令人愉快或不愉快的。在这两种情况下，圆环运动都可以压倒任何其他的冲动。这种缺乏任何意识的生命周期在荣格心理学中被认为是集体无意识。它在所有永恒的图像中都被描绘为圆形。诺伊曼认为这是代表了神圣自性的所有方面的一个原始意象，他将这种圆形描述为没有开端和结束，先于任何过程，永恒不朽，没有前后也没有时间。它没有上面和下面，没有空间，因为它并不起源于人类认知中有着连续时间和空间的三维世界[11]。

在前个人意识中，世界之父或大母神代表生命、自然、安全、保护、滋养和温暖。圆形象征着一个优秀母亲"正面的基本特征"[12]。自我不是分离的，而是包含在圆形中，就像子宫中的胚胎。它和圆形是一致的，也神奇地与包围着它的世界相一致。与之对应的是圣经中的天堂——伊甸园，亚当和夏娃生活在这里，并与自然和谐相处，只要他们不触及知识之树。

与之相反的则是炽热的地狱深处，那里的灵魂被困在无尽的痛苦中。因为一旦我们在蹒跚学步的时候过渡到二元世界，自我就会在不同的层面上挣扎以保持个人意识，并对抗无意识的强大引力。正是这种二元性的缺乏，这种分离的缺失，使得圆形成为了一种危险的力量。圆流线形的阴性特质，特别是圆形，不需要有意识的努力即可画出。来访者可以梦游般漂浮、卷曲、旋转在它的轨道上，永远不需要醒来。中世纪的炼金术士将无意识描述为一种黑化（nigredo）的状态，这是一种完全黑暗的状态，也被描述为原初物质（prima materia）或混沌物质（massa confusa）[13]。从这种原始的混乱中，必须提取贤者之石，并把暗物质变成黄金。荣格认为炼金术士的意象和经文是对无意识以及需要将意识之光引入其中的隐喻——这是一个复杂、困难、冗长和令人忧心忡忡并充斥着危险的过程。

荣格认为古代巴比伦衔尾蛇的形状是对集体无意识的象征性描绘。他认为集体无意识是包含一切的，但也是吞噬一切的，它吞噬了有意识的个体认同。因此，转动会带来天堂还是地狱般的体验，取决于来访者正处于失去还是发现自我的过程。它可以是一种在冥想中纯粹服从的幸福状态，也可以是一场边界模糊的精神病般的噩梦。当来访者们挣扎于过度受创、模糊的现实和缺乏控制时，它就是地狱。这两种状态的特点都是自我的缺失。

最终，在自我的二元世界之旅接近尾声时，许多个体会寻求与整体圆满的再次融合。这一整体性在所有文化中都是可见的，就像曼陀罗（来自梵文，意为"圆形"）一样。追求整体性的人追求超越，渴望超越自我。当一个个体在完成冥想练习后会达到这个阶段，但作为一种觉悟，它的发生建立在严格的训练和练习的基础上。无自我的状态是在实体结构被超越的情况下达到的，而不是药物引导的、很容易让人陷入黑暗和混乱的快感。这个圆形可以是生存所需的子宫，可以是令人恐惧的死亡，也可以是人们渴望的精神一致性。

干预：许多绘画最初都是以循环的圆形运动为主，这种运动没有有意识的方向，也没有中心。它可能是一个大的圆形运动，或是覆盖整张纸的卷曲欢快的运动，在沉寂的或兴奋的状态下得以执行。不应低估圆形的力量，如果它代表一个创伤旋涡，它会承受这样的压力："即使我想，我也无法停止。"这样画出来的圆形可能看起来像炸弹，由不可阻挡的着迷或恐惧所推动。

在另一方面，圆形是内在中心的曼陀罗式图像。在这里，所有的能量都在中心聚集和释放。这样的圆形可以像禅师的水墨画笔一样简单透明，或者也可以有漂亮的设计图案。圆形代表了有意识发展的开始和结束。

在其单纯的旋转阶段，无中心的圆形是所有无意识行为模式的象征。来访者只是在没有任何阳性输入的情况下随波逐流，他们不作任何决定，没有任何意图，也没有任何目的及洞察。所有的能量都投入到永恒的旋转中。作为一种运动冲动，这种运动可以发展出危险的动力并将来访者吸入其中。创伤旋涡就是由这种不可阻挡的引力驱动的。此时自我是软弱无力的，或者是沉睡的、无意识的，又或是被清除、被压制的。作为一种幼小的意识状态，它依赖于母体的轨道。

第一次进行引导式绘画治疗时，我还很年轻，并且毫无经验。我的来访者是一名17岁的少年，他曾因毒品相关问题被少管所拘留，刚刚被释放。他兴致勃勃地画起了圆形，画了一圈又一圈，尽管我感到不舒服，却由于缺乏经验而不敢打断他。经过十分钟的剧烈转动，他竟然真的从椅子上摔了下来，最后在我工作室的地板上陷入了暂时性的昏迷。我吓坏了。当他睁开眼睛时说："哇，这比毒品爽。"对他来说，旋转就像"将自己发射到星系的日食中"。他很着迷，认为这是一次奇妙的体验。因为对圆形的这种第一印象，所以除了曼陀罗形状之外，我从来不敢把它作为干预工具，尽管我认识的一些同事是这么做的。圆形是我必须小心对待的形状。

对于能支持积极的副交感神经状态的干预手段，我更倾向于碗形或拱形的循环冲动。通过来回摆动，它们使得笔触自然中断，但在提供安全的容纳空间方面具有同样的效果。

这也可以通过由两个半圆组成的圆形来实现（图14.35）。以这种方式画出的圆包含着一个不可见的垂线。与一个完整的阴性圆形不同，由于这个垂直轴的存在，它很少会带来恐惧和威胁。这一动作更多的是约束和结合，它容纳和维系着所包含的东西。然而，大多数陷入有害循环的来访者需要更有力的干预。

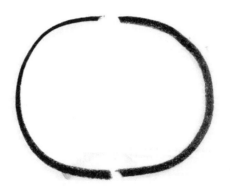

图 14.35 两个半圆组成的圆

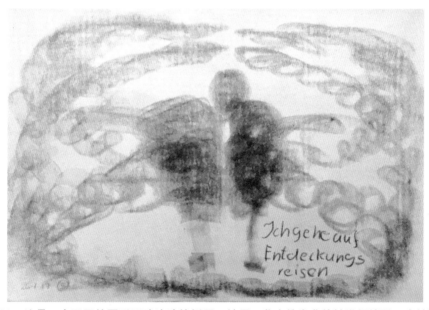

图 14.36 这是一个无目的圆形运动冲动的例子。她用一些小的卷曲笔触进行绘画。当她睁开眼睛时，她惊讶地看到一个完整的人形，而腿和胳膊则被"一个世界"包裹着。她称之为"我要踏上探索之旅"。

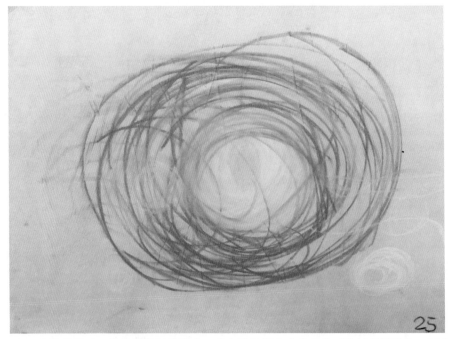

图 14.37 该图说明了一种圆形的混乱模式。画它的年轻女士称它为"和平的混乱"。画中没有垂线，也没有清晰的焦点。这样的画几乎不可避免地指向低自尊，以及来访者的生活中缺乏秩序。如果我们把垂直线比做自我对生活状况作出积极反应的能力，那么在这里它显然没有起作用，并且被压制了。

常见的运动冲动是画出了两个圆形（图14.38）。通常可以联想到"肺"或"乳房"以及吸气和呼气。这一运动可能具有"需要"或"给予"的内涵。如果来访者像在蛙泳一样移动手臂，那么就是"给予"或外向性的运动。与之相反的是一种内向性运动，它可能与需要、进食或用一些事物来填补内在的空虚有关。

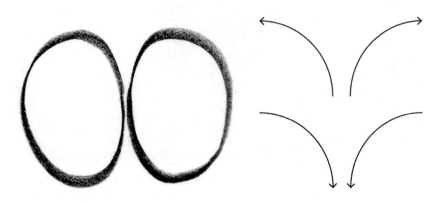

图 14.38 两个圆形

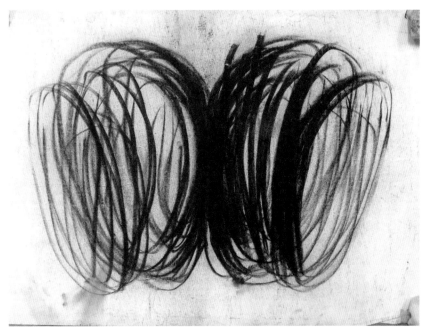

图 14.39　这幅图是由一位深受创伤的女士简在几秒钟内画出来的，它描绘了一种精神病的能量模式中的巨大的旋转加速度。简失去了控制，她封闭了自己，无法接受任何干预。她仅仅将直线和有棱角的线与虐待联系起来。我们继续用曼陀罗图作为危机干预措施，成功避免了简的住院和药物治疗。

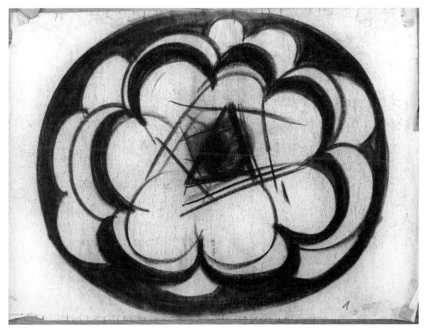

图 14.40　画曼陀罗图案的建议作为一种精神资源吸引了简，尽管她唯一能接受的引导是必须从一个中心开始，这样她就不能进行攻击，而必须绕过去。这是她在接下来一个疗程中画出的曼陀罗图案之一。她先画了一个中心，接着在那周围画出线条，但她能遵守承诺，不去破坏核心。保护性外层逐渐形成了。画这幅画大约用了三分钟，她仍然很活跃，但相较于上一疗程已有了明显的改善。

如果可以，我更愿意采用"斗龙练习"（图14.41）来对那些遭受严重压力、陷入恶性循环的来访者进行干预。吉皮乌斯给这项练习命名时，将圆圈作为"龙"，垂直线是"英雄"，英雄用笔直的长矛征服了龙。童话故事描绘了龙睡在宝藏上或看守公主的情景。当"英雄"获胜时，野兽的转变就是对他们的奖励，因为龙实际上是公主，或者是处于未救赎的存在状态下的宝藏。

可以鼓励来访者像练习武术一样练习这种运动。这种运动最重要的特点是用一条垂直直线打破圆形，并在结束时释放所有的压力。练习只需用一只手来完成，另一只手放在哈拉核心力量点上（日语中称为"地球中心"），位于肚脐下方4厘米处。它被认为是所有武术的力量源泉[14]。来访者被鼓励呼气并发出声音，就像网球运动员在试图突破某一回合。

这里需要有一个清晰的切角，一个明确的断点，于是整个圆形运动转换为垂直运动。如果一个人未能作出明确的断点，就会被投入另一个圆形。在这种情况下，龙吞食了英雄，情况没有发生变化。

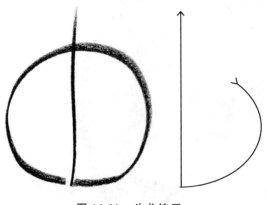

图 14.41　斗龙练习

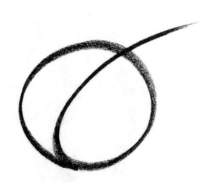

图 14.42　没有变化：跳进了另一个
更大的圆形

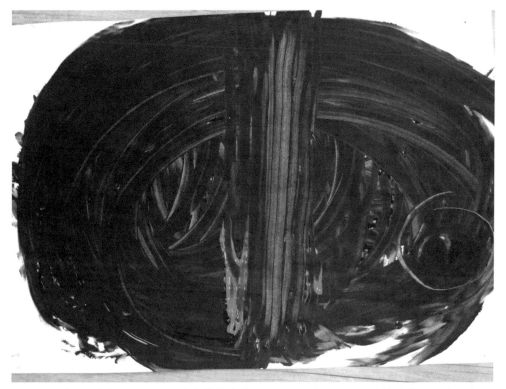

图 14.43　当这位年轻女子处理儿童期的性虐待问题时，这幅用手指画出的斗龙练习的图像成为了一个强有力的声明：**"再也不会了。到此为止！"**

弗兰克是一位患有临床抑郁症的中年男子。他在巨大的压力和可怕的动力下画了一个沉重的圆形。我向他展示斗龙练习的所有尝试都失败了，因为他"必须"在突破点时吸气，因此无法画出垂直线。他童年在邪教中长大，曾遭到几位女性权威人物的性虐待和感情虐待。抑郁的循环虽然使他遭受痛苦，但也像一个魔法罩，能够使他隐形并因此而感到安全。对他来说，被人看到会不可避免地带来屈辱感。他花了几个疗程的时间，才能够边呼气边画出垂直线，并在最后将线条释放。当他感到足够安全并可以走出来的时候，他画了一个我永远不会忘记的、有力的垂直线。接下来的一周，他的心理医生可能会减少他的药物治疗。

与之完全不同的是有心圆，它有一个中心。有圆心的圆与前文所述的圆形从根本上来说是不同的。能量不再用于旋转，而是专注于核心。这一绘画行为是一个周而复始的运动[15]，是围绕着中心进行冥想的循环。荣格认为这里的精神核心没有形状也没有名字，因为它来自另一个维度而非物理维度。我们只能通过在它周围徘徊，并用冥想的方式调整我们的感官，来与这个核心进行连接。绘画发生在意识之中，它很专注，散发着宁静。此时圆形可以提供保护和边界。然而，旋转不再有任何情绪上的输入。现在这个圆形变成了一个启动的容器，一个转化和更新的容器，一个曼陀罗图案，或者一个神圣的空间。

在每次禅修隐居的尾声时，我的老师Roshi Yuhoseki老禅师都会进行一次水墨绘画仪式。首先是例行的磨墨和画纸的铺设，之后他将毛笔蘸上墨水，伴随着一声呼啸，他用有力的笔触画了一个圆形。这表现的是一种全神贯注、一种强大的镇定，以及全然的在场。

曼陀罗是梵文中"圆形"的意思。历代宗教都用圆形的形象来表达超越。圆形包裹着神圣空间（temenos）——一片神圣的土地，在这里可以布置仪式性的结构，以重新与神圣的事物建立连接[16]。我经常使用曼陀罗图案作为危机干预工具。在这种情况下，来访者睁着眼睛进行绘画，设计可以比较简单，不需要"漂亮"，只是需要提供结构和安全性。在自我感到脆弱和支离破碎的时候，曼陀罗图案能提供一种恢复性的绘画体验。根据我的经验，曼陀罗图案是重获完整的一种方式。如果需要的话，它们可以作为曼陀罗日记或涂色模板每天进行绘画。不过，大多数情况下，来访者会采用自己的设计。

圆形作为生与死的循环，代表着开始和结束。它有三个完全不同的方面：作为子宫的圆形象征着核心安全和包容；在外围旋转的圆形代表无意识，并能呈现出压倒性的气旋特征；曼陀罗图案中的有心圆说明了超越个人的统一性，它象征着自我的死亡和自性的复活，也就是荣格所定义的我们永恒的精神核心。

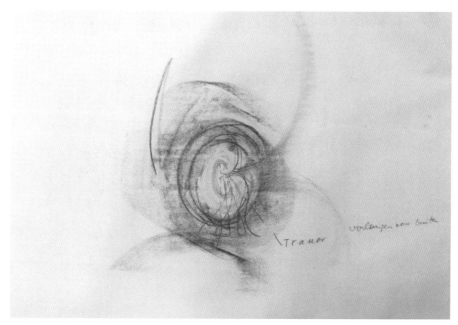

图 14.44　这是一个有心圆的示例。它代表了一位女性来访者的子宫，她感到身体中孕育着一个孩子。她五十岁了，还没有孩子。外层蓝色的圆圈代表"悲伤"，然而内部有光明，新生命的重要核心"渴望出现"。

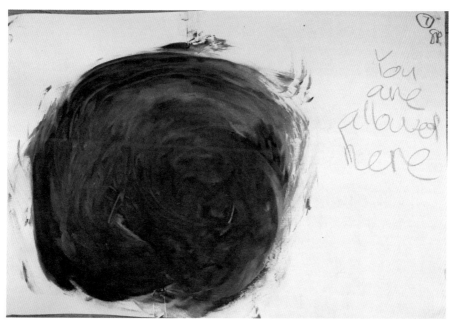

图 14.45　我们在上一章看到了瓦尔的画，她写道："我涂上了绿色和蓝色，我的手开始进行圆形的运动，同时我的内心不断重复着一句话'在这里你是被允许的'。"与之前战斗的方式不同，现在她以一种温柔、圆润的方式与疗愈旋涡建立了连接，巩固了她在世界中的位置。

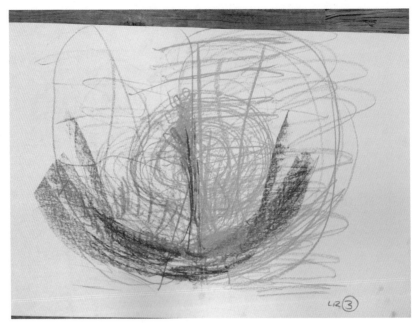

图 14.46 这位来访者的生活一直被手术所占据。还是婴儿时，她就在医院待了好几个月。这幅图是在她的健康状况使她必须接受另一台手术之后画成的。以往的绘画表现出痛苦和分裂，这些在这幅画中依然可见。然而，她现在感觉自己被怀抱在一个巨大的碗形中，疗愈核心从这一内在盆底中浮现，并出现在同心圆中。

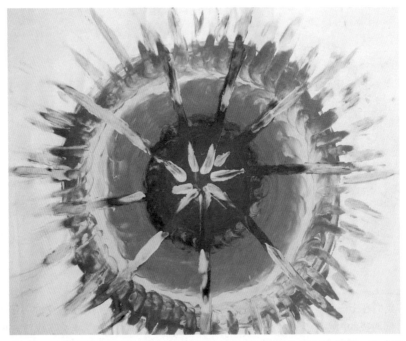

图 14.47 这是一位童年遭受过严重虐待的年迈妇女用手指画出的曼陀罗图案。这个图案表示她的内在孩童状态在治疗结束后恢复了完整。

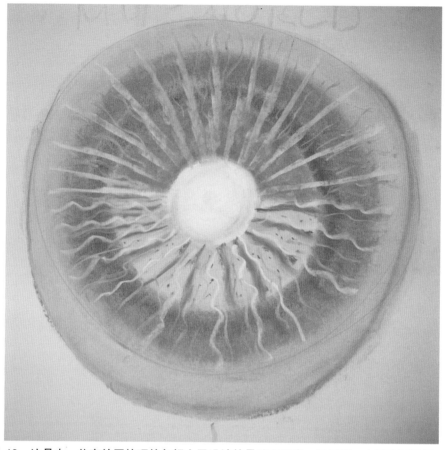

图 14.48 这是由一位有绘画技巧的年轻女子设计的曼陀罗图案。她画了一本曼陀罗日记，伴随她度过了一段充满挑战的时期。

螺旋形

生理学结构：螺旋形都有一个中心。所有的运动都从这个中心出现或是回到这里。以这种方式，大多数（如果不是全部的话）生命的形成过程都是螺旋式运动的。吉尔吉·多希齐（GyörgyDoczi）和约翰·埃德玛克（John Edmark）应用对数和所谓黄金比率来证明了大自然是如何运用螺旋图案的，就像我们在松果和向日葵中所看到的一样[17]。作为一种生长模式，螺旋形存在于整个自然界中，它可以是新芽，可以是卷曲的新叶或尚未展开的蝴蝶翅膀，也可以是蜗牛壳、耳朵的形状、指纹、脐带以及胚胎在子宫中的发育方式。银河系——事实上，整个宇

195

宙——都是一个不断膨胀的螺旋运动。

在没有解剖学出现之前的文化把人类和哺乳动物的大脑和肠子的缠绕形式比作神圣的迷宫，认为它使我们能够看到内在世界[18]。瑜伽练习关注于昆达利尼在脊柱上的螺旋运动，它通过脉轮上升和下降。收缩的螺旋形与向内旋转有关，但也与紧绷、被缠绕或受压的状态有关，例如蜷缩的胎儿姿势。

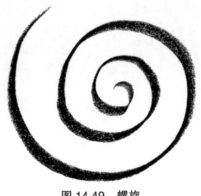

图 14.49　螺旋

原始意象：螺旋形本身并不是一个整体，从本质上讲，它永远不可能完整。二维螺旋形是代表永恒的最古老符号之一，但它似乎从来都不是一个代表绝对性的符号[19]。

在诺斯替主义（中世纪基督教神秘主义的一支）中，螺旋形是盘绕在世界之树上的蛇或龙，或者是世界的中轴。这些图像与印度教对昆达利尼能量通过脉轮上升的想象，以及卡巴拉中生命之树的插图类似。在这种背景下，螺旋是驱动所有事物运动的生命力量。

新石器时代的陶器作为身体和子宫的象征，经常用螺旋形的装饰。肠道成为了通往内部道路的代名词。因此迷宫成为了知识之路，并需要进行启动仪式才能被允许进入内部的圣地。为了获得知识，必须颠覆旧的观念，只有这样，"子宫初始形态"这一奇迹才能被揭示出来[20]。诺伊曼将这些仪式比做母系农业仪式，在仪式中，谷物种子下降到土地的黑暗里，只是为了在春天作为螺旋状的幼苗"复活"[21]。为了确保整个社会生存所必需的生命周期，降入阴间和神秘复活的仪式在巴比伦和古埃及由阿兹特克人和霍皮人主持了几千年。在克里特岛，弥诺陶洛斯就住在这样一个阴间的迷宫中。螺旋就是从这种复活中产生的实体。

随着意识的增强，人类会调整这些仪式，使之适用于自我的丧失和恢复。在此背景下，荣格将阴间迷宫描述为无意识，将螺旋描述为复活的圣童和逐渐展现的自我。为了找到这个永恒的自我，精神分析专家们不得不进入一个迷宫，这个迷宫具有子宫或肠道的象征功能。我们知道，这种死亡和重生的仪式是在古希腊的依洛西斯秘密仪式（Eleusinian mysteries）中建立的，并成为基督教神秘主义的基础[22]。这种下降和复活的核心象征就是螺旋形。作为内向的象征，它是通往内在世界的迷宫；而作为展开的外向象征，它是新生的婴儿自我。

干预：在引导式绘画中，作为一种运动冲动，螺旋形的动力与上一部分中关于圆形的讨论相似。螺旋线可能是曼陀罗图案里平静扩展的中心，或是以可怕的拉力加速进入创伤旋涡。

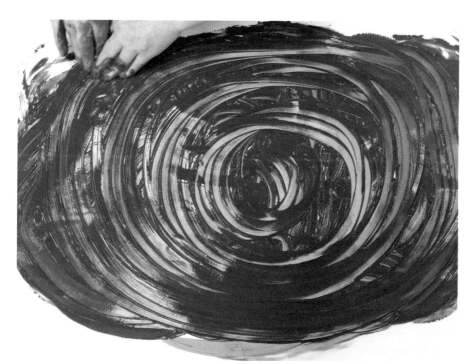

图 14.50 这位来访者画出了历经沮丧和悲伤之后重获快乐和充满活力的感觉。她用手指进行绘画，来表达她感情的强烈程度。

一个巨大的旋转螺旋（图14.51），在它的调节状态下，可以表现为在向内和向外的无缝流动中走出去和转向内的练习。运动在纸上收缩和扩展。只要这个流动遵循平静的节律，它甚至可以成为一种冥想。然而，当螺旋开始产生某种动力，无论是混乱，还是一种压倒性的旋转倾向，都会让来访者被轻易拖进所有涉及不可控的圆形的旋转中。莱文提到过创伤旋涡。我们将过度觉醒通俗地称为"螺旋式失控"，或者说某些东西会使我们感到头晕目眩。

低唤醒状态或紧张的收缩经常被绘制成紧密而向内的螺旋运动冲动。受到攻击时，我们会弯下腰并蜷缩起来，这是一种自我保护的向内螺旋运动。当我们走出封闭或变得放松时，我们会称之为"解放"或"放松"。

图14.52中所示的螺旋是随方向的改变而绘制的，其方向不断在向内和向外之间转换。这里的重点不是流动的增长，而是有意识地决定是向内还是向外绘制。这种螺旋不会产生危险的引力，因为每一次扩张或收缩运动结束时所画的角都会产生决策点，这些决策点可以通过积极的反馈来使自我更加强大。

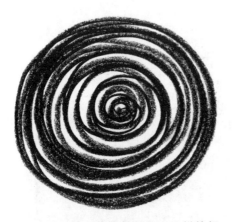

图 14.51　巨大的旋转螺旋。这样的螺旋可能会危险地使来访者加速进入创伤旋涡，并"消失"在旋涡中。

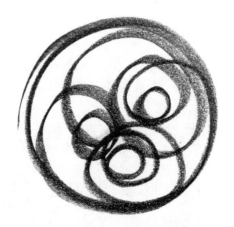

图 14.52　没有定位。无方向旋转的圆形运动冲动，完全没有内在中心的感觉。它们没有焦点，缺乏对感觉运动反馈回路的觉察。

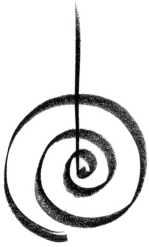

图 14.53　在斗龙练习中使用螺旋。在上一部分中提到的某种形式的斗龙练习也适用于此。这项干预措施有利于避免过度激活交感神经唤醒状态而造成再次创伤。通过在"风暴之眼"中画一个清晰的旋转断点，来访者可以将圆形的能量完全转换为垂直线的能量。这将是对循环最有力的打破。也可以建议采取其他适合于增强自尊和责任感的艺术治疗练习。

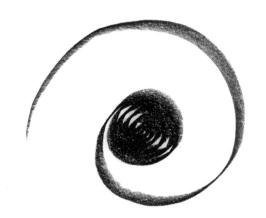

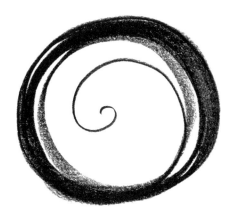

图 14.54　强调向内的螺旋。这种运动模式可能会痛苦地收缩，最终封闭起来。然而，在其受到调控的状态下，它代表了对核心的寻找。

图 14.55　强调向外的螺旋。在过度唤醒的状态下，这种形状会引发"螺旋式失控"。为了避免对创伤旋涡的过度激活，需要对它进行干预。

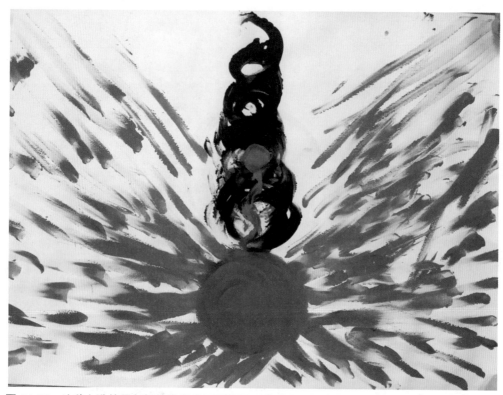

图 14.56　这种上升的黑色螺旋表现出下腹部强烈的疼痛。这位年轻女子经历的身体和情感上的痛苦在她体内如同蛇一般放射和升起。她的创伤旋涡高度活跃。然而，因为她能够掌控全局，借助绘画，她也可以通过之后的绘画释放过去的记忆并通过疗愈她的骨盆来找到出路。

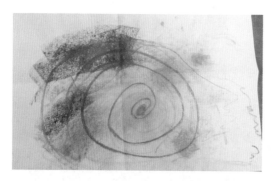

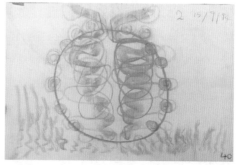

图 14.57　这是一个母亲死于癌症的九岁男孩所画的内向螺旋。他找到了一个满意的排列原则，因为他在代表着他经历过绝望和混乱的、无结构的暗部上画出了螺旋。他到达了所强调的核心，这可以看成是他找回了认同感。

图 14.58　双侧上升的螺旋表明了脊柱中能量流的上升。这幅画出现在玛丽第六次疗程快结束的时候。两次严重的车祸曾使她吓得魂不附体，这幅画是她经过两个疗程后深切感受到的解脱的一部分。在这里，玛丽体验到了解放和具体化的感觉。

两个双侧画出的螺旋（图14.59）是一种温和地表现螺旋形生长冲动的方法。

它经常与蝴蝶联系在一起。这一形式也带来了被加速的过度唤醒状态的可能性。

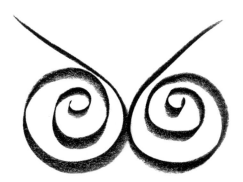

图 14.59　两个双侧画出的螺旋形

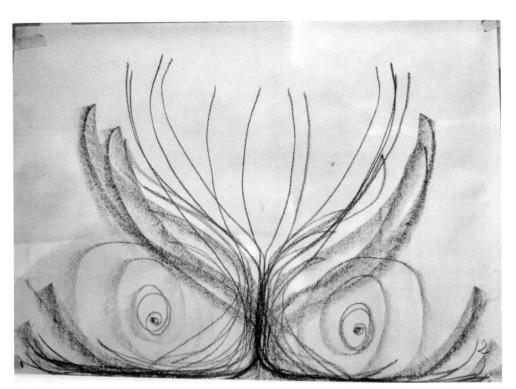

图 14.60　这一范例中的镜像螺旋代表了女性来访者骨盆的丰满感，这是一种从卵巢中发展出来的冲动。她已到中年，没有孩子，为无法拥有自己的家庭而悲伤。在她之后的画中，线条看起来就像冬天光秃秃的枝条，伸展开来变成一棵开花的树。这一螺旋形成为了她生命中失去和重新开始的象征。

双扭线和8字形

双扭线是一个平放的8字形。在所有基本形状中，这是最安全的选项。它也可以让人感受到积极的节律流动，没有任何压倒性的威胁。

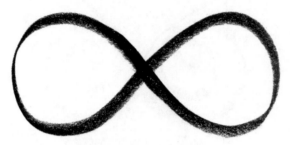

图 14.61　双扭线

生理学结构：从一个圆形进入另一个圆形，以及从一边到另一边的交叉这种有节奏的流动是十分协调的。上升和落下的运动同时伴随着安定和兴奋。这一运动冲动可以连接身体的左右两侧，以及左右大脑半球，并把它们同步起来。在性格形成的关键期，由于父母之间的不平衡而遭受离婚、持续不断的争吵，或死亡和离别所带来的痛苦的来访者，会觉得这种分裂是他们身体中的印记。它可能影响到一只手的主导地位，或表现为双侧协调的缺乏。

身体某侧的一部分发展出一种慢性的紧张模式，如肩膀冻结或脊柱扭曲，仿佛永远逃离了曾经发生过的事情。我们在数百个使用黏土治疗法的疗程里都观察到了这种不平衡现象[23]。例如，父母离婚的孩子会把黏土区域分成两部分，中间用墙或篱笆隔开。然后，他们只在其中一半建造东西，而在另一半做完全不同的事情，或者干脆把另一半作为荒地忽略掉。他们当然不能平衡地利用他们在这片区域内的全部潜力。在黏土疗法中，儿童和成人将去寻找连接这两部分的方法，利用通道、桥梁，或是一个处于中央的中间人物。在引导式绘画中，连接就发生在双扭线这个形状上。

我记得我的训练团体中有一位精神科医生，他对这些说法以及他不能充分协调自己的动作来画出双扭线的事实很感兴趣。他回家进行了练习。他提到，他父母的关系长期处于紧张状态，他们各自的教育方式和价值体系非常对立，这使得他同时取悦两人变为不可能。他母亲提倡的任何行为都会受到父亲的惩罚，反之亦然。他童年时的这种紧张状态给他带来了长期的生理协调问题，例如，他无法享受任何运动。几个星期以来他每天都会画双扭线，这给他带来了很大的宽慰。

可以将这种运动冲动与夏皮罗的眼动脱敏和再处理模型（EMDR）联系起来[24]。它与夏皮罗建议病人通过治疗师的手指动作来做的运动是相同的。在引导式绘画过程中，来访者将依赖自己去找到节奏。这当然是最有效的创伤干预方式，用于帮助来访者缓解交感神经兴奋状态，或找到一种温和安全的方式来摆脱代谢关闭。它是在创伤旋涡和可见的疗愈旋涡之间的摆动。

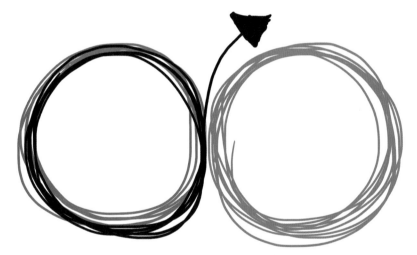

图 14.62　安东尼·推格·惠勒（Anthony Twig Wheeler）在一次躯体体验疗法研讨会中将摆动描述为一种技巧，可以帮助来访者跳出创伤旋涡，并进入疗愈旋涡[25]。这一技巧同时可以使来访者意识到他们的治疗师并没有试图否认创伤，而是需要一个反旋涡来调节他们的神经系统。

在佛教中，双扭线与禅修有关。在斯瓦米·维韦卡南达（Swami Vivekananda）关于拉加瑜伽（raja yoga）的经文中，他将许多水平放置的8字形向上叠加来描绘脊柱的结构。它们形成了两个在中间有连接的圆形。把一个叠放在另一个上面，它们代表着脊髓。交叉点可以被描绘成一条穿过中心的空心通道。只要昆达利尼（或"力比多"，这是现代心理学家的说法）的潜在创造力没有被唤醒，后一条通道就会在其下端关闭。处于休眠状态的昆达利尼经常被描绘成一条盘绕的蛇，在两个圆圈的交叉点上堵住了通道的入口。根据佛教教义，这种未觉醒的力比多会被潜意识和纯粹的身体能量所吸收。昆达利尼瑜伽的目的是沿着脊柱将力比多引导到更高的中心。

所有能激活脉轮并使之进入有意识的领悟中心的练习，都会释放昆达利尼的能量。这是向"完美的舒展和有意识的领悟"的转变之路[26]。在冥想中，根据拉玛·戈文达（Lama Govinda）的说法，脊髓给人带来的体验"可以有时像头发一样纤细，而有时又十分宽广，以至于整个身体都变成了一股力量流"[27]，这种力量被他形容为最高灵感的火焰，能够消除所有限制并膨胀，直至充满整个宇宙。

原始意象：在中世纪的欧洲，双扭线或8字形因代表白魔法而为人熟知，与之相对，圆形则象征着黑魔法。白魔法与所有疗愈术相关，尊重他人或任何独立存在的实体。它既不操纵对方，也不将自己的意愿强加于人。两个圆圈互相交流，每个圆圈又理所当然地自成一个世界。而在黑魔法中，个体必须保持在一个圈内（母系社会的衔尾蛇），同时暴露在群体需求的压力、迷人的华丽以及无意识的恐惧之中。黑魔法的核心是恐惧。双扭线或8字形是基于一种平等的关系。这股流动是由爱和对其他个体的尊重所推动的。

医学专家和化学家们用环绕在希腊阿斯克勒庇俄斯魔杖（Greek wand of Asclepius）上的8字形和蛇作为治疗的象征。

干预：相应的，双扭线（图14.61）是引导式绘画中最重要的干预工具之一。它可以帮助分裂的来访者温和地找到一个令他们感到舒适的节奏。上升和下降的运动可以让来访者的神经系统也能感受到舒适的节奏。有节奏的重复可以治愈分裂，缓释冻结状态，并将轻柔的运动带入阻塞之处。从左向右再返回的摆动大部分总是快乐、轻盈的，并能唤醒疗愈旋涡。双扭线可以教会高度活跃的来访者如何冷静下来，以及如何找到一种支持性的节奏。这是一个关于信任的极好练习。"坠落"中的下降运动冲动总是受到阻止并转而上升。运动的起落能够起到缓释、安慰和激发活力的效果。绘制它可以传达出对毫不费力的流动和无条件支持的深刻理解。

每个圆圈都可以保持清晰，同时在流动中与另一个实体进行交流。在绘画的时候，你可以强调两极之间的任何一个，或者中间的交叉，或者——大多数情况下——强调两个圆形之间有节奏的流动。

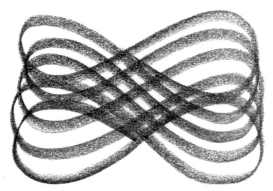

图 14.63　与碗形带来的安定类似，来访者可以在有节奏的上升和下降运动中使身体安定和兴奋。找到一个令人愉快并符合感觉的节奏是重要的。如果画得太快，一些来访者最后会感到头晕；如果画得太慢，就会失去节奏。这是一种非常有机的流动，它的旋转中不存在任何隐含的危险。

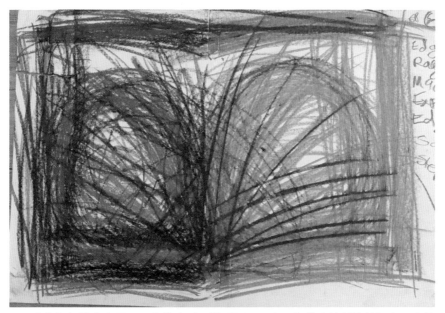

图 14.64　这个年轻的女人画了一个长方形，然后画了一个双扭线来控制她的怒火。这是一个成功的自我引导的干预，她表达了相当难以控制的爆发性的愤怒，并出现在整个疗程的中间阶段。尽管这种抑制的做法让她觉得"奇怪"，因为它是如此的陌生和受限，就像一个"唯命是从的妻子"，但她最后还是交叉起双手，并感到更加镇静了。

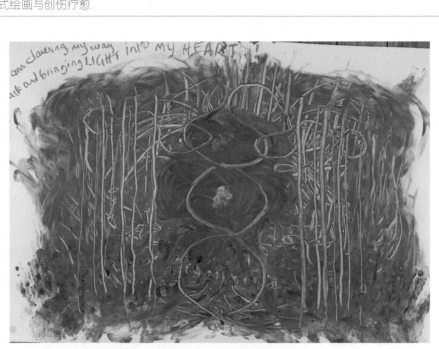

图 14.65 这位来访者因受到近期一次手术和麻醉剂的严重影响，她觉得自己失去了身份认同，在她的日常生活中，她很容易糊涂、健忘并感到精力分散。她用指甲刮着这幅画："我正在艰难地走出去，给我的心带来光明。"后者是用 8 字形的动作画出来的。这幅画使她恢复了，并让她再次感到完整。

8字形（图14.66）连接顶部和底部、头部和身体、腹部和胸部。它与昆达利尼在脊柱中流过的脉轮相匹配。这可能是一个对于化解主要位于腹腔神经丛的疼痛十分有益的练习，造成这些疼痛的原因如下：身体上下部分之间的紧张，或者堵塞在胃部的、与脑海中自我形象无关的情绪等。这一运动通过上下输送能量从而破除了障碍。它将对立面连接起来，并将它们带入流动中。

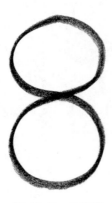

图 14.66　8 字形

多个8字形（图14.67）可以创造出一种可能与脊柱有关的摇摆、上升的运动。在许多瑜伽插图中，脉轮通过这个缠绕的交叉运动相互连接，在每个交叉点连接一个又一个的中心。DNA编码也被类似地描绘为在这一结构中传递信息。

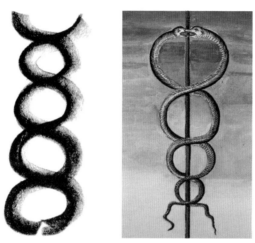

图 14.67　左边是多个 8 字形；右边是像缠绕在一起的像蛇一样上升的力比多。

当试着用双手画出两个8字形（图14.68）时，重要的是双手应在不妨碍另一方的情况下找到跨越的节奏，这样就有可能成功！一旦成功，环绕隐形的轴进行的摆动通常是生动和令人快乐的。它们结合在一起形成了有节奏的曼陀罗图案。

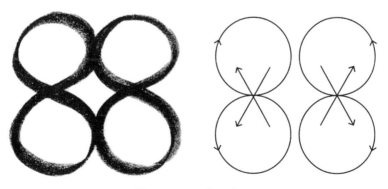

图 14.68　两个 8 字形

身体对这些8字形的体验是这样的：先是向上方空间打开，再流回到中心并向下方空间再次打开，然后再返回中心。这一运动可以在一种信念中获得支持，比如："我向上面的天堂敞开，我接收并接纳它。我对下面的大地敞开，我接收并接纳它。"

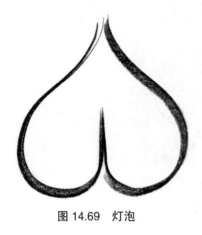

图 14.69　灯泡

图 14.70　心脏

心脏和灯泡的形状都包含在双侧8字形的节奏性重复中。灯泡包含着潜在增长的信息，心脏则是给予和接收。

与双扭线及8字形密切相关的是波浪线（图14.71）。波浪代表节奏和运动，是起起落落。本质上来说，它是一条振动的垂直线或水平线。它的能量在两极之间运动才不会失去方向。这些极点可以代表情绪的高涨和低落，也可以代表对立的两方，如生和死、日和夜。水平波浪线通常与水相关联，而垂直波浪线则经常用以描绘火焰。垂直波浪线还表达了诸如喜悦、悲伤或有活力等感受，这些感受"感动"了绘画的人。

波浪线最常作为一种动作出现在别的形状或情境之中，表达的是运动，通常是情绪的运动。

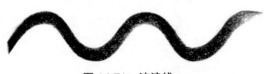

图 14.71　波浪线

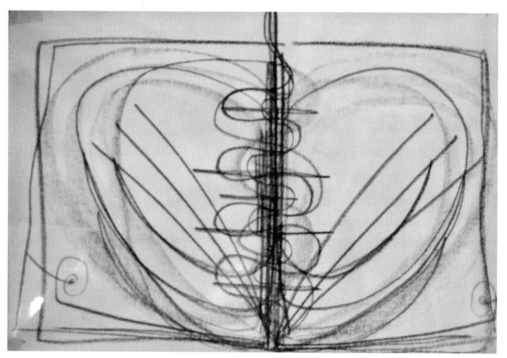

图 14.72 上升的波浪线——就像在这幅画中的一样——常常用来描绘力比多在脊柱内上升的体验。碗形代表骨盆，垂直线代表脊柱。所有这些都包含在一个心形之内，并受到一个长方形边界的保护。

参考文献

1 Dürckheim, *Hara*.

2 Levine and Kline, *Trauma through a Child's Eyes;* Gerhardt, *Why Love Matters;* Heller and LaPierre, *Healing Developmental Trauma;* Van der Kolk, *The Body Keeps the Score*.

3 Personal communication with the author.

4 Campbell, *The Hero with a Thousand Faces,* 109.

5 Jacob Grimm and Wilhelm Grimm, *The Complete Grimm Fairy Tales* (repr. London: Routledge, 1975), 123.

6 Neumann, *Amor and Psyche;* Pinkola Estés, *Women Who Run with the Wolves*.

7 Karr-Morse and Wiley, *Scared Sick,* 157.

8 Heller and LaPierre, *Healing Developmental Trauma*.

9 Gerhardt, *Why Love Matters;* Levine and Kline, *Trauma through a Child's Eyes;* Heller and LaPierre, *Healing Developmental Trauma*.

10 Van der Kolk, *Body Keeps the Score.*

11 Neumann, *Origins and History of Consciousness,* 8.

12 Neumann, *The Great Mother.*

13 Jung, *Psychology and Alchemy,* 268.

14 Dürckheim, *Hara.*

15 Jung defines *circumambulation* extensively in *Psychology and Alchemy; Mandala Symbolism;* and *Mysterium Coniunctionis.*

16 The creation of mandalas is the source of many books: Finscher, *Creating Mandalas;* Ingrid Riedel, *Formen, Tiefenpsychologische Deutung von Kreis, Kreuz, Dreieck, Quadrat, Spirale und Mandala* (Stuttgart, Germany: Kreuz Verlag, 2002); Elbrecht, *Transformation Journey;* György Doczi, *The Power of Limits: Proportional Harmonies in Nature, Art, and Architecture* (Boulder, CO: Shambhala, 1981); José Argüelles and Miriam Argüelles, *Mandala* (Berkeley, CA: Shambhala, 1972); Jung, *Mandala Symbolism;* Jung and Franz, *Man and His Symbols;* Madhu Khanna, *Yantra: The Tantric Symbol of Cosmic Unity* (London: Thames and Hudson, 1980); Kellogg, *Mandala.*

17 The most fascinating account of the force of the spiral I have found is Doczi, *The Power of Limits.* See Edmark at www.johnedmark.com.

18 Jill Purce, *The Mystic Spiral: Journey of the Soul* (London: Thames and Hudson, 1992), 27.

19 Ibid., 11.

20 Ibid., 110.

21 Neumann, *The Great Mother; Origins and History of Consciousness; Amor and Psyche; Art and the Creative Unconscious.*

22 Neumann, *The Great Mother; Origins and History of Consciousness;* Jung and Franz, *Man and His Symbols;* Jung, *Mandala Symbolism;* Jung, *Mysterium Coniunctionis.*

23 Elbrecht, *Trauma Healing at the Clay Field.*

24 Shapiro, *Eye Movement Desensitization.*

25 Anthony Twig Wheeler, www.liberationispossible.org.

26 Lama Anagarika Govinda, *Foundations of Tibetan Mysticism* (New York: Rider, 1969), 156.

27 Ibid., 159.

第15章

具有男性特质的基本形状

引导式绘画围绕着创造出特定形状的运动而展开。它所关注的不是纸上的长方形，而是画出它所需的运动冲动。一旦这种运动被重复，就要去研究这一形状带来的感官体验：这种形状在身体中唤起了何种内隐记忆模式，它与什么情绪有关，从这种感觉中会产生什么需求。

具有阳性或男性内涵的基本形状都是由笔直的、线性的、有角的或尖锐的运动冲动创造的。例如，绘制一个长方形意味着先向一个方向移动，然后停下并选择一个新的方向，再沿着这个方向移动直到到达下一站，接着是下一次的选择、下一次移动、下一次停止、下一个新的选择，等等。这一运动被分解成许多小部分，每一步都需要进行有意识的决策。就像被棱镜折射的光束一样，一条有转折的线被"打断"并反射出来。

另一种关键的、具有男性特质的形状是线条，它要么有一个明显的开始和结束，在这种情况下必须施加限制（这也涉及到一个有意识的决定），要么是定向的，就像射出一支箭一样。在这种情况下，确定线的方向需要经过训练后专注地瞄准一个目标，还需要信心和知识以做到在适当的时候发射。

这一过程表现了绘制具有男性特质形状这一动作的主要特征。绘制具有男性特质的形状的主要目的是决策、区别和觉察。这些形状唤起感知、意识和正念，它们代表着结构、规则和秩序体系。

这些儿童的绘画（图15.1–15.3）说明，他们两岁时的动觉运动冲动是胡乱划线和旋转的，在三岁时逐渐演变为圆形空间和画圈。右脑负责联想、连接，并且完全关注于当下。根据西格尔的说法，左脑思维在三岁左右出现，这时孩子们开始问"为什么？"[1]。左脑可以认知并处理过去学到的一套技能，并将之应用于未来，以实现一个特定的目标[2]。这也是线形和角形在他们的脑海中出现的时候。因此，我们不会试图通过画角和直线来治愈早期依恋创伤。婴儿时期的问题需要建立连接并进行圆形的流动。然而，当涉及到学习能力的发展、自尊的增强和信心的建立时，阳性形状的价值就显得尤为重要。圆形更多地与流动、连接有关，而线形和角形则唤起了对内、外空间和结构的感知。它们给出方向，进行区分和辨别。来访者必须经过有意识的努力才能画出它们。这个过程需要运用一些技巧，比如有目的地为线条规定方向，专注于一个目标，并将线条引向目标。当我们在恐惧中变得僵硬时——有时这种恐惧会持续数十年[3]，这些阳性形状便可用以作出莱文所说的对恐惧和创伤的"积极反应"。女性特质的阴性形状支持以下状态：流动状态、保持连接的状态、被包容的状态以及安全和完整的状态。男性特质的阳性形状则是在塑造形状，它们支持动作模式和有意识的运动冲动。

在卢思布林克（Lusebrink）对感知情感层面的定义中，他认为引入特定形状作为干预工具可以增强感知能力[4]。男性特质的阳性形状尤其能够激发情绪并帮助它们得到安全的释放，同时，它们也能将内在体验构建成生理和情感上的感知环境。混乱、不知所措和盲目的恐惧可以被辨别、疏导和释放。只有在清除了这些感情上的重负后，脊柱才能自由地直立起来。这时来访者可以开始安坐。他们学习去注意自己的呼吸。他们获得了内在定位和一些工具，以便在他们的内在反应转向难以忍受的状态时能够采取适当的行动。根据卢思布林克的说法，这种感知情感与腹侧迷走神经复合体有关，可以使社会参与系统发挥功能，让我们能够活在当下。本书接下来的部分将帮助读者更好地去理解具有阳性内涵的男性形状。

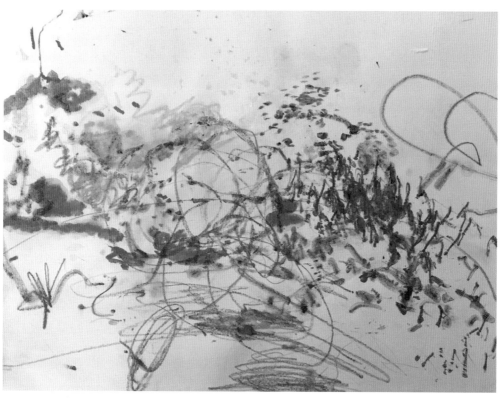

图15.1　一个一岁零七个月女孩的画：随机的旋转和敲击，快乐的、没有任何空间意识的运动冲动。

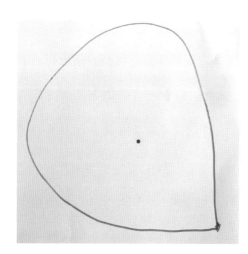

图15.2　一个三岁零四个月女孩的画：包含在一个圆形内，开始具有空间意识。

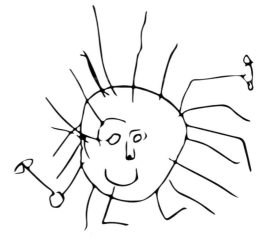

图15.3　一个四岁男孩的画：线条和角组成了有意义的图像。

垂直线

生理学结构： 身体的垂直线对应于脊柱，在这种情况下，直立的脊柱代表着自我具体化的认同感。有趣的是，幼儿对于"我"和"我的"的意识是在他们开始发现自己可以不依靠外力而直立的同时发展起来的。小婴儿仍未从周围的环境中独立出来，并且完全依赖于它。只有能直立的孩子才能说"我是"，并通过欲望驱动要小脾气来加强这种新发现的自我意识。

在一组男性特质的阳性图形中，垂直线（图15.4）在诊断环境中是最重要的。绘制垂直线或垂直线的缺失可以使治疗师深入地了解来访者的心理力量和心理弱点：

- 可以通过正常工作的社会参与系统自我调节的来访者能够画出清晰的垂直线。这样的个体的姿势表现为放松的直立状态。

- 心理压力过大的来访者往往完全无法画出垂直线，或者纸面上的垂直线都被圆形和拱形的环形运动冲动淹没了。这往往与肩膀下垂、姿势萎靡以及肌肉无力有关。

- 分裂的来访者倾向于创造零碎的或薄而脆弱的垂直线，甚或没有垂线，它们呈现出无实体或孤立的状态。

- 高度活跃的来访者可能会用过多压力绘制垂直线并激烈地爆发，但他们无法集中，也无法有效地给线条确定方向。因此，他们很容易陷入压力过大的危险。此时他们的姿势可能是僵硬和紧张的，或者由于靠近纸面上的崩溃点而陷入情绪的风暴。

垂直线使力比多在脊髓内的流动变得可见，并能以一种有趣的方式表明迷走神经系统的存在。形状本身和垂直运动冲动也均与男性的性欲有关，在这种背景下，力比多的流动或围绕缺乏流动而产生的冲突都会在绘画中显现出来。通过绘制垂直线，可以鼓励和支持来访者的自我意识。在自我意识被增强的情况下，向外的线条变得笔直、竖起和专注。每当自我迷失、受困或不知所措时，画出来的垂直线就会弯曲、缺乏根基并被压倒，或淹没在圆形运动中。

在某些生活情况下，跳出这个圈子并承认"我不再是其中的一员，我已经选择了自己的道路"需要极大的勇气和真正的决定。这可能意味着摆脱成瘾性行为，或公开维护自己的权利。它可能是一个遵从本心或使命的决定，而不是听从别人认为的"我该做什么"。

拥有"强大的脊梁"、"为自己的想法或为他人挺身而出"的人，会变得引人注目，他们会脱颖而出并有所作为，他们与众不同。他们像是"高大的罂粟花"*。引人注意已经不再羞耻和尴尬了。这些人会成为不同于常人的主讲人和领导人。然而，这种成功通常是在经历了漫长的考验和磨难之后才取得的。

另外，有些人并不是在寻找世俗的胜利，而是寻求内在的掌控。所有的冥想练习都关注于坐直并引导脊柱中的能量通过脉轮流向超越。我们发现在运动冥想中有许多相同点，如太极、瑜伽和武术。救赎，以生命的本质作为启迪，目的是通过改变直立脊柱中力比多的流动，在精神上超越自我。犹太教的传统倾向于将精神与肉体分开，而东方宗教则描绘了他们的神与女神（dakini）永恒的性结合。在佛教和印度教中，身体是获得灵性觉知的工具，例如，可通过深呼吸和脊柱上昆达利尼能量的流动得到。在犹太教、基督教和穆斯林的传统中，超越是一种脱离身体的或死后的体验，而性则被视为是精神的妥协。引导式绘画倾向于用一种内在体验的方式来进行精神修行。

垂直线一般涉及有意识的控制、区分能力、构建能力、鉴别能力和分析能力的其中之一。垂直线代表着征服、战斗、使用武器、射击、刺穿和挥舞剑的力量。它代表生殖性欲，如果力比多的流动受阻，它会很容易转化为沮丧、攻击性

---

* 指容易受到集体性批判的有成就的人。

和抑郁。这是左脑区分是非、执行决策和秩序、管理和安排生活的能力。它涉及到智慧的力量，包括所有抽象的处理系统。在如今技术驱动的信息时代，其弊端变得显而易见。在阳的主导中缺乏阴——自然、流动、活力和人际关系的女性本质。过多的阳性"行动"会导致神经系统负荷过重。我们也需要阴性的"圆形"的副交感神经休息和自我修复的时间。

原始意象：我们有丰富的范围可供选择。垂直线象征着英雄的原始意象。我们对男女英雄的崇拜推动着神话、童话、宗教、电影、小说和现实生活。英雄作为完成了自我实现的人类，可能是最受渴望的西方原始意象。希腊和罗马的神话中充斥着英雄，他们通常是半神半人，面临着巨大的挑战。例如完成了十二项任务的赫拉克勒斯、杰森、阿喀琉斯、美丽的洛伦、俄耳甫斯、欧里狄克、珀尔塞福涅，等。在基督教中，则是杀死了恶龙的圣乔治和能与动物交流的圣弗朗西斯。近期的英雄是邦德、《绿野仙踪》中的多萝西、《星球大战》中的天行者卢克、战士公主西娜、《指环王》中的弗罗多和《哈利·波特》中的哈利。所有这些好莱坞电影中的英雄似乎永远能战胜最富压倒性的对手。每一种文化都有一系列受人尊敬的人，传颂他们的传奇事迹，可以提升他们的榜样作用。大众传媒通过人们对体育明星、流行明星和电影明星的崇拜推动了当代神话的发展。

童话故事似乎是关于疗愈创伤的古老指导手册。主角们都面临着复杂的创伤问题：父母的死亡、施虐的后继家庭、抛弃、忽略、贫穷导致的饥饿和暴力，包括眼前由父母引发的死亡威胁。他们遭受痛苦，同时读者也和他们一起受苦，直到一个戏剧性转变的出现。在创伤知情的语言中，会出现积极的回应并消除不公正和威胁，然后主角们就能从此幸福地生活下去。瓦西里斯、汉斯和格蕾特尔、小红帽、长发公主、灰姑娘、白雪公主、青蛙王子、铁亨利以及侏儒怪，他们经历的故事大多是诸如之类的情节[5]。

罗伯特·约翰逊（Robert Johnson）在他关于"费舍尔国王与圣杯"的文章

中指出了英雄事业的缺点。珀西瓦尔的父亲和他所有的兄弟都坚守骑士精神并死于英勇的战斗。珀西瓦尔凭直觉找到了圣杯，却忘了要去寻问救世的关键问题。他无法使神秘经历变得有意识，因此不能完成疗愈。因此，他必须：

> "在接下来的二十年里致力于拯救美丽的少女、与龙搏斗、解救被围困的城堡、帮助穷人，体验所有青年到中年间男性应有的经历，直到有第二次机会进入圣杯城堡。[6]"

圣杯城堡中垂死的国王（或费舍尔国王）代表了作为高层所隐含的危险：当权者迫切地希望巩固并拥有这一地位。如果只有阳没有阴，系统就会失去平衡。如果只有统治功能而没有服务功能，统治就会越来越僵硬，政府会因管理过度的官僚主义而僵化。垂死的国王（或费舍尔国王）是安福塔斯（Amfortas），他遭受的严重创伤令他感到寒冷，而且永远不能温暖起来。他无法站直，无法康复，也无法死亡。他陷入了僵硬的束缚、毫无意义的仪式，以及耗尽他所有生命的冰冷处境中。僵化使他变得坚强，以至于他既不能死去，也不能治愈自己或恢复活力。在他的土地上，"牛不繁殖，庄稼不生长，果园不结果，妻子变成寡妇，男人陷入绝望。人们在任何地方都缺乏创造力"[7]。安福塔斯唯一的慰藉就是站在船上从城堡周围的护城河里捕鱼。从这个意义上说，钓鱼是为了重新与女性本质以及本能建立连接，去做内在的工作。

这是一个非常好的关于紧张性麻痹的冻结状态的描述。当珀西瓦尔可以询问有关生命的意义时，疗愈就发生了，因为生活的意义并不仅仅在于拥有权力。只有这样费舍尔国王才能用圣杯喝到"生命之水"。"生命之水"奇迹般地使他恢复了他的健康和力量。整个王国回到了快乐的春天并重获生命力，从冬天的寒冷和僵硬中恢复过来[8]。

另外，白雪公主在山顶的玻璃棺材里也遭遇了类似的冻结状态。当国王的猎人带着她下山时，令她窒息的毒苹果从喉咙里掉了出来。在经历了一个活跃而忙碌的循环之后，做到平静下来、转而关注内在、放松并使神经系统安定，这和追求成功一样重要。

干预：垂直线是自我作为意识力量的视觉表现，这种力量可以做出决定、集中精神、鉴别和区分事物。垂直线可以做到断开、打断、切断、分离和选择，以进行重组、反思和认识。这是左脑的连续处理流程。相邻的图像不仅仅是刀、剑和其他切割工具，也包括光线、一束阳光、X射线或其他抽象的直立图形。

在身体表现上，垂直线代表男性的性欲和活力。与此相关的图像有：阳具、图腾柱、矛、箭，以及射箭和用长矛戳刺的动作。如果生命能量的流动受到阻碍或误导，那么所有这些特质都会具有消极的特征，比如攻击性、愤怒和暴力。

如果性暗示是积极的，那么垂直线会与所有直立的生长过程有关——无论是萌芽还是花茎以及树干的生长。在身体上则代表背部、脊柱、脊髓、阳具，以及它们之中生命力的流动。

在其不易察觉的状态中，它可以显示精神能量的提升，如昆达利尼以及它通过脊柱中的脉轮或能量中心的提升。垂直线也是现在，分割着过去和未来，在这种意义上，它代表着"处在当下"。它代表上下、天地、大脑和肠道之间的轴。因此不难理解，垂直运动是向上还是向下是十分重要的。

来访者可以用多种不同的方式画出向上的垂直线（图15.4）。有许多重要的干预方式与垂直线有关。尤其是——这适用于以下所有观察到的现象和干预方式——画出的垂直线必须与直立的姿势相关联。与武术相似，无论来访者在何处失去直立的姿势，在何处受外力拉扯以至于垮掉，在何处失去了他们的哈拉——位于腹部的核心力量点，他们都是自食其果；他们不再是主宰者。有时，我鼓励来访者去激活一种感觉，就像坐在一匹马上一样。安坐在马鞍上的感觉可以帮助他们直立起来进行下一步。画垂直线是一种控制生命力的练习：他们可以想象有一匹马在身体下面的那种力量，并与之相配合。

　　与其他练习一样，这是一个对微小觉察的练习：追踪身体的感觉，并让治疗师观察来访者的姿势。垂直线不仅描绘了一个人的脊柱，更描绘了脊髓中能量的流动。画出的垂直线是放松的吗？垂直线的直立姿态是放松的吗？这可以反映出来访者在独处时是感到平静的。然而，大多数来访者不是这样的。他们在疗程开始时心怀恐惧和疑虑，处于封闭或过度活跃的状态。这都会反映在他们的身体姿势和画垂直线的能力上。

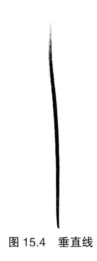

图 15.4　垂直线

　　关注来访者的直立姿态和他们通过自由地画出直线（如箭头）来自信地表达看法、思想和感觉的能力可能是一个挑战。如果来访者发现了正确的释放点，这一信息会反馈给身体，表现为脊柱更加挺直，同时腹部的状态更加平稳放松。它不像一些人所怀疑的那样引发能量的流失，相反，当力比多能够毫无阻碍地自由流过身体，能量会随之增加。有时，它可以帮助人们在画垂直线时发出声音，类似于网球运动员用来增强他们击球效果的方式。就像在武术、舞蹈或运动中一样，节奏性的重复会留下内隐记忆。我们可以通过改变运动方式来改变我们的态度。一旦我们采取不同的运动，我们就会有不同的感觉，这样，我们就会进行不同的思考。

　　如图15.5所示，在来访者绘画中可以看到能量流动的一些表现形式。

接下来，我将描述来访者在释放垂直线时最容易遇到的困难。在此采取干预措施来支持他们更有意识地对行动进行引导是必要的。

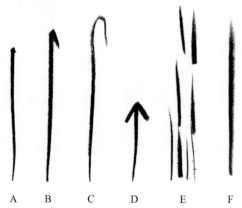

图 15.5　A：当能量上升到一定高度时受到阻挡，蜡笔会被向下推而停止向上移动。B：向前移动的决定是通过一个小钩子收回的，这就像在最后一刻放弃了自己的勇气和承诺。C：这条线的末端无力地下垂，表现出一种沮丧、毫无动力和疲惫的态度。D：有些人并没有意识到自己喜欢画顶部有小尖的箭头，从能量角度来看，他们盖上了盖子，阻止了能量的释放。E：这种破碎、分裂的垂直线可能是身体或情感虐待的结果。F：这是一条聚焦的垂直线，充满活力，带着自信和对自己能力的信心轻松前进，并能够在线的末尾释放能量。

来访者在蜡笔上施加的压力有多大或有多小？有时过大、过多的向下压力会导致纸张撕裂。在这种情况是，出于恐惧，人们会向下施加比向前更大的压力。这通常是一个标志，表明他们对自己施加了很大的压力，要求自己去"执行"一些他们还没有准备好的事情。此时，看到自己逐渐能将垂直线画到令他们满意的高度，可以让来访者获益良多。在这种情况下，我可能会转而鼓励他们去画"草"（图15.6）。这些都是小的、释放的动作，能有机地逐渐增强力量。然后，草会很快地上升成为充满信心的垂直线。这样的运动冲动更符合来访者的需求和能力，而不是他们认为自己应该做的事情。

还有许多来访者会从上下"乱划"开始（图15.9）。从用力的角度来看，这就像驾驶车辆在停车场徘徊，而不是选择一个方向前进。我称之为"是的，但是"运动："我想这么做，但其他人……"。通常来说，重点要么是前进，要么是后退。追踪身体感觉可以揭示来访者想要走向的道路，这就是练习的方向：向前、后退、侧向或其他。必须作出决定并重点关注它。然后，单向运动冲动会进行节奏性重复，对感觉的追踪可以证实这与之前的犹豫不决有何不同。

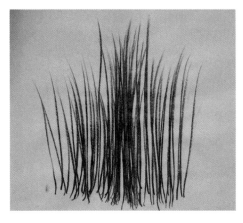

图 15.6　生长的草。运动冲动开始于较短的笔画，然后逐渐升高。在他们的身体向前倾斜之前，来访者已释放了线条。因此，他们不会失去身体中心。

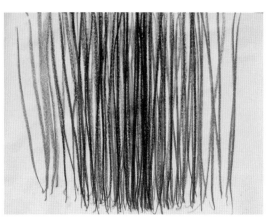

图 15.7　被愤怒卷走。没有及时释放线条就会发生这种情况。来访者越来越向纸张倾斜，并迷失在他们对某个问题的认同中。

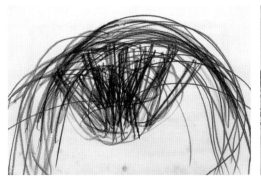

图 15.8　（困）卡在其中。这幅图揭示了一个内在的墙，在那里所有的线都被阻挡了。这个来访者不能发出声音，也害怕站起来去抗争和被注意到。

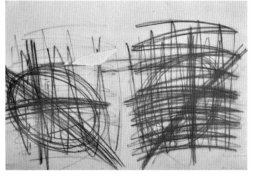

图 15.9　乱划。这一上下、前后反复进行的"是的，但是……"运动变得非常令人沮丧。来访者投入了大量精力却一无所获。

有些来访者则被困在其中。他们拼命地想表达自己，但既不完全相信自己的能力，也不相信自己会被倾听。他们会把蜡笔推到一个点，阻止它前进或释放线条。有时候，似乎有一堵看不见的墙（通常在肩膀或脖子的高度），使得他们的声音无法穿过（图15.8）。与之前提到过的一样，画"草"可以帮助这样的来访者建立信心，即一小步一小步地释放到大胆发声是安全的。

恐惧也会表现为来访者试图避免与他们的行动产生联系。每次到了释放点的时候，他们就会把笔头转回去。他们在齐颈高的位置切断了力比多在脊柱中的流动。这是一种微妙的回避方式，他们以这种方式服从，但是却拒绝承认自己正在做这件事。也许他们是在这样一种模式中长大的：生气是"坏的"。不管是什么推动了这种行为，重要的是治疗师要发现这一点，并引导感官觉察到这一模式。同样，"生长的草"这种运动可能有助于来访者逐渐进入激活状态，并变得更有掌控感。

有些来访者会执着于他们的线，并且释放得太晚（图15.7）。到那时，他们已被线扯过了桌子、越过了纸的边缘，身体倒伏下来（实际上是垮下来了）。他们是如此认同自己的问题，以至于与脊柱的直立状态完全脱节了。这些来访者被他们的愤怒或热情"迷住"了。这种情况很容易发生，表达了对问题的认同。这时采取干预措施，在"它抓住了我"之前找到释放的位置是很重要的。只有通过仔细追踪这种感觉才能征服这一刻的恐惧。通过使身体感觉（如"感到变强了"和更有能力了）变得更有觉察，信任才得以建立。

通过直线直接释放原始的愤怒很容易变得过度活跃。处理负荷过重和鉴别某个问题的一个有用的干预方式是双侧向上移动脊柱的练习。在不堪重负，或者脊柱感到堵塞，或"我紧张崩溃"之前，画出一个角，然后，负荷被释放到两侧，这对控制情绪问题有很大帮助。

我之前已将这个练习称为"分拣种子"（图15.10），当童话和神话中的女主角醒来并更能意识到自己的行为时，这是她们必须要做的一件事。男性英雄要学习使用武器和战斗，而神话中的少女则必须辨别什么对她有好处，什么会危害她的生存。当她被送进被描绘成冥界、森林或寄养家庭的无意识领域后，她必须通过鉴别事物来工作，才能变得更有意识。瓦西里斯为雅加婆婆挑选种子，普塞克为阿芙洛狄忒工作，灰姑娘为继母工作，都是用了这种方法[9]。

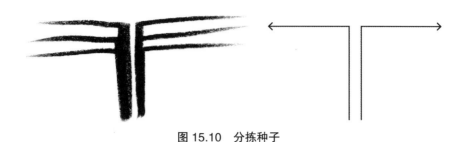

图 15.10　分拣种子

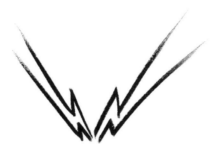

图 15.11　发光闪电：如果来访者不能或不想画"分拣种子"，可以鼓励他们用发光闪电来表达愤怒。这些动作往往是激烈的，但角将引导他们逐渐在愤怒中加入反思和更多的意识。如果愤怒能够以一种安全的方式流动，它就可以从抑郁（压抑的愤怒）转为攻击性，再变为真正富有创造力的表达。

涉及到对愤怒的管理时，分拣种子的练习会变得十分有用。横向释放线条的对抗性较小，而角可以让来访者作出坚定的决定。它会给来访者提供在身体内的支持。这个角引入了决策和思考，可以帮助管理愤怒并缓和高度激活状态，因此不会对来访者和治疗师产生过度强烈的影响。

如果没有小心地管理愤怒，后果可能会很严重。在我参加身体体验疗法培训期间，我和其中一位学员进行了一次练习。她热情地鼓励我通过推开她来表达我的愤怒。我们都伸出了手和胳膊，我推着她。那时我做得很好。然而，我回到家后发现自己整晚都睡不着觉，我的整个神经系统都处于高度戒备状态。我感到紧张、惊慌失措和冰冷，并且压力很大。在第二天早上的练习中我寻求了帮助。一位更善解人意的治疗师向我保证，我的行为不会带来任何恶果，她通过站在我旁边来支持我，而不是站在我的对面。最后，我又能透过气来了，也走出了封闭状态。我和父亲一起长大，他患有二战造成的严重的创伤后应激障碍。当着他的面，即使是温和的反对也会被他判死刑，他会爆发并严厉惩罚我，我的神经系统一整晚都在等待着这样的恶果。这一事件对我来说是十分重要的一课，它教会了我安全表达愤怒的重要性。

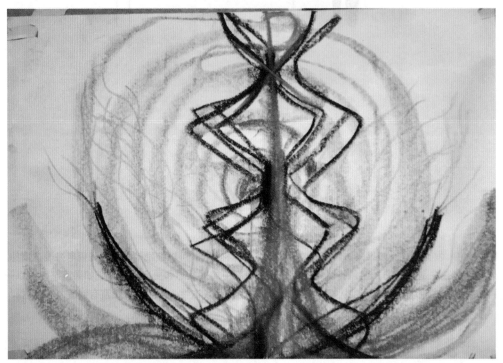

图 15.12　这位妇女由于在儿童期受到性虐待而患有创伤后应激障碍，表现为失眠和长期的高度激活。在这里，她找到了一种表达内在紧张的方式。最初对她来说，站直并让别人看到自己总令她感到焦虑，因为这会使她联想到虐待。然而，她在一开始就画出来的背景中的圆圈表明，她现在有足够的安全感来坚持自己的主张。

　　如果来访者发现愤怒的表达太令人沮丧，或者如果他们太容易迷失，那么画出加入了水平线或碗形的垂直线会很有帮助（图15.13）。脊柱就是这样锚定在骨盆里的。这样的运动有助于稳定下来。

　　以圆形为基础的流动更依赖直觉，加入了角形的版本则更有意识。圆形（图15.13的中A）与粗犷的、重要的、通常是情感上的支持有关，它是疗愈和复苏的，特别是如果来访者已经失去了与骨盆底部的连接时。

更果断的形式（图15.13中的B和C）是在基底上具有有意识的断点，它鼓励升华。生命能量（通常是性能量）的自由流动被打破，使它变得更有意识、更稳定和不那么有压倒性。这两种练习都有其特殊的价值，取决于必须要发展什么。来访者可以重复绘制基线，直到准备好上下移动为止。

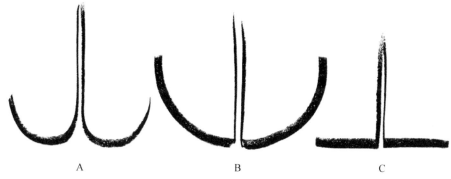

图 15.13　加入了水平线或碗形的垂直线

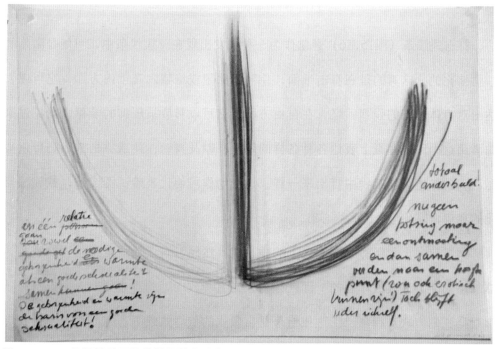

图 15.14　一位因性欲而挣扎的男性来访者。他可以气势汹汹，占据主导地位，但他很难变得温文尔雅和"感受事物"。他妻子已申请离婚。碗形代表了他骨盆里各种艰难的情绪，他现在试图将这种情绪与他作为新的男性身份的正直联系起来。

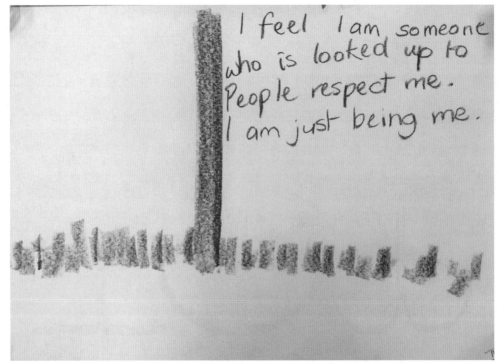

I feel I am someone who is looked up to People respect me. I am just being me.

图 15.15 这是朱莉的一幅画。她的画曾出现在第三章，图 3.7–3.12。她通过画"草"开始，之后发现了这个强大的垂直线。她写道："我觉得我是一个值得尊敬的人。人们都尊重我。我只是做我自己就好。"这就是垂直线的本质。

打击式线条（图15.16）通常作为一种爆发出现在一簇线条中，可能是激烈的和情绪化的。这真的是在打击纸面，伴随着欲望或绝望。在创伤方面，它可以表达出对身体虐待的强烈回忆。在自由方面，它可以释放被压抑的能量。我见过来访者用这个动作在纸上表达各种各样的爆发，以及舞动、跳跃或击鼓。它可以被激活，就像把火从某物中打出来一样。这个动作可能代表着试图突破，或放松僵化的姿势，以及与之相关的心态。

到目前为止我们都在关注向上的垂直线。然而，向下的垂直线也同样重要。这种运动冲动最具破坏性的一面就是当来访者释放向下的垂直线时，会以一种具有侵略性的方式对待自己。这相当于是自毁式的引导式绘画。它作为一种自我攻击和自我伤害的形式会刺伤肠道，此时需要的是摆动。治疗师显然需要叫停这种行为，并激活来访者内部的疗愈旋涡。它可能是线条从指向内部到指向外部的转变，但许多来访者可能不会觉得这么做很安全。在这种情况下，利用支持资源建立自尊，并用可控的方式释放一些创伤是一种选择。向下释放紧张情绪和自我侵略感，之后向两边画线可以成为最初的干预手段（图15.17）。

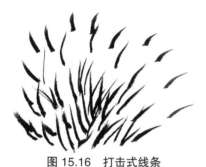

图 15.16　打击式线条

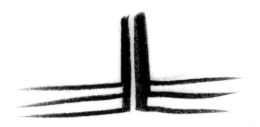

图 15.17　清理地面

　　造成自我伤害的原因几乎总是人际关系上的创伤，而且来访者已经将施暴者内化了，这使他们内在感到无力、肮脏和"一无是处"。一种可能的干预手段是让进行绘画的来访者扮演双方，而不仅仅是一方。一只手可以画出施暴者，另一只手可以画受伤害的自己，即使这个自我看上去不过是在纸面底部缩成一团的小色块。令人震惊的是，从这种对话往往可以看出，来访者是如何内化并反复再现虐待的[10]。

　　强者与弱者之间的对话——弗雷德里克·S.波尔斯（Frederick S. Perls）挑衅地称之为"超人和米老鼠"间的对话[11]，通常揭示出一种心态，即支持施暴者，不支持温顺驯服的个体，而个体是强者还是弱者与来访者的身份认同密切相关。在病态的紧张之下，大脑会驱动虐待性的思维模式，此时只有自我伤害的行为才能缓解内在的痛苦。如果可以使垂直线转而向上运动，那么先前封锁在身体内部的被抑制的需求、情绪和感受将有机会被释放出来，并且破坏性的思维模式也可能被剔除。只有这样，洞察力和同理心才有机会发挥作用。

　　分裂、恐惧或封闭的来访者要么从图15.20中受益，要么需要更圆滑的运动冲动，比如双扭线，来帮助他们流动以及与内在建立连接。像席亚拉一样，他们将受益于强调向下的运动，并在脊柱的基础上感受到自己处于安全的环境中。

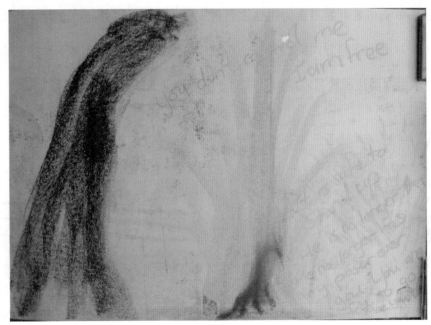

图 15.18　玛吉对童年早期受到的性虐待有无数的感觉记忆，但对往事没有意识清醒的叙述。在开始时，她每只手都拿着一支棕色的蜡笔。左边是她用左手画出的巨大的阳具，在中间，她用右手画了她作为孩童的自我。接着她每只手都拿起一只黄色的蜡笔，来帮助她的内在孩童进行自卫。她写道："你不能控制我。我自由了。站起来去抗争是安全的。他对我已经没有任何控制力了。"

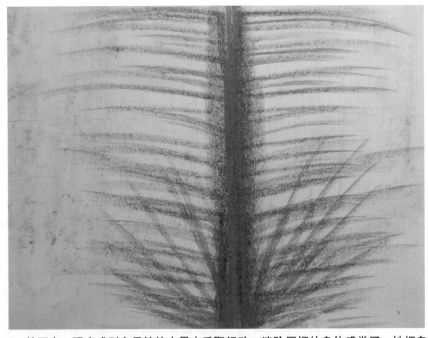

图 15.19　接下来，玛吉感到有足够的力量去采取行动，消除压抑的身体感觉了。她把自己的脊柱从压迫她、令她感到弱小的一切中解放了出来。

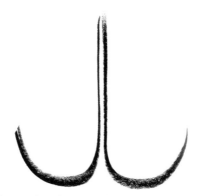

图 15.20　向下的垂直线：当向下的垂直线在左右两边获得强调时，线条便因"到达"了某个地方而受益。运动冲动在碗形中找到了控制感，而不是被直接拉入腹部。这与骨盆和锚定在其底部的脊柱有关。

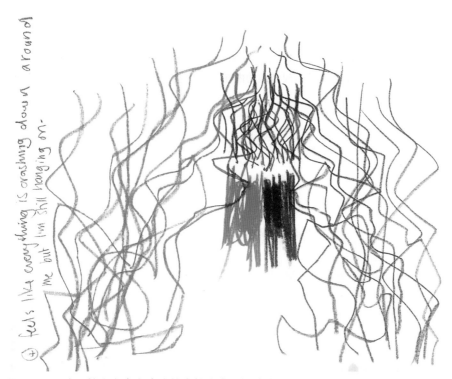

图 15.21　席亚拉患有令人疼痛的脊柱病变。据她的外科医生说，她面临四肢瘫痪的危险。然而，手术使她的病情恶化了。引导式绘画使她能够去解决潜在的复杂创伤问题，去适应痛苦，而不是对抗痛苦。对抗会加重疼痛并导致脊柱痉挛。绘画可以像按摩一样帮助她控制局面并管理她的行动能力。她自己在家进行绘画，并通过电子邮件把她的画发给治疗师。这是她的第一幅画，"感觉周围的一切都崩溃了，但我仍在坚持。坚持会消耗大量能量。"

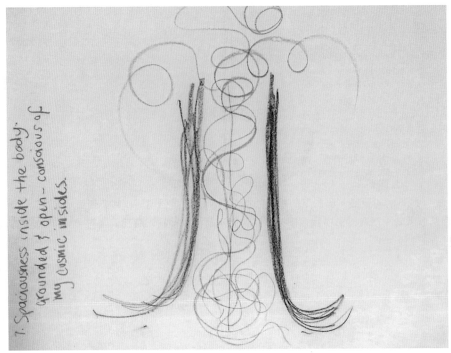

图 15.22　席亚拉继续有意识地让自己安定下来。与坚持相比，顺其自然才是正解。她发现了"体内的宽广，安定而开放，意识到了我宇宙般浩瀚的内在"。通过顺其自然并使自己的骨盆安定下来，流动便产生了。

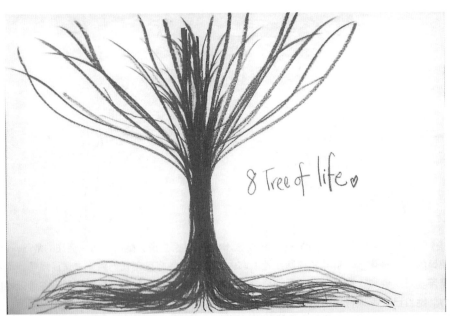

图 15.23　席亚拉称这次疗程的最后一幅画为"生命之树"。在一个疗程之内，她可以从破碎和几乎感受不到生命的状态，转变为与内在安定和生命的力量建立起强大而美丽的连接。以这种方式进行的每周绘画给了席亚拉希望，并极大地改善了她的身体状况。

在这种情况下，向下的垂直线有了积极的内涵，运动冲动是温和的、柔软的和充满爱的。这时我们转向内在并安定下来。特别是与碗形的结合，就像图15.13中的B，让我们可以放松自己。它模仿了消化的过程。在精神层面上，它可以代表一切从上而下、从天空降下的"灵感"。这是一种关心他人的阳性冲动，类似于呼气的运动。例如，禅宗冥想的引导是"安坐并使身体沉入骨盆"，随着呼气而放松。这是佛教祷告目的的一部分——强调呼气。你曾听过西藏僧侣唱经吗？他们似乎永远都在呼气。我的禅宗师父会说："你呼气。吸气是一种礼物，与你无关。你呼气。"

这一阶段的来访者很有信心。他们的意识能力没有受到威胁，他们可以毫无畏惧地转而向内。许多人因现代生活中不断的要求而精疲力竭。做完所有男主人公该完成的事业后，他们可以回家了，冷静下来，恢复精力。这里没有战斗、没有压力，只有安定和充满爱的自我关怀。就像费舍尔国王，这些来访者需要重新与他们的内在本性建立连接，这时他们的感受、情绪和活力再次复苏了。

这种释放中有一部分可能是悲伤。向下的运动和释放可以像眼泪一样流动。在这种情况下，是呼气时副交感神经控制的哭泣使得神经系统安定下来。上升的并不是交感神经兴奋带来的强烈悲伤。在这里，它是可以接受并释放的悲伤。

我们的关注点更多地放在通过向上的垂直运动冲动来加强自我和身份认同，与之相反的情况则涉及向下的运动形式。现在这个运动代表的是妥协。它是放开控制，放开有目的的行动，也是对更多生命存在状态的接受。许多精神修行都关注这一点。禅宗在超越的目标中谈到了"自我的死亡"。寻找的是与普遍统一状态更大的联系。也许伟大的灵修者——鲁米*的解释可以阐明这种妥协：

＊　Molana Jalaluddin Rumi，古波斯著名诗人和神秘主义者。

"当一个人用棍子敲打地毯，他其实本意不是想清理地毯，而是想清理灰尘。你的内在满布灰尘，又被自我的面纱所遮挡，所以这灰尘不会即刻消失。有时在睡眠中，有时在清醒时，随着每一次被虐和每一次受挫，灰尘会一点一点从心灵中消失"[12]。

有了垂直线这个形状，我们就已准备好舍弃在以往胜利中所取得的荣耀，放下骄傲、自大和虚荣心。当把自我从我们内在中一点点剥离时，我们可以去试着为一个比我们自私的个人利益更大的目标而服务。

水平线

从干预的角度来看，水平线（图15.24）价值不大。它平衡、调和，能分出顶部和底部、上方和下方，因此它与肩膀或膈肌有关，也被视为地平线或基线。在任何有向上推并画出垂直线冲动的体验中，水平线带来的感觉都像一堵具有限制性和阻碍性的墙。

图 15.24　水平线

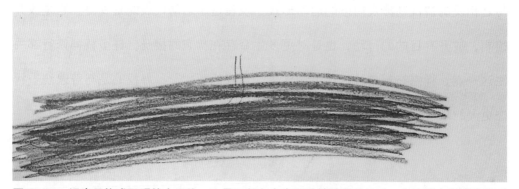

图 15.25　沮丧且构成阻碍的水平线。这是不断左右来回乱擦的运动冲动。它可能会使紧张得到暂时的释放，但这种情绪"无处可去"，最终会使来访者挫败而绝望。

使用双手向外绘制的水平线（图15.26却）是充满活力的，它是一个重要的干预工具。它解放了脊柱。它将紧张释放到两边，在这个过程中，空间被清理出来留给垂直线。背部的疼痛、承受压力或负担过重的感觉可以被推到一边。外向的运动可以与对"我的"的宣布联系在一起：我的空间、我的房间、我的权利、我的身体。而有些人的一举一动都在大声表明"不！"，或"出去"和"滚开"。

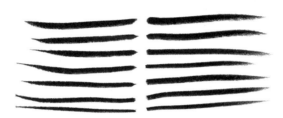

图 15.26　向外绘制的镜像运动的水平线

人际关系中的虐待造成的边界侵犯，可以以这种方式得到较好解决。那些不得不去应对强势入侵的人，例如被性侵的女人、生命力被抑制的男人、童年时曾被虐待的人，或承受了父母期望带来的过重压力的人，他们都倾向于体验这种能释放的练习。这种感觉明显是身体上的，并可以显著改善与身体相关的内在紧张。

两只手向中间合拢的反向运动则可能会产生相反的效果（图15.27）。这种水平线会引起压力、紧绷和封闭，画它会给人带来伤害。与会带来自我伤害的向下垂直线类似，治疗师需要十分谨慎，并且要警惕来访者的自我攻击性。

当然它也有积极的方面，这样的内向的运动形式可能带来一些聚焦的感觉。首先要明确这种向内画水平线的方式与那种可能会带来伤害的方式有什么不同。然而，它不适合作为干预工具。

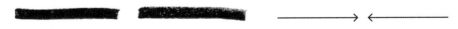

图 15.27　向内绘制的镜像运动的水平线

交叉形

生理学构造：德语中的"交叉"是"背部"的同义词，"交叉疼痛"可以指背痛。瑞士作者罗森伯格（Rosenberg）研究了交叉形这一古老的冥想符号，令人惊讶的是，他使用的方法是聚焦于身体的[13]。杜科罕将垂直线与脊柱联系在一起，将水平线与肩膀联系在一起，两者共同形成了身体内部的交叉形。基督教中的十字架与之不同，十字架催生了底部线条延长的十字形。我的禅宗老师Roshi Yuhoseki认为，这种不平衡的基督教十字架是出于我们西方式的自我中心主义。他从西方人之间的相互关系、他们高度认同的生活物质的外壳联想到了他认为"失去了中心点"的基督教十字架。他认为，关于自我死亡以找回中心的精神修炼，才是一种符合西方人需要的内在疗愈手段。

把身体和性结合在一起而不是将之妖魔化的宗教，往往拥有一个更平衡的交叉形。例如在亚洲和美洲土著的曼陀罗中发现的十字形，这种十字形有四个等长的边，它将中心更深地放入身体之中。根据东方的生理学，我们的身体自然地根植于骨盆中，就像姿势放松的孩子。然而，一旦我们变得"紧张不安"，就会切断与内部基底的连接，一旦我们"心烦意乱"，重心就会滑入上半身。这种失去重心的姿势导致了背部的紧张，因为脊柱不得不支撑头重脚轻的事物。

大多数来访者使用交叉形来表达身体各个部位的紧张和疼痛。交叉形表现了碰撞、事故、受伤和手术。消极的自言自语、遭到贬低、创伤经历，这些都会在画中表现为被划掉——通常是被交叉的对角线划掉。

濒临死亡的经历，例如严重的车祸、麻醉剂和开刀手术，往往被描绘成交叉形。性创伤、身体暴力、伴有侵略性自言自语的自虐心理，都会让人备受折磨，且真的会把一个人击垮。

原始意象：交叉形是最古老的符号之一。它承载着很多意义，不仅仅是在基督教中。我们需要找到两条交叉的对角线并标记中心。交叉形两条相互垂直的轴线可以延伸到一系列如艺术史和宗教史一样广泛的对立事物。垂直线的男性特质和水平线的女性特质可以代表天地、阴阳、男女、日夜等数不清的相对事物。

荣格在他的作品中大量描述了炼金术中四大元素的鉴别、纯化，以及它们之后的转化和统一[14]。交叉形是荣格伟大作品中的主要符号之一，它把国王和王后、王子和公主、父子、母女、太阳和月亮、天和地等对立事物结合起来。

传统戏剧和歌剧经常使用一系列相对的事物，比如：一方身份高贵，另一方身份低微，来制造戏剧性冲突。莫扎特创作了《魔笛》作为他加入自由共济会秩序的象征。在剧中，塔米诺和帕米娜是精神维度的代表，而帕帕基诺和芭芭基娜则代表着生命力。这四人都必须接受午夜皇后的黑暗力量所施加的考验，并满足萨拉斯托*给出的进入智慧殿堂的条件。午夜皇后和萨拉斯托是父母原始意象的典型代表。但是，虽然四人本为一体，但帕帕基诺和芭芭基娜渴望婚姻、性生活和养育很多孩子，塔米诺和帕米娜却走进了死亡之门——奥西里神庙中火和水的炼狱。通过他们的爱和内在的力量，他们发生了转变并获得了永恒的生命。最后，这四个人结合在了一起。

在基督教中，交叉形的四端经常被描绘成以基督或圣母和圣婴为中心的四位传道者，因此强调的是交叉形的复苏功能。诺斯替传统中的福音传道者也与四大元素和占星学标志有关[15]。

美洲原住民利用地球的"四角"、四个风向、四种肤色——红、黄、黑、白，来唤醒中心的伟大精神。

十字架与死亡的联系来自于二元性的死亡，在交叉过程中，一个新的实体在中心重生。在基督教中，人类耶稣死在十字架上，并在中心复活成为神圣的基

---

   *　本段涉及人物皆为《魔笛》中的人物。

督。在分析心理学中，这反映了自我的死亡和自性的诞生。在这种情况下，自性代表了完整性，表示成为一个"内在个体"，一个不能再被分割的人。

干预：双轴交叉（图15.28和15.29）通常代表此形状僵化消极的方面。当垂直轴线以一种毁灭式的方式向下拉长时，就会更加强调这一点。伴随着的感觉可能是被"抹掉"、"划去"、清除。痛苦、毫无意义、荒凉、易受攻击和遭到抛弃（"父亲、父亲，你为什么抛弃我？"）经常伴随着这样的体验。它是一个典型的形状，表达着创伤经历、被打碎，或暴露于无穷无尽的黑暗和死亡中。

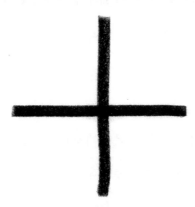

图 15.28　基督教十字架。这个十字与背部和肩膀、内部结构和外部结构有关。它可以是静止和稳定的，也可以是僵化和不灵活的。

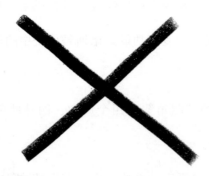

图 15.29　圣安德鲜十字是更有活力的，画它时通常伴随着强烈的情绪，这些情绪通过划掉或覆盖里面事物的动作来表达。

被抹掉、划去是图15.30-15.32的共同特征。

向上画的交叉形象征着死而复生。在这种语境中，圣安德鲁十字被描绘成一个人的形象，他的手和腿向外伸出，就像达·芬奇创作的著名的《维特鲁威人》，或者十字架上复活的基督。

然而，在圣安德鲁十字真正的动态层面，发挥作用的是这些轴，而不是形状。有趣的是，最有效的积极的创伤反应就根植于这些符号中，它们通常一上来就讲述了创伤往事。对每一个轴的节奏性重复能够帮助来访者完成被阻碍的战斗或逃跑反应。在这两种情况下，蜡笔是握在拳头中而不只是用手指拿住的。使用给学龄前儿童用的大号油画棒是很有帮助的。要用胶带把纸固定在桌子上，这样纸才不会滑走，否则就会令人感到沮丧。根据他们的创伤往事，来访者需要战斗或者逃跑，他们不需要同时做到这两件事。不管曾经发生了什么可怕的事情，无论是这两种反应中的哪一种，都是他们想要做却没做成的。

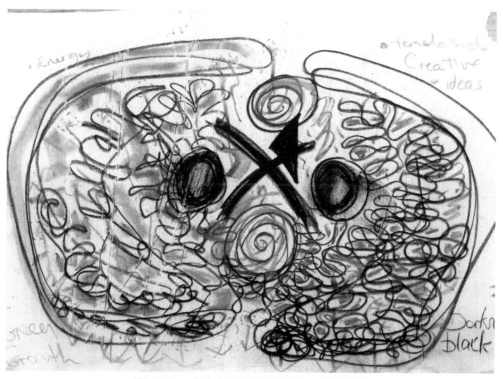

图 15.30　来访者在十字路口发生车祸的图画

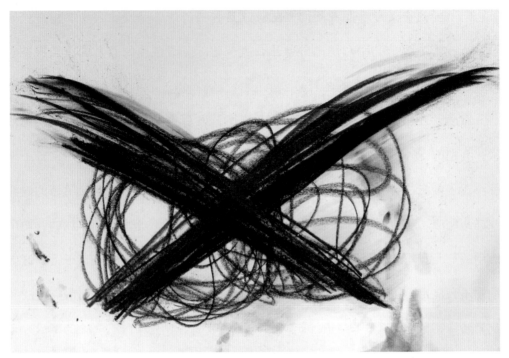

图 15.31　虐待性自言自语的痛苦逐渐转化为愤怒的表达

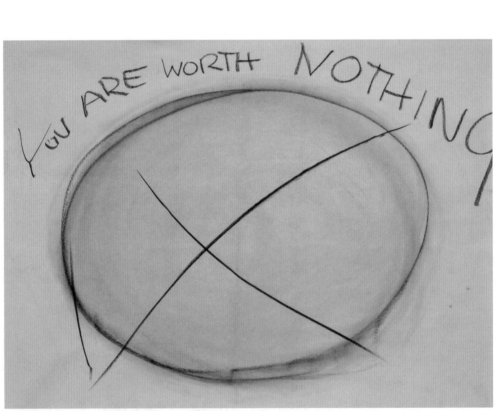

图 15.32　这个蓝色的圆圈代表着一位女性来访者做完子宫切除后的腹部。手术对她的女性身份认同造成了影响，让她感到自己"一文不值"。

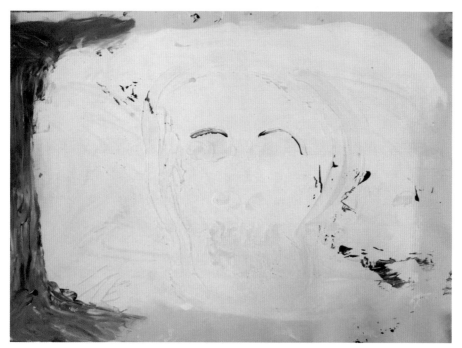

图 15.33　当卡罗尔第一次接触手指画时，她惊讶地僵住了。与颜料的接触引发了她对童年遭受的身体、性和情感虐待的可怕回忆。她把自己绘制为幽灵般的头骨。她通过隐形和"装死"而生存下来。

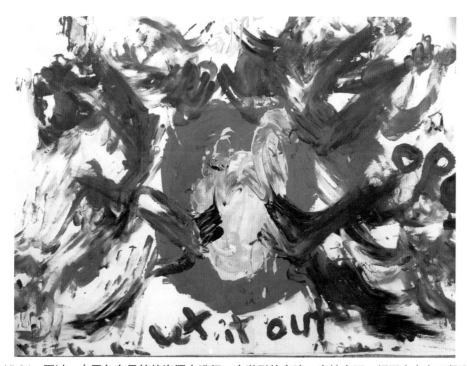

图 15.34　不过，卡罗尔有足够的资源去进行一次激烈的表达。当她在下一幅画中走出了紧张的静止状态时，混乱和愤怒就爆发了出来。

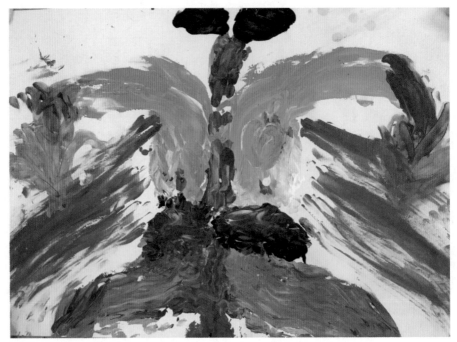

图 15.35　这幅被钉在十字架上的画出现在卡罗尔开始拼凑她生命中的碎片时。她从混乱和分裂中浮现出来，同时表现出破碎与完整。这一悖论是荣格定义的自性出现的特征[16]。

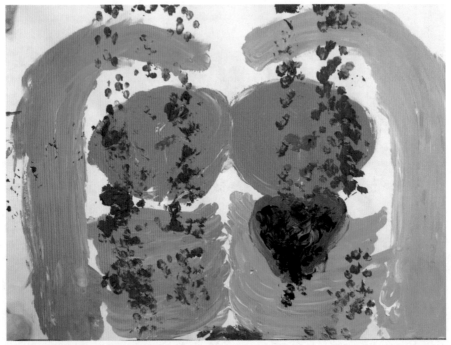

图 15.36　疗程结束时，蓝色的眼泪顺着她的身体流了下来。卡罗尔现在有皮肤了。她已经拥有了边界。她有一颗心，并且能感觉到它。能够感觉到对于她来说是最重要的。她已经封闭了太久。这对她来说是一个信号，表明她现在可以向生活和爱敞开心扉。

当他们需要战斗时，他们会在纸上沿对角线方向交替绘制冲击线条，并在最后释放线条。来访者可以伴随着每一次冲击大喊大叫，来强调他们每一次冲击的效果。重要的是，要沿着圣安德鲁十字的对角线轴线方向进行，而不仅仅是直线向上。注意垂直线那一部分中讨论的所有特性也很重要。例如来访者坐直了，没有办法划出越过桌面的线条，是因为他们不能顺其自然，而且过于认同自己的情绪。较短的冲击线条也有这样的作用。脊柱轴线内松弛的直立姿态会使来访者再次受到伤害，并不能使来访者自主神经系统安定下来。

交替的对角线在脊柱中会引起扭转运动。围绕脊柱的这种旋转增强了这种扭转，并且可以重新连接分裂的、破碎的部分。这个动作可以激活力比多沿着脊柱向上流动，特别是伴随着击打释放出被压抑的紧张。幼儿会扭转、单脚尖旋转舞动，或者更频繁地伸出手臂直立转动，从左边旋转到右边。这是幼儿为了增强脊柱的感觉作出的本能行为，这也是他们成长的一部分。我的孙女两岁半了，大约会旋转三到五次再停下来。很明显，这样她能够感觉到自己的脊柱，她喜欢这种感觉。然后她就会说"哇！"并且再做一次。

同样可以鼓励来访者做大约三到五回，然后追踪他们的感官反应。他们在身体里注意到了什么？仔细追踪感觉反应而不是盲目地采取行动是很重要的。

当来访者需要逃跑时，他们会从上往下画对角线，并将线条从桌面释放出来，实际上是逃离身后的事物。

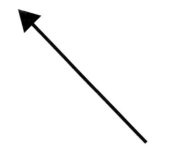

图 15.37　战斗：右手画出指向左上方的对角线

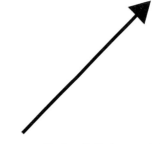

图 15.38　战斗：接着左手画出指向右上方的对角线

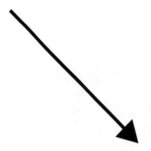

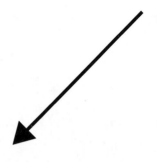

图 15.39　逃跑：右手从左上角开始画指向右下角的对角线，并在纸上，甚至在桌子上释放开线条，就好像把它抛在后面一样。

图 15.40　逃跑：接着左手从右上角向左下角画出对角线，并释放线条。

这个动作与你滑雪时用滑雪杆推动地面前进的动作相同。它是一个推动前进的运动。跑步者也这样做：他们以肘部为支点支持自己向前运动。

当来访者绘制逃跑反应时，知道应该逃向何处是很重要的。当交感神经反应的激活暂时令人满意时，便不会关闭创伤反应，此时的跑动可以是无止境的。重要的是能够进入并保持一个安全状态，以使自主神经系统安定下来。罗斯柴尔德在她的课程中会教授如何与来访者一起开发出一条详细的逃生路线。例如，从进入到发生强奸房间的门开始，之后打开它并进入走廊。打开前门，跑过前院。如果安全地点太远，就想象一条魔毯出现，然后跳到魔毯上飞走，直到你来到朋友家的门前。你从魔毯上下来，走上台阶，打开她家的门走进走廊，再打开通往厨房的门，她就站在那里。她会给你一个拥抱，这时你知道你安全了。

每位来访者都有自己的故事。当这些画面被激活时，来访者就会在纸上奔跑。再一次的，运动冲动与感觉追踪交替出现。只有这样，自主神经系统才能逐渐认识到：我现在正在逃跑，我可以找到安全的地方。重要的是，要有足够的时间在到达点追踪所有的身体感觉，并用语言表达出来。在经历了几十年的过度唤醒状态之后，自主神经系统需要时间来重组自己。

这样完成此前受阻的战斗或逃跑反应，其效果是持久的。现在，在安全的情况下，内隐记忆系统将接纳并重新融合过去由于压力过大而导致分裂的部分，来访者也就能回归生活了。

　　六线、八线的交叉形（图15.41–15.42）是基本交叉形的更复杂形式。随着线条的增加，焦点被拉到交叉中心。轴线将能量集中在中心或从中心扩展出去。交叉形的结构表达了不同的观点和对立，但多数情况下是统一的。这些交叉形的结构可以为曼陀罗图案的设计布局。在动态版本中，如果是在闭着眼睛的情况下以双侧方式绘制的，几乎都能说明来访者内在发生的事情。

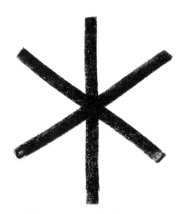

图 15.41　六线交叉形

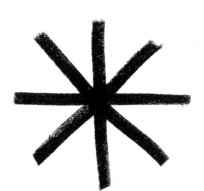

图 15.42　八线交叉形

　　六线交叉形是圣安德鲁十字加上"我是"这一中心线。这个形状使人联想到希腊字母"x"，拼出了基督的名字，代表着意识到内在神性的个体[17]。

　　在佛教中，八线双交叉形被称为"转变之轮"。它是一个近似圆形、向四周辐射的图形，经常作为曼陀罗图案的基本结构。在数字命理学中，八与宇宙秩序和完美的力量平衡有关。佛教中有通往开悟的八正道；而造物的第八天标志着一个更高震动水平上的新开始，当一个维度已经在前七天中完成后，要进入下一个阶段。

　　当轴线增加为十线和十二线的交叉形时，它们对统一性和协调性的强调就更加强烈了。

另一个步骤会把这个形状转化为辐射形（图15.43），无论它是由爆炸还是光线的爆发所引起。在这样的辐射形中，所有的光线从中心产生并延展开来。内爆很少发生。当内爆发生时该谨慎行事，因为这在大多数时候都是破坏性的。

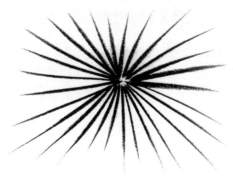

图 15.43　辐射形

我记得有一位来访者无法接受她的孩子死于白血病的事实。她紧咬着牙齿画了一颗向内坍塌的星星，直到她的愤怒和眼泪爆发出来并得到释放。

案例

彼得的婚姻遇到了困难，他的妻子提出离婚，这令他严重失衡。两人都是中年，没有孩子。彼得在一系列的关系问题中挣扎，伴随着性挫败感，除了愤怒什么都感受不到（感受一直是他妻子的事）以及缺乏自尊。这些画是他第五次治疗的摘录。

彼得最初是健谈的，不仅充满洞察力，并且在处理这些问题上也表现得相当有智慧。更令人惊奇的是接下来发生的事。一旦他闭上眼睛，他似乎就被一道闪光带入了一个完全不同的维度。气氛立刻变得浓缩并且高度紧张。突然，这些轴线就像闪电一样，用难以置信的力量击中了他自性的中心（图15.44）。他用对角线把纸撕裂了两次，他几乎无法开始画第二个，不是由于这个形状的侵略性，而是由于其所包含的十足的活力。这幅画惊人地简单，并且线条十分清晰。他表达了"这就是一切"的感觉，但更多是他无法言明的。他就像一个处于电场中的人。他所有的性幻想都被带到了内在的境界中，在那里他被一个神圣的火花击中，得到解放并进入了一个新的维度。

彼得对所发生的事感到震惊。他觉得有必要将他内在深处的一切表达出来。在图15.45中，他利用双重交叉形——"转变之轮"，围绕着中心以垂直线延展开来。他处于紧张和高度警觉的状态。他需要更多。因为此时他什么都不想说。

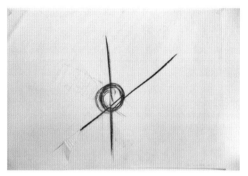

图 15.44　闪电

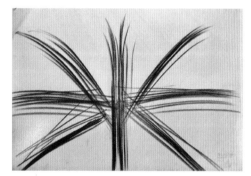

图 15.45

现在他爆发出了纯净的光辉（图15.46）。他用几种不同的颜色来表达整个体验。他又哭又笑，摇摇晃晃，浑身哆嗦。接着他说感觉到自己充满了爱和惊人力量的光。他因不得不付出的一切而感到不堪负荷，为自己巨大而充分的天赋感到高兴，也为他的心封闭过久而感到悲伤。所有这些同时得到释放，并且具有极大的强度。这种体验中只有一小部分能真正用文字表述清楚。

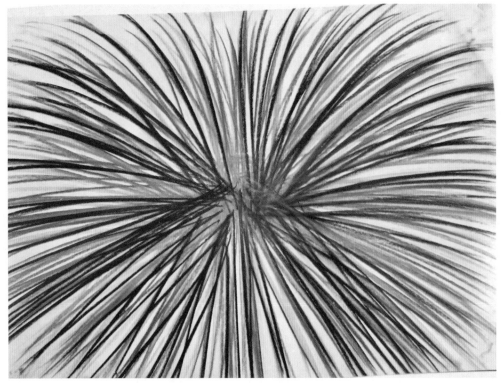

图 15.46　"放射的爱的爆发"

三角形

生理学：三角形的一个特点是它通常被看做是积极的形状。它的构造具有支持性，其效果通常是正面的。然而，在我们的身体之中并没有三角形。三角形在能量体中作为轻型结构起到重要作用，但在我们的身体之中没有具体的对应物。然而，对于分裂的来访者和那些害怕自己身体的人来说，这些轻型结构在最初是唯一的连接方式。

菲丽斯·克里斯托（Phyllis Krystal）在她的作品中常常使用三角形作为视觉辅助来描绘来访者和治疗师之间的关系，以及两者是如何与她所说的"高等意识"联系在一起的[18]。我经常使用这个她所提到的方式。在这种情况下，我将以一个简短的引导式冥想开始治疗，在冥想中，我们想象来访者和治疗师，或团体中的每个参与者都坐在光圈之中。这个圆圈放置在每个人周围的地面上，半径大约为一臂的距离。在一个二联体中，两个圆圈以8字形方式连接。然后我们想象一束光从脊柱升起，并延伸到头部以外，直到与自性或顶端的高等意识（即三角形的上顶点）相连接。接着，我引入了作为"无条件的爱和普遍智慧"来源的高等意识，鼓励来访者以他们舒服的方式来绘制。我要求这个绘制动作具有"指导性，在场性，以及我们准备好接受的洞察力"。接着高等意识发出一个光锥，就像"液体般散落的光"，它会把来访者围绕其中。这束光有五个核心特征：赋能、疗愈、净化、保护和无条件的爱。对于许多来访者来说，这种可视化是重要的精神资源，他们需要这些资源作为治疗的仪式。在剩下的时间里，他们可以想象自己坐在这个充满光的三角锥里。

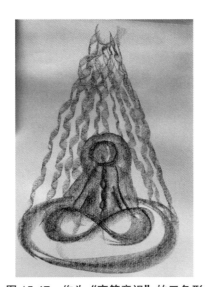

图 15.47　作为"高等意识"的三角形

跟随克里斯托进行了多年训练后，我学会了这种冥想，并发现它是一种很有价值的工具。它有助于延缓移情，也为内在引导产生的影响做好准备。另外，在治疗期间，如果来访者不知道如何继续，我可能会再次提到三角形的上顶点。在这个练习中，高等意识是自性的投射。当然，这终归是一种内在的体验。

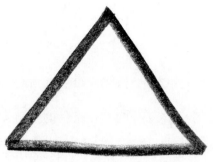

图 15.48　顶点向上的三角形

原始意象：三角形是统一的象征。它在世界上许多宗教中都是如此，如圣父、圣子和圣灵的三位一体，梵天、毗湿奴和湿婆，或赫卡忒、得墨忒耳和珀尔塞福涅[*]。它可以表达神性的抽象形态，通常以眼睛为中心。三角形是所有生命层次中"好父亲"的象征，类似于占星学中180°角方向上的三角形，人们认为它具有支持性和协调性。

这也是第一个成为封闭图形的、具有男性特质的阳性形状，它是一个内在空间，这是单一的点或无限运行的线（两点之间的轴线）无法做到的。可能这就是为什么三角形与神性密切相关。它是第一个将事物从无尽而永恒的存在状态中带入三维世界的形状。

它是克服了二元性的图形表达。三角形是经典的正－反－合模型，其上顶点代表着"合题"。类似地，三角形也可以被视为伙伴之间、与世界之间，或父亲、母亲和孩子之间的所有联系的基本形象。尽管二元水平存在多样性与分离，但在更高的意识水平上，协同和统一是存在的。

干预：所有男性特质的阳性形状中，三角形带来的威胁感是最少的。如果来访者无法绘制其他线性或有角的形状，那么三角形这种具有向上顶点的结构（图15.48）会十分有效。这能够让来访者感到安全。甚至连圆锥形的帐篷、房子、屋顶或祝福等相关形象，通常也代表着保护性的、仁慈的存在。然而，作为一种干预

---

[*]　此三人皆为希腊神话人物。

工具，我很少使用它。

再一次，使用一只手绘制形状的静态方式与使用双手双侧绘制的动态方式（图
15.49）之间存在着差异，在双侧绘制中，沿着两边向上或向下的运动变得更加重要。

用向上的动作画出的三角形可以唤起强烈的热情、灵感和喜悦。三角形常与
火联系在一起，实际上它正代表了炼金术中的火元素。在基线上稍作改动，它也
是空气元素的炼金术符号，强调出这一标志向上、积极的绘制特点，例如三角形
可以想象成一张满帆的船的图像。

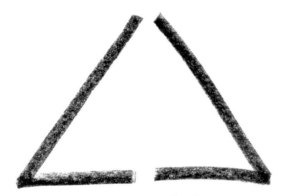

图 15.49　双侧绘制的三角形

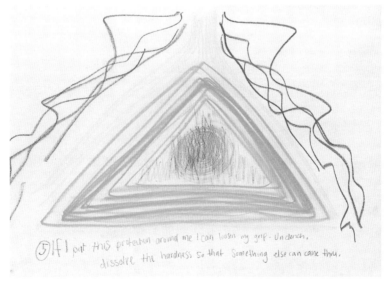

图 15.50　这个三角形成了席亚拉的工具之一："如果我把这个保护罩放在我周围，我就可以放
松下来。打开并解除僵化后，别的东西才能通过。"

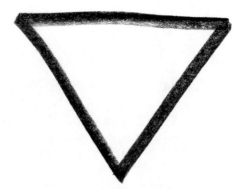

图 15.51　顶点向下的三角形

如果重点是向下的运动，保护和安全的特性就更加明显。来访者使用这一形状来呼气和镇静，并放松下来，沉入自己的身体。

顶点向下的三角形（图15.51）和炼金术中的水元素及土元素有关。此时，合成、溶解以及统一都存在于深处。顶点指向夜的智慧和土地的知识，溶解存在于无意识的地下世界。骶骨，这一根植于脊柱底部的"神圣"中心，也与这一形状有关。

瑜伽里的海底轮位于骨盆底部，它是昆达利尼的居所，是具有成长潜力的潜在蛇形力量，在传统上，它被描绘成一个向下的三角形。密宗中的具（yantra）是一种仪式性的曼陀罗，它用海底中顶点向下的三角形作为象征，以唤起伟大女神卡里（kali）的本质[19]。我曾多次目睹这个"夜"之三角是如何变成脸或面具的。它们往往具有一种恶魔的特征，以符合它们来自地下的起源。有时，水平线上的角延展成兽角，从而形成魔鬼或公牛的形象。如果我们能够面对这些图像，这些图像中强大的潜力就能为我们所用。

两个三角形组合在一起形成的六芒星（图15.52）被称为"大卫之星"，是犹太教的象征，在这种语境中，多少有点宿命般地与大屠杀联系在一起。六芒星是一种高度复杂的对立统一形式，平衡着阴阳的力量。这两种三角形就像垂直线和水平线，都是男性特质的形状，但有着阴阳的内涵。顶点向下的结构指向母性的大地，而顶点向上的三角形指向天堂。六芒星统一了这些极性。

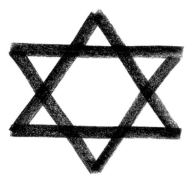

图 15.52　六芒星

　　因此，六芒星经常作为统一的符号出现。比起交叉形，许多人更喜欢六芒星，因为它不会让人感觉那么紧张、过于兴奋或是易受攻击。六芒星在完整性和协调平衡方面十分出色，它强调循环，但又并非圆形。

　　六芒星通常可以作为协调的曼陀罗图案的结构。

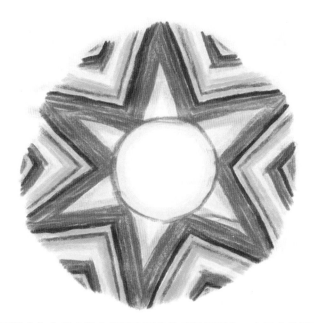

图 15.53　一名在事故中失去父亲的九岁男孩画出的曼陀罗图案。杰里米的曼陀罗，连同引导式绘画及其他艺术治疗活动一起，成为了他的资源。他画了自己拿着一条丝带，丝带系在一根五月柱的顶端，这根柱子就代表了前面提到的高等意识。这条丝带是他的"电话线"，他可以通过它与父亲进行交流。他用言语表达了一些遭遇，其他时候则是静静坐在那里，拿着他的丝带，与父亲心意相通。杰里米在一次冥想之后画出了这个曼陀罗图案。与父亲取得联系并能从父亲那里获得问题的答案，对于他来说是一种莫大的宽慰。

长方形

生理学：我们的身体里并没有长方形的器官。然而，我们确实喜欢被长方形包裹。所有对空间和时间的人为定义都使用了长方形这一形状。建筑物和房间、窗户和门，都是长方形的，街道网格是方形的，整个地球也被分割成经线和纬线组成的方格。我们将时间分为四季、四种月相和四个至日；西藏人和美洲土著认为世界有四角。还有四个风向、四种元素。不仅仅是炼金术士才把四边形作为地球的象征。

长方形代表着我们的边界，保证我们的安全。它可以引起强烈的反应，例如对监禁的怨恨或毫无意义的反复训练。不过它也提供了深切的保护感和秩序感。引导式绘画对此形状的关注点在于修复破损的人际边界。当我们的个人空间被入侵和轻视时，就会在个人边界上留下一个弱点或缝隙，这使人很容易就会进入激活状态，或者让他们感觉自己根本不安全。这是一种清晰的感觉。我认为亲人可以通过在四周营造一种关怀的氛围来保证我们的安全感。母亲们会为自己的孩子这么做。一个被定罪的恋童癖患者曾经告诉我，他可以立即识别出那些缺乏母亲保护的女孩，在他看来，这些女孩很容易被俘获。

我们学习去设定边界，这是适应生活环境程序的一部分。关爱和尊重教会我们建立健康的边界，虐待和忽视则打破边界，令我们对安全感的含义感到困惑。孩子将之内化为内隐记忆系统，他们不知道这有何不同。然而，许多情况下，这种习得的程序性习惯会干扰人对当前处境作出恰当反应。当我们在孩提时代学着压抑自己的需要和感觉以取悦权威人物，我们作为成年人时可能也会这么做。例如，当女性结束一段让她们感觉很糟糕的性关系时，她们却因此而感到自责。即使她们说了"不"，她们的身体也不知道如何发自内心地保护自己，以及如何用身体姿势发出与此一致的信号。在这种情况下，她们的拒绝没有受到重视，因为她们的身体边界并没有给出一致的信息。言语的请求由新皮层处理，很容易被更出于本能的反应所掩盖。奥巴赫（Orbach）在她开创性的著作《肥胖是女权问题》中认为，如果女性没有学会建立自己的躯体边界，例如曾遭到虐待，她们会认为是体重让自己缺乏魅力[20]。

奥格登（Ogden）提到了一种"身体边界感"[21]。我们通过内脏和肌肉的信号对亲近与疏远作出反应。我们倾向于接近我们喜爱的人，不想与别人进行接触时则会表示远离。当我们的边界受到侵犯时，我们的反应往往是肌肉紧张、身体后倾或逃离。

人际边界破坏有两种类型：一种类型是我们受到他人的伤害，在这种情况下，不情愿的接触变得过于紧密，给我们带来了巨大的压力，而我们也不知道如何保护自己；另一种类型是我们未能尊重他人的边界，这可能会引发他们的防御反应和排斥，或者我们甚至会欺凌和虐待他们。大多数犯罪者都在孩提时代遭受过监护人严重的边界侵犯[22]。

当我们缺少足够的人际边界时，我们会体验到别人令我们愧疚、羞愧、悲伤或愤怒。我们可能难以保护自己免受性侵犯，或者是在建立起足够信任前过早地暴露了太多自己的信息，接着又感到羞愧和退缩。健康的人际边界则通过我们自己的信念和观点来确认我们的个体性。我们可以在不受威胁的情况下，接纳新的想法和体验。我们有能力去选择说"是"或"否"来调节人际关系。

原始意象： 长方形象征性地将地球和身体定义为一个现实的维度。在这个形状中，精神与物质的关系得以完善。长方形以精神形式代表着被整合的自性，并包含在身体的实体结构之中。这可以被认为是桎梏或一种得到自由的方式。由于身体的重量拖累了自由的精神，身体可能被认为是对灵魂的禁锢，或者是包容与保护。

荣格把三角形三边到长方形四边这个步骤解释为一个整合和合并的过程。与三角形相关联的精神打开了它的顶点，并引入了第二条水平线，从而形成了长方形。通过这种方式，炼金术士们认为精神为了自我实现而降临到地球上。这个四元组由两个男性和两个女性组成[23]。基督教将他们视为圣父、圣子和圣灵（最初指索菲亚，是神性的女性面，也被称为菲洛索菲亚（Philo-Sophia）），以及大地之母圣玛利亚。根据荣格的说法，当大地的原始意象显现时，我们会被召唤去开发自己的潜力。我们不得不离开这个充满灵感的三角形世界，并为在物质世界中实现这些想法而投入艰难甚至往往是痛苦的工作。

图 15.54　长方形

干预： 长方形是一种有序的、结构性的力量。在绘画时，一个人向某一方向移动，然后停下来，决定一个新的方向，转向这一方向，接着沿这一方向移动，再停止，然后再次决定……这个过程需要精确、果决和清醒。这种形状不会飞在高处，它沉稳地安放于地面。

在来访者需要学习如何主动去保护自己免受边界破坏的困扰时，长方形是一个重要的干预工具。这些边界破坏可能是由身体上的、情感上的或与性有关的暴力引起的，也可能是外科手术造成的。大多数创伤性事件都伴随着人际边界的破坏，在这些事件中，我们皮肤的保护层受到攻击，甚至出现了破损。边界的主动修复是创造安全区的核心练习之一。有些人从来都没有体验过安全状态下的内隐记忆状态。侵犯边界的行为似乎在我们的光环中留下了裂缝。即使在事件发生几十年后，它们也可以被追踪并被身体所铭记。修复我们周身的光环，即修复我们边界上的裂隙，可以深切地改变我们的感觉。于是内隐记忆会明白"我很安全"。一个人的人际边界就像是一个人的个人空间、自己的房间、花园或房子，可以有效地警示其他人远离，并把不受欢迎的人拒之门外，它保护着神圣空间，一个内在的避难所。

虽然圆圈也可以起到支持和保护的作用，但它是更被动的包容，而长方形则需要有意识的主动防御。在这种情况下，用双手一起绘制长方形是最有效的。在每一个角上，来访者都会受到鼓励去大声说"不！"、"出去"、"滚"。他们用武力去标记、保卫并修复自己的边界。还可以通过自己创造的符号、能量动物、水晶或守护者来加强这四个角。边界标明了"我的空间"。

玛德琳是被收养的，她在生活中一直感到自己没有权利去拥有个人空间，这可能是一段来自她母亲对意外怀孕感受的内隐记忆。相反，她觉得自己必须"永远感激"继母能够接纳她。当她画长方形的时候，她的身体感到非常激动和兴奋，于是她情不自禁地爬上了桌子并坐在她画的长方形边界里，脸上写满了宽慰。不久后，玛德林买了自己的房子——她以前不敢这么做，并认为这是"自私的"。

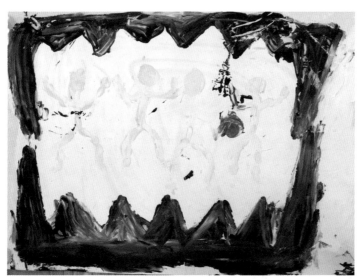

图 15.55　"我的家人在怪物口中"。在这幅"全家福"中，娜奥米将自己画成了一个小黑点。火柴人代表着父亲、母亲和她的两个兄弟，而她的存在甚至达不到这种程度，她只是个小黑点。巨大的口腔表达了她在孩提时代无法避免地被卷入的可怕事件。她母亲患有精神疾病，这使她对待娜奥米十分暴力，她的父亲和两个兄弟则从她两岁起就对她进行性虐待。他们孤立地生活在偏远的农场里，她没有出路。

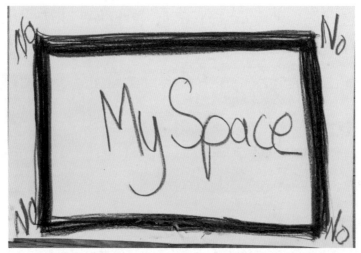

图 15.56　这是一个具有积极内涵的长方形。它被称为"我的空间"，这是一个用来维护个人空间和修复边界裂隙的相当典型的图像。大声说"不！"是很重要的，因为当下很多人不敢或不能这么做。用这种方式画长方形不仅可以使人强大，还可以提高空间意识。

我记得有一些曾遭到精神虐待的来访者，或是受多重人格的侵扰，或者有听觉闪回现象，而这个形状令他们获益良多。画长方形是一种强化自我的练习。四个角下达命令并给出结构，它们是定位点，并划定了边界。

有着消极内涵的长方形，可以被体验为像栅栏一样，被困住、被囚禁，并且与被"放进盒子"、放入棺材联系在一起。极少情况下，来访者会将不整齐的"一、二、三、四"的行军动作视为有节奏的运动冲动。

长方形的另一个特殊形式是角螺旋（图15.57）。这个形式作为在危机情况下的一种练习是很有价值的。它可以创造秩序并增强意识。在看上去没有出路的情况下，它可以提供一条途径。

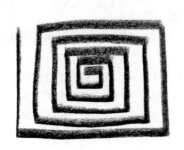

图 15.57　角螺旋

在这种情况下，来访者会睁着眼睛绘画。四个角提供了方向和决策点。画出一条通向中心或离开中心点的路径可能会逐渐建立起方向感或目标感。有角的路径强化了自我。必须作出许多决定（停止，决策，新方向，停止，决策……）。同时，螺旋运动避免了易被长方形激发的锁定感出现。

雷切尔很绝望。她有酗酒问题，有自杀倾向，虽然表面上非常成功，但她的私生活却没有方向和支撑。当童年早期性虐待带来的全部恐惧在她的治疗中展现出来时，她每天会花几个小时去十分精确地画角螺旋。这一仪式使她继续前进，并防止她的思想旋转到失控。在黑暗中，有角的螺旋成了她的路径。她把所有的注意力和技巧都用到了那些画上，并在后来称那些画救了她的命。

点

生理学结构： 点是孕育未来生命的种子。它是创造的首个冲动。它是一个起点，是原子核，也是包含生长密码的原子。单个的点是原点（图15.58），是唯一的一个，这暗示着个体在整个宇宙中是独一无二的。多个点可能形成充满活力的节律模式，就像显微镜下的细胞结构。

期待和期盼的状态常常与点相关联。某些事情已经发生、被人点出、切中要点了——那么它就会产生一些后果。

原始意象： 点是开始和结束。它是种子，会带来生命；它也是尘埃，所有的物质都结束于此。它可以是中心，比如类似曼陀罗图案形状的中心，也是注意力的焦点。当多个点（图15.59）或点簇出现时，它们代表集体和集体倾向。它们是灰姑娘不得不去挑选的许多相似的扁豆。它们呈现为谷粒或脉冲，雨滴或星星，泪滴或星星点点的喜悦。它们伴随着一种充满活力、生机勃勃或充满灵感的精神状态出现，往往表明某件事即将发生。澳大利亚本土的点画就是用一种特殊的方式来捕捉景色和事件的能量表达。

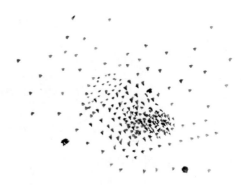

图 15.58　点　　　　　　　　　　　　　　　图 15.59　很多点

干预： 点不是环绕运动，而是一个戳刺运动。环绕运动是具有女性内涵的圆形，而点则是一个需要集中精神的动作，我们需要将某些事物带到点上。为了达到干预的目的，可以建议来访者在纸上有节奏地画点来放松身体的紧张感。因此，来访者可以放松之前被阻塞的情绪和感受的流动。有些人喜欢用蜡笔敲击桌子发出的噪音。另一些人用指尖轻轻敲击的方式画出数百个振动的点，创造出时常具有一种以突出的透明度和生命力为特征的雾化状态。

我所经历过最重要的一次关于点的疗程是和一个十几岁的年轻人一起。杰森很有天赋，被诊断出患有精神分裂症。这是我们第一次见面。当他看到那张巨大的白纸时，他很震惊。对他来说它是完美的，他不能用自己画的黑色去玷污它。凝视着这张纸，他感受到了宇宙的浩瀚。他非常迷茫，无法在他的身体中或在地球上的任何地方找到自己。他觉得任何与物质或与自己的接触，甚至是触碰这张纸，都意味着玷污、抹黑了完美的事物。

经过一小时不可思议的内在斗争后，我们把几张没有碰过的白纸放在一边，因为杰森认为它们已经"满了"，他全神贯注，由于恐惧、紧张和期待而颤抖着，在纸的中间画了一个点。他简直好像是带着某种力量从外太空着陆的。结束后，他说道："现在，我是这个世界的一部分了。"他决定生下来，活下去，这是一个令人感动的决定。

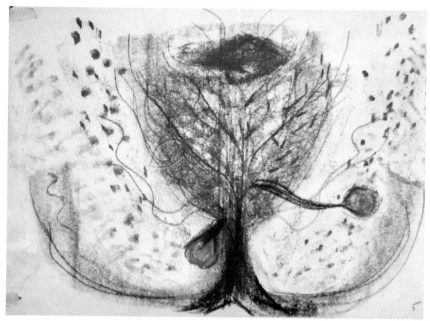

图 15.60 这张十分美丽的很多点的范例是玛丽亚的画。玛丽亚是一位罗马天主教修女，在遭受性虐待的童年之后，她选择这样的生活是为了远离男人。这幅画是在经过几年治疗后出现的。画中她将被治愈的骨盆描绘成一个充满种子的肥沃容器，她的卵巢充满活力并且乐于接受，核心中充满了生命之水。

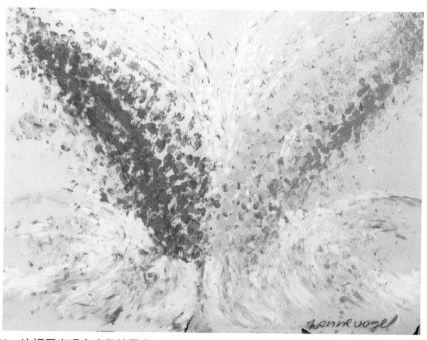

图 15.61 这幅画出现在疗程的尾声。这位来访者五十多岁了，没有孩子，一直在为失去的机会而悲伤。在内在深处——并且在经过几周的"怀孕感觉"之后——她带着深刻的幸福与狂喜画出了这幅"太阳鸟"。她的喜悦表现在了用多种颜料画出的雾状斑点的释放中。

在接下来的一次疗程上，杰森的父母也一起参与了，他们承认了杰森是被收养的，但从来没有告知他。一旦他知道了自己身份的真相，实际上，他所有精神分裂的症状都逐渐消失了，是的，他可以"成为他自己"。

参考文献

1 Siegel and Bryson, *Whole-Brain Child.*

2 Jill Bolte Taylor, "My Stroke of Insight," TED Talk, February 2008, http://goo.gl /D8xLGu.

3 Levine, *In an Unspoken Voice.*

4 Hinz, *Expressive Therapies Continuum;* Lusebrink, "Assessment and Therapeutic Application."

5 Grimm and Grimm, *Complete Grimm Fairy Tales;* Jung and Jaffé, *Memories, Dreams, Reflections;* Jung and Franz, *Man and His Symbols;* Robert A. Johnson, *The Psychology of Romantic Love* (London: Arcana, 1987); Johnson, *She: Understanding Feminine Psychology* (New York: Harper and Row, 1989); Estés, *Women Who Run with the Wolves.*

6 Robert A. Johnson, *The Fisher King and the Handless Maiden* (New York: Harper Collins, 1995), 44.

7 Ibid., 30.

8 There is a parallel in this myth to the celebration of the Roman Catholic mass, in which the priest drinks the wine as the "blood of Christ" in order to give life to the community. Jung goes even farther and discusses the transformation of the angry god of the Old Testament into a god of love through the son, the Christ. The god of the Old Testament, depicted as an old man, became rejuvenated in the son. See Jung, *Mysterium Coniunctionis,* 24.

9 Neumann, *Amor and Psyche;* Grimm and Grimm, *Complete Grimm Fairy Tales;* Estés, *Women Who Run with the Wolves.*

10 Alice Miller, *The Drama of the Gifted Child* (New York: Basic, 1981).

11 Frederick S. Perls, *Gestalt Therapy Verbatim,* 1968 (repr. Highland, NY: Gestalt Journal Press, 1992).

12 Rumi, quoted in Houston, *Search for the Beloved,* 206.

13 Alfons Rosenberg, *Kreuzmeditation* (Munich: Koesel, 1976); Rosenberg, *Christliche Bildmeditation* (Munich: Koesel, 1975).

14 The mystery of conjunction is discussed in Jung, *Psychology and Alchemy* and *Mysterium Coniunctionis.*

15 John is symbolized as enlightened man or an angel, relating to Aquarius astrologically and the element air. Mark is associated with a lion and Leo as a fire sign. Matthew is pictured with an eagle, and the heightened image of Scorpio in astrology, representing the element water. Luke appears with the bull, relating to Taurus as an earth sign.

16 Jung, *Mysterium Coniunctionis;* Jung, *Archetypes and the Collective Unconscious.*

17 Rosenberg, *Kreuzmeditation.*

18 Krystal, *Cutting the Ties That Bind.*

19 Khanna, *Yantra.*

20 Susie Orbach, *Bodies* (London: Profile, 2009); Orbach, *Fat is a Feminist Issue: The Anti-Diet Guide to Permanent Weight Loss* (New York: Paddington, 1978).

21 Ogden, *Sensorimotor Psychotherapy,* 391.

22 Van der Kolk, *The Body Keeps the Score,* 136–68.

23 *Quaternio* is Latin for "four-foldedness." See the extensive literature about this subject in Jung, *Mysterium Coniunctionis;* Jung, *Psychology and Alchemy.*

第三部分

感觉运动绘画疗法的
展开过程

第 16 章

聚焦于身体的干预工具

作为一名治疗师，我表面上看起来很平静、镇定地与来访者坐在一起，但内在却在不断地进行持续的、大量的观察和决策。这种决策大多数都是非语言的。在本章中我将尝试从同伴的角度，让这个过程更加明晰：以前讨论过创伤理论的组成部分，包括：创伤理论、身体聚焦、艺术材料的选择、主要形状、原始意象、运动冲动，以及在陪伴来访者的进程中治疗师通过感官觉察完成连贯的对话。这种对话可能用一种轻松而确定的"嗯，嗯"的声音传达出来，但实际上治疗师却有更多事情要做。

如果我们鼓励来访者闭上眼睛深入了解感觉运动过程，那么治疗师的角色就是一个可以被意识到的存在。类似于在深海潜水，只有知道在海面的船上有人握住生命线时才是安全的。治疗师以类似的角色，承担起辅助性控制新皮层的功能，让来访者可以安全地专注于边缘和脑干的问题。作为一种干预方式，这要求治疗师能够提供大量非语言暗示，让来访者舒适地处在自己不思考的身体聚焦中。就像对深海潜水员来说，手势和生命线的拖动提供了非语言的反馈和指导一样。我们不希望来访者每隔一段时间就需要上来缓口气，他们也不需要立刻在口头上分享他们的每一个感受，那样会破坏体验。但我们需要与他们沟通，提供指导和安全感。这需要治疗师了解更广泛的信息，以指导来访者的内在探索。

艺术疗法的优点在于治疗中总有三种关系：来访者、治疗师和艺术作品。因此，在艺术治疗中治疗师和来访者之间的语言交流似乎比沟通类的心理治疗更少，因为来访者与他们的艺术作品之间的关系发生了转变[1]。治疗师的角色是促进和鼓励来访者向艺术作品的移情，以及在创作过程里将这种觉察带入这种关系中。除此之外，引入内在指导可能会给愿意接受的人增加一个内在的"精神"权威。

对于反移情，以及治疗师如何通过调节自己以协助来访者调节他们的神经系统，也存在复杂且常常无法解释的维度。治疗师在感知到恐惧时深吸一口气然后呼气，或者在来访者变得僵硬不能动弹时移动了一下位置，都会触发来访者的反应。当我进入治疗对谈时，我会经常检查自己的神经系统和躯体反应，并且发现通过调节我自己的反应，可以与来访者的神经系统调节进行沟通。如果治疗师无法处理来访者的表现及反应时，可以交叉双腿和双臂的身体姿势呈现，那么不需要任何语言，来访者就可以理解不要往"那里"去。如果我试着去探索来访者表达的内容，我经常会模仿来访者的身体姿势并检查我对它的感官反应。我可以以这样的姿势向来访者给出反馈，或者只是等等看来访者看到我"喜欢这样"会如何反应。绘画也会显示出具有自身历史和意义的姿势及躯体内部状态。来访者可能会站起来并以他们图画中显示的运动冲动方式来活动；他们甚至可以通过夸大它们来进一步深入探索它们。在引导式绘画过程中，来访者的镜像神经元不仅与治疗师互动，他们也会首先在绘画中找到自己的真实写照。

以下是我在治疗中观察到的一些核心指标，它们提供了提示干预的基本情况。有时候我会与来访者分享我的观察，但只有在我确信来访者在内部探索中不会被打断，或在认知整合阶段中不会把我的分享当做一种批评时，我才会这么做。我把很多注意力放在一致性上。来访者越能"完整"，他们的反应就越一致，而分裂则会造成不连贯或混乱的沟通模式。

- **气氛怎么样**？是负荷过大、紧张、受惊，或是平和、有创意、放松的？这种特征在画纸中表达出来了吗，还是作品与气氛相矛盾？

- **来访者的态度是什么**？是淡漠、回避、肤浅，还是有知觉并在场？来访者是自愿来这里，还是受外部权威要求参加本次治疗？

- **这个个体的自我引导的表现如何**？或者这个来访者期待"帮助"吗？如果是这样，治疗师是被迫成为"施救者"，还是来访者确实有需求？

- **来访者的身体姿势如何**？直立还是弯着？僵硬的或收缩的，焦虑又痛苦地紧张，还是放松和开放？

- **来访者神经系统的调节程度如何**？此人是否说话非常快，画画非常快，还是两者皆有？在这种情况下治疗师可能会提出下调的方法。或者此人因害怕而僵硬得几乎不能动，不能进行眼神交流，而且蜡笔在纸上只能留下浅浅的线条？这样的来访者并不安全。那么如何才能利用资源来抵消恐惧呢？奥格登有趣地建议道，应在过度抑制或者过度兴奋的边缘游走，否则治疗便过于安全。它需要安全，但不是太过安全[2]。如果我们过早地降低来访者的兴奋状态，那么他们可能会认为我们不接受他们的压力体验。

- **来访者在生理上表现如何**？治疗师可以观察来访者的呼吸模式，注意他们何时吸气以及在哪种情况下他们明显地叹气，并且通过呼气来下调自己的情绪。来访者的肤色说明了什么？轻松的来访者看起来是玫瑰色并且是温暖的，高度激动的状态使个体的面色发红，而恐惧会使脸上血色全无，来访者会看起来脸色惨白。

- **三位一体大脑中的哪些构成模块是在线的，哪些是关闭的**？认知、情感、感知、感觉和行为之间的平衡与协调是怎样的？有些来访者只想交叉着双臂交谈，所有其他系统都关闭；而有些来访者则过于情绪化，"不能清醒地思考"；还有些似乎被锁定在僵硬的行为模式中的来访者则把其他一切都挡在门外。什么样的方法和艺术材料最能有益于个体增强连接和协调？

• 来访者是否可以接触内隐记忆，还是专注于身体恐惧？在后一种情况下，减少恐惧的资源会对个体有帮助吗？

• 绘画形状的大小是否与内在的感受一致？个体的骨盆底部体验真的像他画的一样巨大或微小吗？哪些体验导致了自我认知的扭曲？

• 口头分享和绘画行为之间是否具有一致性？例如，当线条特征充满活力、精力充沛时，来访者却反过来称自己疲惫不堪？或者来访者在微笑的同时分享了一个明显痛苦的事件。

• 绘画动作的节奏是否表达了相关的、瞬间的、内在运动？有三种选择：太快，太慢，或者"正确"的节奏。动作太快的来访者往往会透支感官反应；他们回避"感受"。作为治疗师，这往往让我感到困惑。绘画动作太慢的来访者试图控制他们正在做的事情，这会非常累人，因为他们其实也不在场。适当的节奏可能很慢，或生气勃勃，或咄咄逼人。但在所有情况下，"正确"合适的节奏都传达出在场和警觉。

• 形状的布局设计表达了什么？是稳定而平衡的身体的镜像投射，或被压扁到一个角落里，还是不接地气地飘浮在空中？哪些身体部位被强调了，哪些被遗漏了？并且，大多数来访者在一次疗程期间会聚焦一个主题。例如，可能有三幅连续的绘画在中心都有一个共同的重点。这个中心形状出现在开头，然后在第三张图中，然后在第六张图中，同时随着时间的变化，颜色和质感也有所改变。来访者可以将这些中心命名为身体里的不同感觉。在一张图中，它是心脏，在下一张图中是腹腔神经丛，之后又可能是他们头部的某种感觉。但是，所有这些都被画在纸张中心，表明它们展示的是同一主题，即使相关的感觉可能会在身体各部分移动。

• 线条特征表明什么？是否有积累的紧张，切断的碎片，由强认同、或收缩、或抑制所导致的密集，或表达范围过于宽泛的能量流动？

- 在这种情况下，材料的选择是否能满足需要？来访者可以从颜料的使用中受益吗？或使用厚实的蜡笔以便真正施加压力会有更好的效果？

- 两手绘制的形状和线条特征是否存在显著差异？两侧的关系是否平衡，或是一方看起来不协调甚至缺席？这暗示了什么样的内在对话？这样的对话可以让每一只手都有绘画机会来分别"表达自己的意见"，而另一只手则在"聆听"。

- 绘图形状的方向表明了什么？运动冲动被引导的方式反映出了什么？它是具有建设性和专注性的，还是它是否重复了过去限制性的、破坏性的程序模式？是侵入性的感觉在主导着来访者吗？他是否犹豫不决地来回移动，每次一冲动都被立刻拉回来了吗？

- 此人是否避开了所有男性或所有女性的形状？根据主题这是否合理？或者引入相反的类别可能很重要？

- 运动冲动和感官觉察的表达是否平衡？来访者是否只是行动，而没有意识到这些模式在自己内部产生的共鸣，或者他们是否感官超载以至于几乎动不了？

这些是我作为治疗师所关注的重点。来访者们画画时是在讲述故事，这是他们内隐于身体记忆的故事，他们自己最初也不清楚。由于引导式绘画不强调外显记忆，因此来访者在随着自己的身体感觉在纸上移动时，往往不知道随之会浮现出什么。追踪绘画运动冲动如何在他们的感觉中产生共鸣，才能产生自信和理解，而非来自对其象征意义的解释。来访者是"感觉到发生了什么"，而不是谈论它们[3]。这需要有引导的正念。

创伤和早期依恋的体验，首先是以身体感觉的形式被内隐地记住并重新体验的；通过画出这些感觉来处理它们，可以促进对以往体验的整合。正念可以帮助来访者有意识地调整内部感受的暗示，它通常都是在无意识中处理的；他们会逐渐意识到肌肉的张力、他们的心率，或一大口的呼吸。经过一些初步的、旨在教会来访者一些"按摩技术"的干预，如释放或包容，他们通常能很快学会自己调节唤醒状态，可以通过释放线条，释放掉被压抑的情绪和内在紧张。他们可以采取行动来控制和缓和激活状态。他们可以修复和维护自己的个人边界。基础形状给了他们行动的工具。他们还学会了有意识地引导自己的能量释放。现在他们知道，无的放矢会使他们一无所获，他们需要作出决策，引导自己在纸上释放能量，以便进入一个内在的新的空间。

法国精神病学家皮埃尔·加内（Pierre Janet）1898年开发的一种创伤治疗模型，今天仍然有效。他描绘了治疗的三个核心阶段：稳定，创伤探索和整合。

稳定阶段描述了初始阶段，来访者刚进入治疗，他们害怕、关闭、被吓坏了、痛苦，或者还有其他情况。他们需要来自治疗师的积极支持，而且往往太不稳定，以致无法处理任何发生在他们身上的深层次问题，因为那会进一步破坏他们的稳定性。在这个阶段，传统方法可以发挥更多作用，以便用艺术疗法建立资源，比如用援助者形象的雕塑可以促进被支持的感受，或一个可以去的安全地点，创造一本关于自尊的力量之书，或用曼陀罗帮助建立内部结构。

引导式绘画可以通过特定的形状构建躯体支持资源，如用于包容和舒缓的碗形，或让人感觉更挺直的垂直线。学习如何安全地释放紧张，或按摩胃里的纠结，会让来访者对自己感觉更好。它能减少无助感并告诉他们自己有能力扭转局面。在第三章中"指示性引导"部分，朱莉的案例就是一个例子。当对痛苦中的她进行治疗时，我只教她画一个图形，"分拣种子"，通过垂直线来增加她的自尊，并鼓励她绘制一个转角，将紧张释放到边上，以这种增加稳定性的方式来释放压力。躯体支持资源需要根据个人的独特需求和目标量身定制。

奥格登曾提到，重构"习得的无助"怎样能成为一种稳定的认知资源[4]。自我毁灭或饮食混乱的习惯可以被看作是适应恶劣的童年经历的"生存资源"。保持隐形可能是在惩罚性家庭环境中生存下来的最安全方式？增加体重可能是唯一避免受到性关注的方式。这些行为不是持续的自我惩罚，而可以被重新定义为创造性技能；这往往会让来访者对自己感觉好一些，因为他们发现在当时的情况下他们已经做到最好了。有些来访者永远达不到能够进入创伤探索的足够稳定的程度。正如罗斯柴尔德曾在研讨会上所说："有些来访者可能永远不会愈合，但我们总能改善他们的生活质量。"

在稳定阶段，自上而下的方法往往占主导地位，在内在力量和觉察逐渐建立之前，干预可能应更具引导性。

创伤探索就是指进行创伤探索的阶段。在前面的章节中，我提到了一些创伤知情的概念。来访者了解他们的资源是非常重要的，这样他们才能在需要时刹车。同样非常重要的一点是，他们在受迫情况下能获取到疗愈旋涡，并以这种方式在旧的创伤事件上编码新的积极信息，例如可以在回忆展开的时候一步一步画出所需的内容。治疗师要么建议采用自上而下的策略，要么建议自下而上的方法来调节内在感觉。不过，感觉运动自下而上的处理方式会占主导地位。

感觉运动艺术疗法的优势在于，它可以明确地转换为非语言的内隐记忆。当我们识别并绘制此时此地的躯体症状时，当我们逐渐意识到习得的行为模式是如何对当前的关系产生影响时，我们就会意识到程序性的学习模式，以及我们是如何获得了某些姿势和行为。程序性学习被记录在习惯模式中，是我们重复学到的东西。这就是马克如何学会了驼背耸肩，好让自己不那么引人注目，避免激怒他的父亲；这就是亚尼内如何学会了稍微扭转身体以避免直接接触，以便保护自己免受耳光。然而，由此产生的紧张状态被保持在手臂或腿部，这也是行动的先兆。手臂可以搏斗而腿部可以逃跑。"所有哺乳动物，包括人类，都天生具备一系列防御反应，它们被设计用来在面对威胁——从轻微到严重——时时保护自己。"[5]当我们画出内在的紧张时，我们便可以开始用动员性的防御去取代曾经受阻碍的防御：我们可以恢复能使我们强大的行动。凯斯在她的腹腔神经丛中画了一个紧缩扭曲的黑球，在下一张纸中则只用红色的手指画颜料扩展并上升到和她自己一样大的尺寸，画了一个手臂伸展开的、大大的红色形象。她写道："我是可以生气的。"有些来访者需要学会修正失调的动员性防御，比如吓坏或愤怒，或者需要专注于更健康的选择，而不是依靠药物和酒精来自我治疗唤醒状态。奥格登在创伤相关的过度唤醒与依恋型创伤之间作出了区分，创伤相关的过度唤醒需要通过调节来提高容忍度，而依恋型创伤患者需要体验情绪，以便走出关闭状态，从而获得治愈[6]。

如果来访者有意识地跟随体内过度唤醒的感觉，直到他们安定下来，他们就能重新校准他们的神经系统。摆动是一种内置的神经系统现象，并帮助他们实现这种操作。

我们之所以能幸存下来，都是因为我们有外部资源或个人潜能让我们渡过难关。只是很多时候，我们没有觉察到这些。通过将注意力拉到这些优势资源上，我们可以重新组织我们的记忆。我们现在会发现，自己在一瞬间以惊人的精确度作出反应，避免了更糟糕的结果。通过这种方式，我们可以继续重构发生的事情，直到我们感到不那么无助，不那么不堪重负，而是更有能力和更强大。

外显记忆实际上永远不会准确地回忆起所有发生的事情，因为这是一个过程，而这一过程又是部分根据我们记住的事件进行修改得来的。创伤记忆往往是支离破碎的，这会扭曲我们记住的内容和方式。如果我们太年轻，或因药物，或因丧失意识，而不能准确记住时，那就根本没有故事可讲。

整合是治疗过程的最后阶段。基于过往经验的情绪和观念并不一定是所谓的真相，还会使我们对目前的环境视而不见。过去习得的程序性模式可能会妨碍当前的关系。奥格登称这个阶段为"升级我们的观念"[7]。我们现在需要基于新的内在体验去重新审视核心观念。当玛德琳坐在她画的长方形里面去感觉自己的空间时，她意识到了即使是被领养的孩子，自己也有权利拥有自己的空间。有了这样的体验，在接下来的一个月她可以回家并买下了自己的房子，而没有"感到自己自私"。身体姿势与核心观念是一致的。如果来访者的所有观念都在表达着："永远没有人会帮助我"；"一旦我开始哭泣，我就永远停不下来"；"所有的白人都是种族主义者"；"所有男人都只追求一件事"，那么只有当他们能够纠正自己在获得这些观念时养成的身体姿势时，它们才能被纠正。只要丹尼斯瘫坐下来，他便双眼低垂，几乎无法呼吸，任何赞美对他都没有用，他也无法接收到它们。而在探索阶段，丹尼斯可以去探索编码在他瘫坐的身体中的程序记忆，他现在需要升级他的观念体系，以便适应自己新的、不熟悉的挺直姿势和进行眼神交流的能力。这有点儿像得到了新衣服，只不过在这里它们是精神上的衣服。

整合阶段同时也是通过更深刻的理解来实现宽恕的阶段，也许我们能认识到我们的父母本身就是代际虐待的受害者。再有，对自己的同情是至关重要的，也许就像是洞察到"我在当时的情况下，已经尽我所能"。

整合也意味着，内在深处的变化导致我们要做出不可避免的改变生活的决定：与伴侣离婚，辞去不满意的工作。变化带来希望和新的选择，但它们也可能带来悲伤和失去，因为旧的皮肤已被我们抛在身后。我们的身体智慧不是一成不变的。只要我们持续跳着发现之舞，意义会逐渐变得清晰。

我发现皮埃尔·加内在长期治疗中描述的这个三阶段，也适用于引导式绘画的每个疗程。每个来访者的疗程都会有一个初步的稳定阶段，我会询问来访者感觉如何，以及他们的当下需求是什么。基于此，我们可以查看其内在的可用资源，放在桌子上的水晶，一个仁慈的守护者形象（由黏土雕刻和拼贴材料构成的，在以前的疗程中出现过，并由治疗师保护），或通过意念的引导，包括对高等意识的启用或聚焦于身体的冥想练习。

然后来访者开始绘制他们内隐的身体感觉和程序性运动冲动，探索他们的创伤故事。他们将通过有节奏的重复进入"流动"，从而与他们内隐的身体记忆相联系。作为治疗师，我会通过声音和小小的口头提示来支持感觉运动探索的深入，但这些提示不应使来访者从他们的节奏性流动中分心。来访者会通过"按摩"来慢慢感觉自己的体验，并以这种方式沿着旧的创伤事件去编码新的积极信息。我会通过"如何"之类的问题来增强感官觉察，以支持这种新的学习。

　　在疗程尾声时，新的感觉需要认知上的整合。身体感觉不同了，姿势不同了，情绪和感官已经改变了——怎样可以用语言表达这些？来访者可能会在画纸上写一些从这种新的感觉中浮现的肯定的话语，或者对团体中的其他成员表达这些肯定的话语，从而将它们整合并锚定在新皮层上。

　　在下一章中，我会以使用引导式绘画的个案治疗过程，来展示这种感觉运动艺术疗法的应用。我希望它能展示活跃于我们最深层的天性中的智慧，在那里我们并不思考，而是将自己交付于它，并被疗愈。

参考文献

1　Joy Schaverien, *The Revealing Image: Analytical Art Psychotherapy in Theory and Practice* (London: Routledge, 1992).

2　Ogden, *Sensorimotor Psychotherapy,* 48.

3　Antonio R. Damasio, "How the Brain Creates the Mind," *Scientific American* 281:6 (1999), 74–79.

4　Ogden, *Sensorimotor Psychotherapy,* 255.

5　Ibid., 515.

6　Ibid., 537.

7　Ibid., 615.

第 17 章

如何成为狮子

凯斯现已三十出头。已婚，育有两个孩子。她的童年曾遭受性虐待，而肇事者是一个亲密的家庭成员，这是她多年来一直抑郁和焦虑的原因。当凯斯还是学龄前儿童时，虐待就开始了，她的回忆是模糊的，只有零碎的有意识的记忆。当她长到能够讲述的年纪时，她将这些事告诉了母亲。然而，后果却更令凯斯困惑，因为肇事者，她的外祖父，否认了他的所作所为；她被认为是个骗子。她没有得到支持，且处境更糟糕了。直到成年以后凯斯才发现她的一些表亲们也遭遇了同样的命运。这个信息，加上大量心理治疗，最终帮助她相信自己。

凯斯已经看过"很多"精神病学家和心理学家，但从疗愈的角度来看，她觉得触摸疗法（Reiki）和运动机能学更有帮助，为此她已经看了两年半的治疗师。

在她的第一个孩子出生后，她被诊断出患有产后抑郁。在她的第二个孩子出生后，她的情况已严重到需要住院六周，之后又需要八周，在此期间，她接受了电抽搐疗法（ECT）的治疗。

最初，凯斯参与了两次团体治疗，重点是建立支持资源，她在团体治疗中使用了拼贴画、橡皮泥和玩具动物。这些治疗显示出她很容易逃入她的精神层面，然后倾向于进入不切实际的幻想世界。但这些也说明了只要有充足的支持，她能够获得她的力量。

例如，在第一次团体治疗中，凯斯创建了一个她原生家庭的橡皮泥模型，其中包含一个黑色的盒子，她知道那里面"装满了黑暗的秘密"，但是却无法指出来。她还做了一个小小的多种颜色的橡皮泥雕塑，然后用拳头将它压碎，并用黑色覆盖了它。

在本次团体治疗的第二阶段，她创建了一个主题为"自我"的盒子，称之为"我的内在小孩的治疗中心"。还有其他可以选择的主题，但凯斯明确地决定创造一个反旋涡来抵消她黑暗的童年经历。她用各种纹理的拼贴材料深情地装饰一个旧鞋盒。她选择粉红色的毡制羊毛，用来在里面装饰，一个巢形的床，并且在外面用破碎的CD做出尖刺的防御墙。

第二次团体治疗期间，在这个稳定阶段，凯斯被要求从各种各样游戏大小的动物玩偶中选择三种小动物。然后，任务是用拼贴材料在一张大纸上给每只动物建造一个家，并编一个故事，讲述每个动物如何相遇并一起冒险。她选择了一只独角兽和一条魔法龙，这两只动物虽然强大但在现实中却是没有生命原形的。她唯一选择的地球动物是蟑螂，她试着在随后编的故事中"治愈"它。分享故事时，她无法抑制地哭了起来。当治疗师询问独角兽和魔法龙有何建议时，它们的答案是杀死并埋葬蟑螂。故事中蟑螂死了并被埋葬之后，她选择一头狮子来取代它。在疗程的最后，她可以与其他团体成员进行目光接触，并自豪地站起来"成为狮子"了。

动物故事揭示了她与她的性虐待史抗争的过程有多么糟糕，她如何轻易地分离了自己最强大的部分并且逃避到幻想中（独角兽和龙），与此同时，现实部分的她感到肮脏、恶心和受辱（蟑螂）。但是故事还揭示了她有能力获取强大的资源（狮子），并且她非常渴望治愈过去的经历。在三位一体大脑的背景下，她的新皮层（认知和意义）和边缘系统（情感和情绪）是在线的，但她的脑干在复杂创伤反应中被关闭了。

她喜欢艺术，在几个月前的第一次团体治疗中，引导式绘画过程中的身体聚焦使她产生了强烈的共鸣。后面的绘画展示了创伤探索阶段的两次治疗。第一次是有15个参与者的团体治疗，第二次是个体治疗。这些是凯斯第二次和第三次体验引导式绘画。之前一次的团体治疗，旨在教会参与者一些可用作"心理按摩"的核心形状，比如用于让自己安定下来并和骨盆产生连接的碗形，以及以安全方式释放紧张的分拣种子的形状。

凯斯知道我要出版这本书时，就给我发了她的绘画，并给每张画加上了评论。她后加的话用楷体字表示，标题则用引号标出，是她当时在画上写的字。

所有治疗都以引导性绘画练习作为开始的，例如在每个参与者周围设置一个手臂长度的光圈。然后他们想象一束光从脊柱升起，以达到高等意识，并从中根据他们的需要获取指导、光明、爱、智慧或保护。凯斯认为这项练习很有帮助，这让她感到安全。

在团体治疗期间，所有参与者都默默地画了50分钟。然后在有治疗师在场的情况下，分成小组来分享画作。画纸按顺序排列，每个来访者一个接一个地分享他们的体验，并重新审视绘画过程中的每一步。治疗师则会对进一步理解绘画描绘的内隐记忆提出见解和问题。

在接下来的团体治疗期间，尽管凯斯不需要任何外部支持，也能独立调节她的觉醒状态，但我还是坐在不远处并且在必要时能够进行干预。

团体治疗

图17.1：黑色紧缩的动作是代谢停止、冻结反应、动弹不得、感觉卡住了但又高度激活的表现。没有外部干预的情况下，她就知道该怎么做。她向她的疗愈旋涡摆动。她用相反的颜色（即白色）和相反的运动（即摇摆运动），来回应

紧缩的黑色运动。我只能假设这种摇摆本来应该是她作为小姑娘时一直渴望的东西。不幸的是，白色的碗形很难看到。它很大，几乎触及地面。这对她来说是一个完美的资源。它是婴儿摇椅，密封了她的骨盆底部，而不是碗形的开合运动冲动。一旦她感到足够安全，她就会向上释放运动冲动，这开启了她当时关闭的愤怒和憎恨等防御情绪。监护人的虐待会给儿童造成复杂的冲突——他们依赖于周围的成年家庭成员，为了生存而需要去爱那些会伤害他们的人。

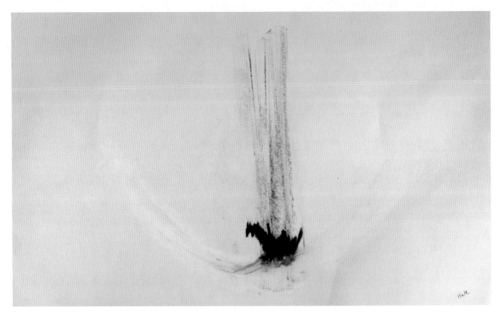

图 17.1　"憎恨。"（开始时动作非常小，想要填充更多的画面却做不到。后来我引入了白色的摇摆运动，然后向上。我感到了愤怒、憎恨——想要发怒的感觉。）

只用一张画，凯斯已经通过一个疗愈旋涡（白碗）摆脱了僵直不动和分裂（黑色的紧缩的动作）状态，她已经接触到她对所发生之事的愤怒（交感神经兴奋），这是一种积极的反应。黑色紧缩的涂鸦可能代表了在之前治疗中蟑螂形象的生理图像。

凯斯向我解释了她的颜色编码系统："黑色对我来说是黑暗的；红色是伤害、创伤、伤口；黄色是愈合，白色也是；而粉红色是温柔的少女。"

图17.2：她再次从黑色蜡笔开始，并且非常用力，她现在可以"变得大一点

了"。现在关闭更少，运动更多了。此前牢牢收缩在无法动弹的反应里的东西，现在变得一发不可收拾。它激发出了凯斯对发生在她身上的伤害的愤怒。她选择了红色手指画颜料，让她的情绪得以发泄。然而，她可以运用分拣种子运动，以一种不会把自己压垮的方式来释放交感神经的兴奋。她已经获得了表达自己的技巧，以及在按摩运动中运用白色颜料时的那种自我疗愈技能。后来的这些冲动也需要释放。

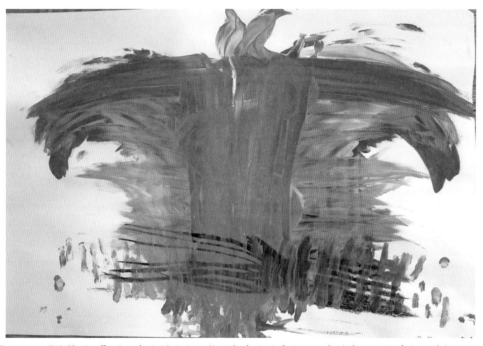

图 17.2　"没关系。"（黑色变得更大；推动起来依然费力。红色进来了，试着向上并想逃脱。然后白色向上运动，圆形的按摩运动先是在右侧，然后向外。）

作为读者，我希望你能够以自我导向的方式理解凯斯在处理自己被虐待的内隐记忆时，在创伤旋涡和疗愈旋涡之间的那种摇摆。她受到的伤害在这第二幅画中显而易见，与之相关的巨大情绪也是，而她对此只有些许有意识的回忆，因为她受到的虐待从很小的时候就开始了。代谢停止，也称为分离，是一种古老的脑干的防御反应，它是爬行动物也同样具有的属性。当没有其他形式的防御手段时，我们关闭是为了生存而节约能源。它是由自主神经系统引起的一种无意识的反应。每当来访者走出这样的分裂状态时，那些导致他们关闭的事件，现在都会再次开启。

我们必须再次回顾创伤才能治愈。但只有备有足够的资源时，这才有可能实现。否则与过去事件的对抗会变得令人沮丧，并且让人更加绝望，失去力量并感觉毫无希望。

凯斯对图17.3的描述表明，攻击性是她最需要的反应，但也是最让她害怕的。令人鼓舞的迹象是她已经进入了"疗愈运动"；如果她需要，她知道它就在那里。通过这种方式获得资源，她可以有勇气表达她的更多愤怒，这种反应在过去几乎是不可能的。反击的冲动说明她曾被挫败的、对抗虐待行为的积极反应即将出现。她的声明，"弄破纸张，把它全部撕破"，表明这种愤怒是巨大的。画作的温和标题是"我允许自己生气"，表明这种愤怒在她作为一名未成年儿童与她家的权威人物发生冲突时是不被允许的。她在这些画作中的内隐回忆说得足够清楚，所以她没有激活另一个疗愈旋涡，而是"向前推"，释放出她的愤怒，仿佛作为成年人的她可以鼓励自己像孩子一样更大胆些。她用拱形画出这种释放，并且在末端的释放上毫无问题。

图17.4：由于她在最后一步跳过了疗愈旋涡的绘制，因此现在需要注意下调她的交感神经兴奋水平。温柔的红色螺旋再也看不见了，因为她在第二个冲动时回溯了它之后，释放了更多愤怒。她的愤怒现在是有针对性的，并且看起来很强大。它是直的，而不是像上一张图中那样弯曲而无目标的。因此，直立运动看起来不受压迫，而是一个强大的红色能量束。她现在能支持自己了。

有趣的是，她这次没有用摇摆运动，而是使用了白色碗状，并且是镜像的。她用双手一起直接画下白色，然后作出决定（画一个角）并将她的骨盆深深地固定在她的内部。在某种程度上，她能够用红色颜料表达出成功的防御运动冲动，她现在同样能够有力量地恢复她的内在基底。她第一幅画中的摇摆动作像是在摇晃和抚慰一个孩子。而现在她能全权掌控，作为一个成年人，既有力量也有权利把握属于自己的东西。是的，边界侵犯仍然存在，表现为一个蓝色的侵入性的阴茎形状。

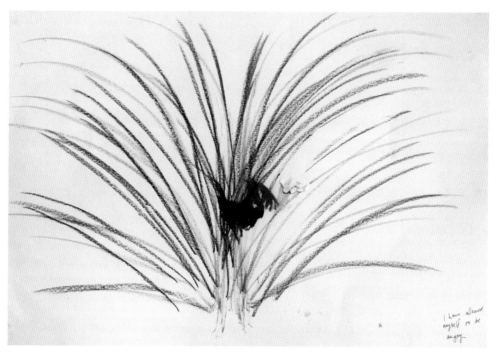

图 17.3 "我允许自己生气。"（又是小而坚定的动作，右手推得更用力。弄破纸张，把它全部撕破。黑色——当时几乎移动到了疗愈运动，然后我想我应该释放出更多攻击性。然后向前画出了释放。）

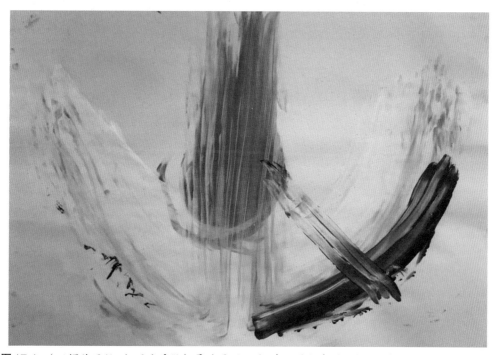

图 17.4 （以螺旋开始，仅用右手做轻柔的圆形运动。中心是红色的。然后画出了白碗而且更向上。在我完成画作之前，右侧画出了蓝色。就好像我需要提醒自己，在我的温柔 / 防护中，伤害仍然存在。）

用她的话来说："黑色是黑暗的。红色是损害、伤害。"这是图17.5中的两个主色调。我把红色和黑色的组合称为创伤的颜色。我推测她是接着上一幅画结束时的感觉继续的。现在占优势的是蓝色侵入性的阴茎形状的边界破坏。有趣的是，她没有恐慌。她明确地肯定自己的空间，称其为"黑色的疯狂"旋转。在第一张图中，它只是一个小巧紧凑的黑色旋涡，在第三张图中略大一点，现在已经全面展开。当我们能以不加评判的方式，容忍地聚焦于发生了什么，如果我们谨慎地跟随体内过度觉醒的感觉，直到它们平静下来，它们就能重新校准我们的神经系统。她的反应很强烈，然后"逐步恢复"，这是她对此的说法。慢慢地推进表明她感到有掌控力，她的动作是"从容的"，她不再恐慌，而是能够积极回应所发生的事情。

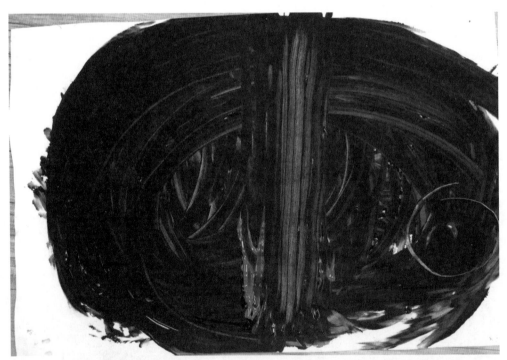

图17.5 "一步（走向恢复）一步一步。"（我想用疯狂的黑色填充画面。不同的旋流运动。圆形。然后红色向上试图挣脱。缓慢从容的运动一直重复。一步，一步，一步地恢复，每次向上移动一步。缓慢的感觉是不错的。）

这些都不是在认知上有意识的反应，她确实是在跟随她的内在指引。红色垂直线是她自主神经系统的防御反应。正是这些无意识的反应让杏仁核平静了下来，并消除了创伤激活。

图17.6：黑色圆形已被清除。"治愈"可以开始了。她的放射式笔划看起来像一种清洁运动。笔划不是推出的，而是"非常温和的"用指尖向外扫。虐待造成的伤害还在那里，但它的力量现在很微弱，看起来更像是一个伤疤而不是敞开的伤口。

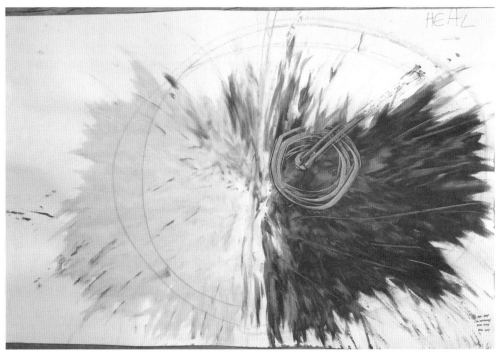

图 17.6　治愈开始了。柔和（圆形的向上的运动）×2 然后是非常温和的从中心向外的指尖动作。在完成之前又必须用指尖标记"/"。感觉就像是在说"我还在这儿"。

图17.7：如果我和她进行过一对一的治疗，我会承认此时她有多努力，并且她有权感到筋疲力尽。这不仅仅是一次绘画疗程之后的副交感神经安定，而是在凯斯的神经系统处于高激活模式差不多三十年后达到的。当深度愈合发生时，它对来访者来说通常是非常陌生的，以至于来访者会难以接受。这时整合阶段就变得十分重要，此时我们必须重新调整我们的观念体系。凯斯的情况是，她只能看

到"不协调的、泄气的"的动作，并感觉很累。但是，如果我们考虑到她大半生都承受着创伤后的压力，包括持续的恐惧和被压抑的愤怒，所有这些都被看做是秘密隐藏在抑郁中，一旦它全部结束她就会感到泄气也就不足为奇了。是时候该休息了。我很遗憾由于是团体治疗的情况，当时我没有在那里支持她。顺便说一句，画作看起来并没有不协调。

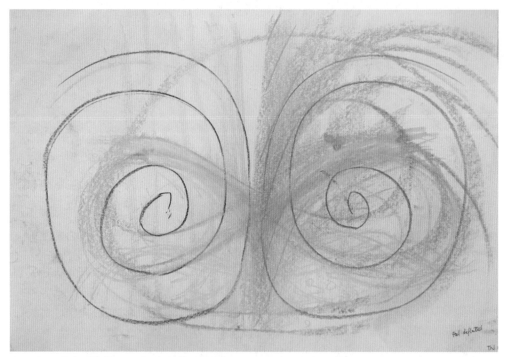

图 17.7　"感到泄气了。"（非常不协调的右边开始了非常小而僵硬的运动。左边白色笔划一路向上。直行。我不喜欢自己有这么多不可思议的被吸收的［无限］，然后又有更多不寻常的运动和其他一些东西。我感到很泄气，疲倦，并且感觉好像我的"意志"离开了我。）

　　图17.8：看这幅画时最重要的方面在于她画垂直线时是向下的。这与她之前使用过的所有运动冲动都相反，之前都是防御性的、攻击性的、外向性的。在图17.8中，她描绘了"少女式的疗愈的粉红色"的集聚运动，使得线条走向她自己。从画面顶部，在上方开始，她向内向下画出了疗愈。这是内向的，温和地使人平静；它相当于萨满巫师所说的灵魂回归，将精神召回。

　　你可能还记得她的动物故事中的蟑螂，与她第一次和第三次画的黑色压力旋涡有一定的相似性。蟑螂是她存在于世界的唯一途径。由于受到虐待，她的精神从身体中被驱逐出去，逃跑了。现在她邀请自己回来了。

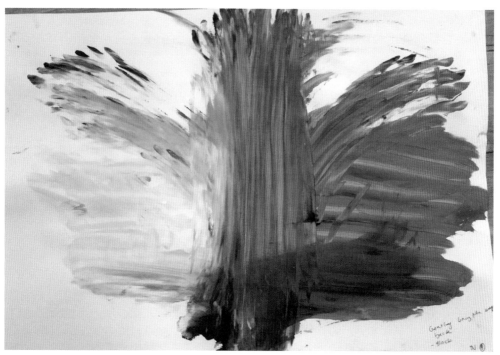

图 17.8　"温和地将能量带回来——阻挡。"粉色和白色、柔和的少女颜色（感觉就像允许自己使用少女的颜色）。我的绘画运动告诉我自己：接受温柔的愈合。指尖非常缓慢地轻柔地向我自己移动。然后一种黑暗的阻挡的感觉。我不想让手放在画面上，但它不得不继续。我的手掌在来回移动阻挡接纳能量。然后我又返回去接纳能量，希望绕过阻挡。最后画作用一些强烈的、直线的、向外的运动来结束。我自由了）

黑色的阴茎形状就像一个阴影，仍在那里，"阻挡接纳"。现在是一个认知整合的问题；如何接受曾经发生的事，这将最终引出如何原谅的问题。

在绘画疗程之后，凯斯并不是在我的团体中进行的"展示和讲述"环节，也就是每个参与者将她的画作按顺序摆放，然后分享她的体验。其他人可以评论、分享见解和观察。这个疗程很大程度上是试图破译感觉运动的肢体语言以及内隐性记忆所讲述的故事。虽然我写下了凯斯在此过程中的这种认知反思，但事实上很多认知和反思并不是在疗程期间所反映出的，在治疗期间，新皮层会让位，处于无意识状态，以便让自主神经系统能够掌控全局。

由于我没有参与组织团体分享治疗，我只能写出她自己的话，总结治疗如下："经过反思：不要让我自己陷入那些不被公正的对待中。但我仍然有不被允许生气的感觉。"这个声明告诉我，她的愤怒仍然存在，而且和过去一样，她纠结于是否要允许这种愤怒浮现出来。她也认识到自己有不去陷入那些不被公正的对待的能力，这是一个重要的资源。

展示与讲述

出于学习目的，在展示与讲述疗程上，我会加入一些建议，当画作按顺序排列出来之后，应聚焦于哪些方面。这个过程的设置可以简单如看一看"你从哪里开始，你到达了哪里？"，或者提出"这些画作中你感觉哪一幅对你来说是最重要的？"，这会使来访者找到他们故事的一个切入点，因为初学者通常不知道他们在纸上画了些什么。这种运动冲动驱动的语言，没有图像、象征和故事，最初是无意义的。但是，渐渐地，他们可以开始追踪藏在身体中的答案，并能够从认知上整合他们的发现和成就。

在凯斯的案例中，我的注意力则集中在她的色彩运用上。例如，我会问她关于在一系列画作中都出现的黑色紧缩曲线的变化。黑色在她的第一、第三、第五和第八幅画中都出现过。黑色从小而紧（图17.1）到略大（图17.3），再到布满整个画面（图17.5）——在最后一幅画中成为了过去的阴影（图17.8）。第一张图中紧缩的黑色旋涡可以被视为在她的无意识中呈现出来的一个问题或意图——然后我们按照治疗期间的解决步骤，尝试了解它们——直到找到最初问题的答案。

作品中的最初问题不一定是有意识的，而是主要基于生理疼痛或不适的一种运动冲动。比如，"这里"疼痛，或我的腹部紧张。我不知道为什么，也不知道为什么它没有消失，但我的注意力被吸引过去了。这就是我们启动这个过程的方式，重点是关注那些想要被注意到的身体状况，并在纸上将其描绘成一个可见的运动冲动。对于这种细碎的紧张或疼痛的答案，最终的解释往往主要是感官上的；我们认为它是一种新的感觉体验。在此过程中，我们尝试了有节奏的形状绘制，并用我们的感官追踪它们对我们的影响。感觉"好"是感官性的，感觉"对"也是感官性的。运动冲动已恰当地做出了相应调整。

当我与来访者分析他们的画作时，我尝试跟随他们的创作步骤，以及他们做的决定，因为他们需要以特定方式移动，之后改变运动冲动的方向，直到它"感觉更好"为止。只有在前期治疗过后，我们才可以问：你在这里讲的是什么故事？你是如何学会以某种特定方式移动或收回运动？凯斯，你是怎么学会把自己缩到一个紧张不安的小球中的？现在你有了内在空间，感觉如何？你允许自己生气的感觉如何？柔和的粉红色能量流回你身体的体验感觉如何？

开始时，凯斯唯一的选择是压抑所有一切，紧紧地蜷缩到她体内，类似于她在第一次治疗中碾碎的彩色橡皮泥球，并用黑色将它覆盖住。渐渐地，她可以建立足够的资源和支持，敢于释放自己的愤怒。只有这样她才能安全地召回自己的精神。接纳还是暂时不可能实现的，但释放和治愈它肯定是可以的。

在展示与讲述治疗期间进行干预的目的是增加对内在引导的感知能力。在团体中，这会增加所有参与者的觉察力。在个案疗程中，这种内在感知的引入可以通过在此过程中的干预来实现。为了创造特定的形状，用哪种方式可以引导运动？我们可以通过哪种方式理解这种运动冲动驱动的导向？在凯斯的案例中，重要的是她如何处理她的内在垂直线，也就是她脊柱中力比多的流动。最初它完全被阻挡（图17.1），然后愤怒地爆发（图17.2–17.5）。然而，在这个过程中，她的力比多变得更有方向性，越来越强烈，集中且有力量（图17.4和17.5）。在最后一张图中，她的能量自上而下以一种无威胁的"温和治疗"流入她体内（图17.8）。一旦我们开始"感觉"这些动作，一旦我们开始觉察到它们在体内的感官共鸣，情感就会升起，我们便会从情绪上作出反应。

许多参与者只会允许自己在二元绘画过程或团体接下来的展示与讲述疗程中表达这种情绪。他们单靠自己并不能充分觉察到自己的感知情感结构，就像卢瑟布林克在表达疗法中定义的，或者感觉不够安全[1]。凯斯在之前的引导式绘画疗程中对于这些感知结构或已经获得了足够的洞察力，能够信任自己的情绪。她的情况是，浮现出的是愤怒；对于其他人来说，可能是悲伤。例如，在接下来的治疗中，凯斯的回应就是愉悦的。

虽然凯斯把红色称作"伤害、创伤、受伤"，但是她对红色的运用实际上是为了调动她的防御。红色让伤害和创伤可视化，但这也使她能够处理它们。她对分拣种子形状的认知有很大的不同。这种形状给了她坚实的结构，把愤怒引向她的脊柱，打破它，并且将它释放到两侧。用这种方式，愤怒就不再变得势不可挡了。红色是她的愤怒。分拣种子的形状使她能够找到对所发生之事的一种积极回应；这种反应显然在当时是她自己无法表达的。图17.2中的红色是巨大的，然后越来越有针对性并且更聚焦（图17.4和17.5）。图17.3显示出防御反应，只不过没有那么强的针对性，也不是红色。

白色是她的疗愈颜色。她从一开始的第一幅画中摇摆的碗形就引入了它作为疗愈旋涡。它在图17.4中以一种果断的接地运动再次出现，并在最后一幅画中（图17.8）结合了粉红色，代表精神的回归。

她的第六和第七幅画（图17.6和17.7）用了绿色和黄色，是完全不同的颜色选择。在我看来它们是对未来新范式的一种尝试。可以提出这样的问题："我想知道你的生活如果是绿色和黄色会是什么感觉？到目前为止你知道的，似乎只是红色和黑色，以及为了生存的白色。"

我的另一个关注点是她选择的引导她能量的形状和方向。她在画垂直线的过程中显然有一个主题，垂直线唤起了她交感神经兴奋的防御反应，直到——这非常重要——她可以向下画，在图17.4中暂时出现，在图17.8中非常明确。这可以引出一个问题来问她：她的脊柱现在感觉如何，以及她是否可以追踪到疗程期间她的挺直感和安定感的变化。

与她对垂直线的体验密切相关的是她对碗形的使用。在第一张图中碗是白色而且几乎看不见（图17.1），在图17.4中重新出现时明确获得了力量，并且她的绘画方式有更加成熟的迹象。然后图17.5中的黑色碗形大胆地抱持并包裹了所有的创伤。

在治疗期间，她从创伤相关的紧张性精神障碍状态（图17.1），慢慢转变为交感神经防御性觉醒状态（图17.2-17.5），然后转向副交感神经安定状态（图17.4，17.7和17.8）并治愈（图17.5-17.8），再到她的腹部迷走神经丛，她的社会参与系统都重新上线，连同过去的阴影也回来了，但她不会再受它的控制。

用提问的形式指出这些要素，不论是关注颜色或是形状的使用，都可以让来访者能够开始阅读他们的身体所讲述的故事，这是内隐记忆的语言。在这个阶段，治疗师只是协调者，不需要过多说明来访者的画作的意义。因为这样的分析可能让来访者不知所措。但关于内隐记忆语言的知识可以让治疗师指出来访者在绘画过程中所表达的联系和主题，以及程序性行动的模式。可以鼓励来访者根据他们绘画的模式有意识地来追踪自己的身体感觉；他们可以试验不同姿势，并感受它们如何在感觉上产生共鸣。然后，他们可以将这些感觉与过去的经历联系起来，并让它们有意识。然而，他们也已画出了解决方案——这比记起发生的事情更重要，来访者现在可以在他们的身体里追踪到他们如何能够治愈。

个案疗程

个案疗程是在后一天进行的。是凯斯主动提出的要求，很有可能是由于前一天的团体课程中她觉得自己还有一些问题。凯斯与我面对面坐着，这样便于用胶带把纸粘好。但对于有些来访者来说，这样可能会对抗性太强。凯斯可以接受我和她面对面坐着。首先，我问在本次治疗期间她是否有任何想要关注的东西，对此她的回答是她不知道。她说出她感到紧张——但还好。我再次引导她进行更高意识的聚焦训练，并鼓励她去感受她的脚踩在地上，她的骨盆与椅子的接触，以及挺直脊柱的感觉。在这种冥想式的静默中，她开始画画。

图17.9：她开始用黑色蜡笔。紧张的上下运动演变成向两侧释放的锯齿状。当她睁开眼睛时，我问她是否能想到什么颜色或形状来缓解紧张。她要红色手指画颜料，于是我把颜料倒进一个容器里给她，然后她开始向上向外按摩那种紧张感。在这个过程中，她的手逐渐"降下来"；她从使用指尖到使用整个手，然后到手掌底部。她用手掌底部做真正的推出动作。当我询问这种感受时，她回应说她正在更强地体验自己。当被要求把这种感觉放到"我感觉……"的句子中表达时，她说："我感觉我能做到这个"，我鼓励她写在纸上。

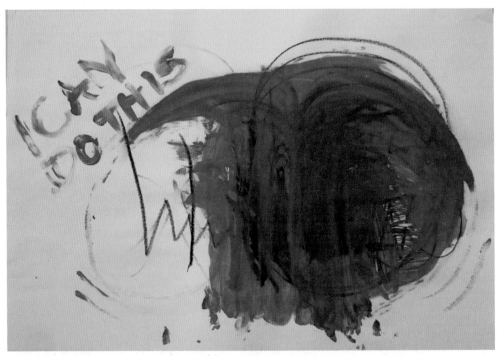

图17.9 "我能做到。"（内部紧张—黑暗。把紧张揉出去的按摩。终于感觉"我能做到这个"。我有能力，更自由。明显的能量从左腿向上流，到左臂流出。）

触觉感知，即通过触摸的感知，把全手与全身连接起来。用指尖绘画与头脑相关，而她用手掌底部的推出动作则来自骨盆[2]。我也认为黑色的创伤结远不像昨天开始时那样紧紧蜷缩。红色的防御运动冲动现在正在被推动。当我向她提起这件事时，她就是嗯了声，说这是"对的"，并且与过去的情况相符。因此，我在给她换纸的时候鼓励她继续前进，在下一张图中继续探索这种推开的冲动。

"明显的能量"流入她的左腿并从左臂流出，这应该是非自主运动区的反应，它直接连接到自主神经系统。这是修复和恢复生命的反应，也是她走出关闭状态的一个标志。这种"放电"如莱文所说，是微妙的颤动反应，当动物脱离僵直不动状态时就能观察到这种颤动反应。

图17.10：当她接下来要白色颜料时，我直接将颜料从瓶子里倒进她的手里。她闭着眼睛。这个简单的动作可以传达很多内容，我"你并不孤单，我会为你提供支持。你值得获得你想要的东西，得到更多。"这是一种滋养的状态。我很喜欢她写的："手里拿着颜料……感觉就像送给自己的一个惊人礼物。"她实际上没有把"帮助"投射在我身上，而是增强了她的内在联系。她将颜料放在手中玩，然后在纸上简单地旋转画圈。接下来，她想要黑色，然后是蓝色。每次我都向她伸出的双手里倒更多的颜料。涂上黑色颜料后，她开始用手掌底部往外推，直到她的手臂完全伸展。她把颜料推到纸的边缘外面，我用小小的确认声音支持她："对，可以。是。继续。"一旦她睁开眼睛，我就问她："我想知道这种推动的动作是如何在你的身体中产生共鸣的？"（一个感官觉察上的"如何"问题。）她回答说她感觉"真的在场"，并写下了"就在那里"。追踪自己身体的感觉也表明她有很多空间的感觉，她可以创造空间，她可以拥有空间。她把它写成："我可以占据空间。"在上一个疗程开始时，她内在是没有空间的；现在她可以舒服地填补它了。

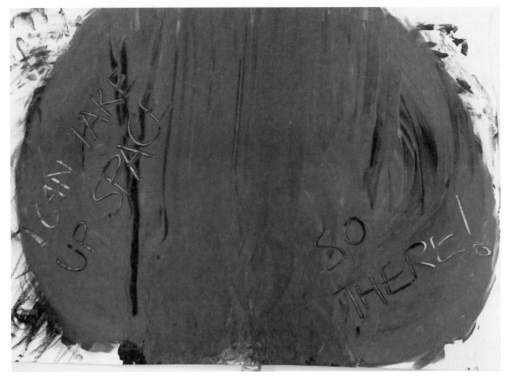

图 17.10 "我可以占据空间——就在那里！"（手里拿着颜料，允许自己慢慢来，感觉就像送给自己的一个惊人礼物。在一个阶段，我觉得自己像是个小孩在玩耍。温柔和滋养的感觉。感受到我的心灵空间开放了，在内部创造空间。）

　　这是我的格式塔训练，在这种训练中我坚持使用"我是……"的陈述。这样产生的共鸣比简单地写"很多空间"或"占据空间"更深刻。

　　图17.11：以这种方式获得资源，她回到了在本次疗程和上一次疗程中的第一张图（图17.1和图17.9）所提出的最初的问题，关于她的内在紧张，以及感觉受限制的问题。她从赭色蜡笔开始，再后是白色，然后是黑色，最后红色颜料在中心。她的动作不断地在创伤旋涡（紧张、卡住）和通过交感神经的防御模式（如：以拱形方式释放或推出）的积极反应之间摇摆。知道自己不再无助，她实际上可以容忍暴露伤口，它就在那儿，它已发生在她身上。但她并没有被压倒，也没有因为它变得无能为力。对她来说，她的内在紧张已经进入了一扇可以忍耐的窗口。

如果你能回忆起第九章关于莱文的躯体体验生命之流模型的图示（图9.1-9.4），在这里我们已达到第四阶段，创伤旋涡和疗愈旋涡之间的摆动，逐渐将创伤旋涡（可视化的8字形）拉回到忍耐的窗口。这里最重要的认知是："我再也不需要害怕了。"这让她真的可以与创伤面对。这就是我们在她睁开眼睛时做的。我们都看着它。我们都承认它在那里。当我问她最痛苦的地方在哪里时，她用双手抱着她的腹腔神经丛，然后是她的心脏。

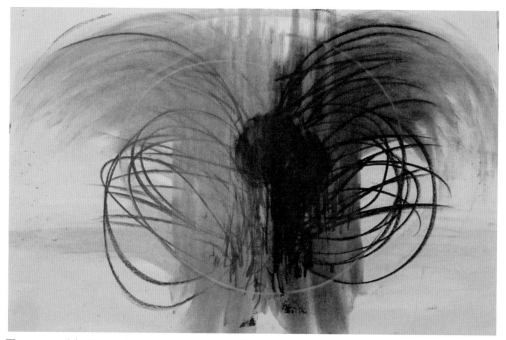

图17.11 （打开，认出一个可怕的伤口。在腹腔神经丛和心脏中可以感觉到它。）

监护人的虐待一直存在，而且往往更具破坏性的。这就是爱的虐待，它让孩子对爱的意义和含义的理解变得非常混乱。由于这是一种内隐式的习得的记忆模式，因此消除并不容易。现在凯斯可以简单地与它同坐，而我鼓励她"慢慢来"。

图17.12：她现在以一个小小的黑色标记开始，然后用白色蜡笔画出一个向下摇摆的运动，以进入碗形。然后她用升起的拱形线条跟上，用几乎看不到的白色，并释放它们，类似于图17.1和17.3中的运动模式，唯一不同的是，她现在的

压力明显减轻了。她感觉到她的内心扩张了，她可以"展开她的翅膀"。当她睁开眼睛时，她用张开的双臂展示了她开放的内心。她说她觉得"像站在山顶的风里的小女孩"。她把这比作凯特·温丝莱特在电影《泰坦尼克号》中，站在远洋客轮上表演的著名姿势。一个没有受过伤的小凯斯出现了。我稍微纠正了她，不要过度伸展手臂，不要"刻意制造"这个动作，而是让它自然而然发生。刚开始她把这当作批评，但之后愉快地接受了。当她以放松的方式伸展双臂时，她开始注意到"轻快流动的能量从我的盆底流向我的头部。我感觉光明踢开黑暗，治愈它触及的一切"。

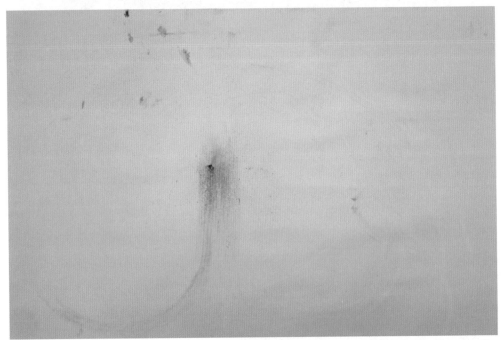

图 17.12 （充满滋养，给我的内心带来欢乐，我拥有展翅的能力，感受到心灵空间在扩大。轻快流动的能量从我的骨盆流向我的头部。我感觉光明踢开了黑暗，治愈它触及的一切。）

这个小小的修正实际上允许她用非自主运动区接替自主运动冲动。这样的疗愈冲动是不能被制造或操纵的，它实际上是自主神经系统的礼物。许多人说这种深层修复是"灵性的"，这并不奇怪，它应该发自于深刻的放松状态和一种内在的交付。它让愈合自然而然地发生了。需要有信任感和掌握充足资源的能力，我们才可以完全放开并且没有恐惧，为了疗愈，接受我们的神经系统需要做的任何事情。我鼓励凯斯反复花费大量时间让这种轻快的能量传播开来。她看起来正在冥想。她很放松，在微笑。

图17.13：她下一幅画要用黄色颜料。我把颜料倒进她的手里，她像祈祷一样接受了它。和上个疗程一样，黄色是承诺的颜色、新生活的味道，没有隐藏肮脏的秘密。她绘制了一个巨大的黄色碗形，最初一直摇动，直到双手带动她的脊柱向上移动直到脊柱变直。在这里她得到了完全的体现。"我觉得身体里有力量。我占据了我自己的空间。"不再有阴影、伤口或伤疤了。温柔而淅沥的能量持续在她体内上升。她确切地知道她已经治愈了。我们注意到她的骨盆现在看起来有多强壮，以及她完全恢复了她的边界；她是如何精力充沛地密封住了她的骨盆底部。在把这句话写到她的画作上之后，她与我进行了目光接触并说："我身体里有力量。"我不由地想到了几个月前，她的动物故事中那只蟑螂需要被杀死并埋葬掉，这样它可以变成狮子。现在狮子就在这里。

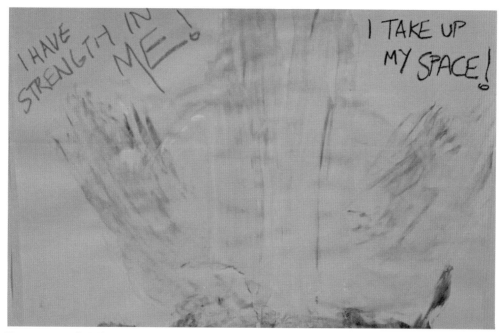

图 17.13 **"我身体里有力量！我占据了我的空间！"**（找到了这样的力量。我的骨盆感觉强了很多，就像我不再下沉，或是在失去一切。现在又强壮又高大。）

凯斯在治疗结束后几天写下了她的体验：

在第二天早上的疗愈冥想期间，我感到我的骨盆上有一个焦点在释放一些黑暗来创造空间，在这个过程中，我产生了"我不配做母亲"的想法，然后我有意识地清除了这个想法。这个想法对我来说就像是一个惊人的启示，如果我在无意识中带有这种想法，那么它的确解释了我过去的一些症状。我希望能在这方面多下功夫。

以前到家后，我通常在房子里会感到一股压倒性的洪流。但现在我的感觉是可以接受，在房间的状态并没有再折磨我。

我与孩子们也开始有更多相处和有趣的时刻。自发地和女儿一起洗澡，享受在一起的美好时光。我的儿子开始想要更多地坐在我的腿上，更多地拥抱，以及做他好久没有做的事情。

我在这些陈述中读到的是，她觉得有能力应对家庭中的混乱，她没有被压垮。感觉突然之间"可以接受"了。她也能够继续更新自己观念体系的旅程，例如，她原来认为自己是一个"不配做母亲"的人，现在相反，她体验了更多与孩子在一起有趣的、亲密相拥的存在感。

参考文献

1 Hinz, *Expressive Therapies Continuum*.

2 Elbrecht, *Trauma Healing at the Clay Field;* Elbrecht, "Clay Field and Developmental Trauma"; Grunwald, *Human Haptic Perception.*

第18章

疗　愈

　　凯斯认为自己是蟑螂，因为她把自己与某种令人恶心的、像害虫一样的东西联系在一起，这与许多童年经历过性虐待的幸存者没有什么不同。幼儿时期塑造了我们的内隐记忆，这反过来又塑造了我们不受质疑的认同感。如果虐待使孩子感觉糟糕，他们会觉得自己就是很糟糕的。未成年时，我们将我们的感觉转化为身份认同。我们不具备言语能力的自我无法批判地看待我们的监护者并与他们保持距离。我们的镜像神经元在情感互动中学习如何适应生活。如果我们的照顾者总体上是放松且调和的，我们长大后就会有放松而调和的神经系统以及充满自信的自我。如果我们的照顾者处于失调状态，我们的神经系统就会习得混乱和迷惑。在凯斯的案例中，她的一个成年家庭成员是性虐待狂。让凯斯的情况更糟糕的是，在她年长一些能将情况告诉她的母亲时，母亲不相信她，反而说她在说谎。这也是一种常见的情况。"沉默法则"有保护家庭体系的目的；揭露虐待行为对每一个涉事者都有严重的影响[1]。为了共同的不正常的利益，牺牲一个小女孩就容易多了。但是，这样的立场会让女孩对自己的身份认同造成混乱。凯斯感觉很糟糕，因为自己被认为是在撒谎、不真实或是捏造。爱丽丝·米勒（Alice Miller）写道，有时集中营里的囚犯都比一些在原生家庭中的孩子更好一点；至少囚犯可以仇恨折磨他们的人，并说出发生在他们身上的事；而孩子们却被要求爱他们的虐待者[27]。发生在凯斯身上的事，被她的家人认为是谎言。这个说法真的把凯斯逼疯了，让她患上了精神疾病。当她的感觉都被认为是在犯罪时，她怎么能相信自己的身体和感受呢？肇事者没有受到指责，她却受到了指责。分裂通常是应对这些压力源的唯一方法。性虐待已经够糟了，但是凯斯的母亲还告诉她，她感受到的是不真实的，对于性虐待什么也不能做。因此，凯斯学会了把自己的身体和自己的感受分裂开，她非常无助。

所有这些都在我上面描述的五个疗程中被消解了，除了最后一个，其他都是团体治疗。其中三个疗程的目的都是为了建立支持资源，直到凯斯可以进行创伤探索。她的第一个有形资源是作为"她的内在孩童的治疗中心"的自我盒子，第二个是蟑螂的死亡和埋葬，以及她作为狮子的"复活"。第三次团体课程是学习如何专注于她的身体，运用引导式绘画的按摩动作，让她可以在没有外界帮助的情况下缓解内在紧张，靠自己安定过度兴奋的状态。

在随后的两个引导式绘画治疗中，我在上面讨论过，她显然能够在超过承受力时，自然地在痛苦状态和获得安全之间摆动。她通过用自己的资源给创伤旋涡编码来获得力量。这使她能够消除她母亲教她的被动忍耐，取而代之的是她发现了自己的愤怒，并可以用越来越大的自信表达出愤怒。在我看来，对她来说最重要的是她能够说出真相，讲述她被虐待的故事，并且她自己能够这样相信——即使她并未有意识地叙述这些。她讲述了内隐记忆的故事，这种虐待怎样使她的生活蒙上了阴影。她展示了事件给她的能量体留下的伤疤，它如何破坏了自己成为母亲的信心。她现在"被允许生气"。当她走出分裂状态，她的愤怒吸收了所有的氧气，它占据了她内部的每一小片空间。她全身发红了，并且像着了火一样。似乎只有释放她的愤怒，才能为愈合创造足够的内在空间。

这种愤怒由来已久。当来访者从代谢停止中走出来时——抑郁是它的一种形式——他们会突然面对所有的压力源。这些压力源曾经把他们推向分裂状态。他们必须重新进入自己曾经离开的内在空间。出去的门也是回来的路。为了能够处理他们现在面临的情绪，来访者需要获得支持资源。他们需要在承受压力的情况下能够接触到这些资源。对于凯斯和许多其他人来说，是分拣种子运动冲动；它通过画出一个角，使爆发的情绪得以反映出来，然后被释放到旁边，而不是无法控制地涌上身体。知道要保持挺直也很重要。这样，愤怒的浪潮不会压倒一切，来访者会牢牢掌握着缰绳。

一旦我们从内心深处明白我们不再无能为力，不再受威胁，自主神经系统就会发生转变。在第二次引导式绘画疗程中的一个瞬间，凯斯感觉到了内心安全；这是一种身体感觉，她以一个小女孩的形象站立在一座山顶上，迎着风展开双臂，不再需要防御和关闭。她感到放松和快乐；她很安全。这启动了疗愈。再强调一次，这不是她有意识地展现的，并没有任何认知洞察在推动这种改变。而是在她的内隐记忆系统一种深刻的理解，通过她的感觉感知，一种所谓的直觉，让她知道自己现在是安全的，虐待已成为过去。在此之前她体验了激烈的愤怒，而现在她的内心里升起了"愈合的浪潮"。这些是非自主的运动冲动，给予了她的内在感受器以涤清的感觉和深层的修复。好像杏仁核按下了重置按钮：从现在开始你没事了。

凯斯的过程以清晰的步骤展示了内部感受和行动模式之间的循环反馈是如何不断深化的。是感觉运动过程揭示了她的真相，不是传记式叙事，而是清除了那些层层掩盖了凯斯核心自我的东西。

多年来，凯斯花费了很多时间进行心理治疗，一直努力试图揭开她过去的故事，尤其是在妈妈选择不相信她的痛苦和困惑这个方面。作为一个成年人，她了解到她不是原生家庭中唯一的受害者，她母亲的否认变得如同否认她的存在一样。但是只要有机会聆听自己的身体，真相就会展开，就像没有受到三十年的压抑一样。现在她首先要对自己负责。长久以来她一直觉得被一件事困扰，现在这种困惑感已让位于和谐的具体化的身份认同。这个新的身体份认同使她能够安定下来，就好像她曾经因恐惧而离开一所房子，现在可以搬回来了。在最后两张画作中，她确实把精神集中起来并拉回到她的身体中，从而整合了曾经分裂的部分。她召回了她的灵魂、她的光明和她的力量。这是灵魂拯救。不止是狮子出现了，魔法龙和独角兽现在也可以回到她的世界里并且找到一个栖身之所。

这种自下而上方法的认知整合需要将许多拼图碎片整理成完整的画面。众多方面都会出现，如运动冲动、感官觉察、对形状及其方向的感知，以及附加其上的情感。颜色和艺术材料的选择需要经过仔细考虑，这样才能观察到真实的生理反应。来访者过去的事件仍然存在；它像是一块背景布；治疗的重点不在于勾起记忆。相反，注意力要放在此时此地以及身体所讲述的不断变化的故事。来访者在每一个瞬间画出他们对运动冲动的感觉，以及他们在完全在场的情况下对此的回应。这种与自己的力比多的合作会创造出深刻的信任，因为来访者感受到了真相。他们从自己的内隐记忆所讲述的疗愈故事中找到了意义。找到这种意义，并有意识地承认它，是非常令人满意的。它解决了自主神经系统中持久存在的问题。

很明显，这种方法有极大的自我赋权作用。当我第一次了解到引导式绘画时还是一名十九岁的美术系学生，仅仅通过看我朋友贴在墙上的形状图像从而学习到这种技术。五年里，我自己闭着眼睛画了数百张画；然后我才第一次见到了治疗师。在那些日子里，绘画帮助我释放了混乱和疯狂波动的情绪。那时我会用被称为"情感宣泄"的方式来释放我的愤怒和悲伤，直到我感觉到内心安定平和。这种20世纪70年代流行的宣泄方式如今被认为是不安全的。罗斯柴尔德和其他人都已正确地指出，受创伤的人很容易再次变得不堪重负。由于脑干中的生存系统高度激活，新皮层中的布洛卡区实际上已经关闭，无法处理任何认知洞察。神经科学已经让创伤疗法安全了很多，让治疗师能够以更有技巧的方式陪伴来访者。

一旦像凯斯这样的来访者掌握了"按摩"的概念，他们可以来回摆动，进而用支持性的疗愈旋涡对创伤旋涡进行编码，他们就可以自己推进而不再需要帮助。教会来访者在悲痛中他们可以做什么，这是最重要的创伤干预之一。这会使他们减少对"帮助"的依赖，并使他们有力量采取行动。随着时间推移，我知道很多人会独自在家里画画，有时是连续几周每天画，有时是在任何需要"调整自己"的时候。只要他们知道如何摆动，他们就可以安全地独自进行或在大型团体疗程中进行。他们会学习调节神经系统，并洞察自己的内在结构；他们会开始倾听他们的身体意志，并且相比于头脑中的自语，他们逐渐开始相信身体。感觉更好会让他们变得更好，即便他们还没有从认知上理解他们为什么这样做。重复性的运动会激起我们的内隐记忆，就像我们在没有认知洞察的情况下学会走路一样，我们可以通过以身体为聚焦、有节奏地重复，自下而上地重新调整我们三位一体的大脑。

画作反映了来访者的能量体；它们反映了内在力比多的流动，这是与自己的身心调和过程。我只能猜测它激起了我们大脑中的镜像神经元系统，就像母亲与婴儿的每一个面部表情，每一个声音之间的镜像反应，来访者投射在纸上的运动没有任何扭曲地反映出了他们的感受以及他们是谁。来访者可以通过令人舒适的动作或安全地释放紧张和情绪来调节压力状态，并以此来放松自己。

范·德·科尔克描述了一个成功的运动治疗项目，让贫困的孩子们学习交谊舞。这是一个具有复杂创伤问题的来访者群体；他们大多数人的问题是在形成语言之前产生的，而且传统的谈话疗法没有作用。首要的是他们的镜像神经元系统需要学习二元协调，因为这些孩子在婴儿期没有经历过安全的依恋。在舞会治疗中，每个人都以有结构、有节奏的方式做相同的动作，课程包含趣味性和群体运作，这些都非常具有疗愈效果。我描述的来访者都是有复杂的创伤问题、精神疾病、药物和酒精成瘾的双重诊断的患者。然而他们所有人都能够用引导式绘画来释放痛苦状态，然后调整到更好的感觉。他们可以自己调整；这些不堪重负和失去力量的人都通过学会如何获取内在资源而得到了治愈。

自弗洛伊德让他的第一个来访者坐在沙发上面对面谈话以来，现代的心理治疗模式一直被自上而下的谈话疗法所主导。最近几年来艺术和身体疗法越来越受到关注。治疗师处理早期童年问题、创伤、来访者的性欲和灵性等问题时，语言作为一种治疗工具就变得很有局限性，因为词汇无法触及冲突的核心。神经科学现在可以告诉我们为什么会这样，为什么在这些情况下我们需要解决脑干问题，而不是从新皮层入手，然而可以实际触及非语言的程序性记忆系统的治疗手段非常少。这些方法需要以身体聚焦、有节奏性，并且运用起来很简单，因为有精神创伤的人没有能力接受复杂的指示。自我按摩的思路引入了摆动的概念；然而，一些来访者可能会与任何幸福感都隔绝，他们需要积极的支持，直到他们能够进入内部的疗愈旋涡。

我非常希望引导式绘画可以在艺术治疗师、表达治疗师和其他精神健康专家的创伤知情实践中占有一席之地。只要治疗师掌握了最基本的创伤概念，它就是一种十分易得又易于使用的自下而上的工具。没有创伤知情的基础，引导式绘画可能会转向宣泄或情绪过载。然而，有技巧地使用它，它就是一个强大的治疗工具。

作为一名年轻的艺术系学生，甚至在艺术疗法一词还不存在的时候，我就很幸运地遇到了这种方法，尽管当时这种方法还未开发，还很原始。我坚持使用它，因为它帮助我治愈，几十年来，我亲眼见证了数以百计的来访者从这种感觉运动方法中获益。希望随着时间的推移，进一步的研究能让我们对这种方法之所以如此有效有更深的见解。

参考文献

1　Cathy A. Malchiodi, *Breaking the Silence: Art Therapy with Children from Violent Homes* (New York: Brunner/Mazel, 1990).

2　Alice Miller, *For Your Own Good: The Roots of Violence in Child Rearing* (London: Virago, 1983).

参考书目

1. Argüelles, José, and Miriam Argüelles. Mandala. Berkeley, CA: Shambhala, 1972.

2. Ayres, Jean. Sensory Integration and the Child: Understanding Hidden Sensory Challenges. 6th rev. ed. Los Angeles: Western Psychological Services, 2005.

3. Brennan, Barbara. Hands of Light: A Guide to Healing through the Human Energy Field. New York: Bantam, 1987.

4. Campbell, Joseph. The Hero with a Thousand Faces. 1949. Reprinted London: Fontana Press, 1993.

5. Cane, Florence. The Artist in Each of Us. London: Thames and Hudson, 1951.

6. Capacchione, Lucia. The Art of Emotional Healing. 2nd ed. Boulder, CO: Shambhala, 2006.

7. Capacchione, Lucia. The Creative Journal: The Art of Finding Yourself. 2nd ed. Franklin Lakes, NJ: New Page, 2002.

8. Case, Caroline, and Tessa Dalley. The Handbook of Art Therapy. New York: Routledge, 1992.

9. Chabat, Alan, and Thomas Balmès. Babies. DVD. Produced by Madman. Studio Canal. 2009.

10. Cohen, B., J. Hammer, and S. Singer. "Diagnostic Drawing Series: A Systematic Approach to Art Therapy Evaluation and Research." The Arts in Psychotherapy 12 (1985), 260–83.

11. Cohen, Barry M., Mary-Michola Barnes, and Anita Rankin. Managing Traumatic Stress through Art. Baltimore: Sidran, 1995.

12. Damasio, Antonio R. "How the Brain Creates the Mind." Scientific American 281:6(1999), 74–79.

13. Doczi, György. The Power of Limits: Proportional Harmonies in Nature, Art, and Architecture. Boulder, CO: Shambhala, 1981.

14. Doidge, Norman. The Brain That Changes Itself. Carlton North, Australia: Scribe, 2007.

15. Dürckheim, Karlfried Graf. The Call for the Master. New York: Penguin, 1993.

16. Dürckheim, Karlfried Graf. Hara: The Vital Center of Man. New York: Mandala, 1980.

17. Dürckheim, Karlfried Graf. The Way of Transformation: Daily Life as Spiritual Exercise. London: Allen & Unwin, 1971.

18. Dürckheim, Karlfried Graf. Zen and Us. New York: Arkana, 1991.

19. Edmark, John. n.d. John Edmark. www.johnedmark.com.

20. Edwards, J., ed. Being Alive: Building on the Work of Anne Alvarez. Philadelphia: Brunner-Routledge, 2001.

21. Elbrecht, Cornelia. "The Clay Field and Developmental Trauma." In Malchiodi, CreativeInterventions with Traumatized Children, second edition. New York: Guilford, 2015,191–213.

22. Elbrecht, Cornelia. The Transformation Journey: The Process of Guided Drawing—An Initiatic Art

Therapy. Rütte, Germany: Johanna Nordländer Verlag, 2006.

23. Elbrecht, Cornelia. Trauma Healing at the Clay Field: A Sensorimotor Approach to Art Therapy. London: Jessica Kingsley, 2012.

24. Elbrecht, Cornelia, and Liz R. Antcliff. "Being in Touch: Healing Developmental and Attachment Trauma at the Clay Field." Australian Childhood Foundation Journal 40:3 (September 2015), 209 – 20.

25. Elbrecht, Cornelia, and Liz R. Antcliff. "Being Touched through Touch: Trauma Treatment through Haptic Perception at the Clay Field: A Sensorimotor Art Therapy." Inscape, International Journal of Art Therapy 19:1 (2014), 19 – 30.

26. Estés, Clarissa Pinkola. Women Who Run with the Wolves: Contacting the Power of the Wild Woman. London: Rider, 1992.

27. Fenner, Patricia. "Place, Matter and Meaning: Extending the Relationship in Psychological Therapies." Health & Place 17:3 (2011), 851 – 57.

28. Finscher, Susan. Creating Mandalas. Berkeley, CA: Shambhala, 1991.

29. Foundation of Human Enrichment. Somatic Experiencing: Healing Trauma. Training manual. Boulder, CO: Foundation of Human Enrichment, 2007.

30. Gantt, Linda, and Carmello Tabone. The Formal Elements Art Therapy Scale: The Rating Manual. Morgantown, WV: Gargoyle, 1998.

31. Gendlin, Eugene. Focusing. New York: Bantam, 1978.

32. Gerhardt, Sue. Why Love Matters: How Affection Shapes a Baby's Brain. Hove, UK: Routledge, 2004.

33. Gil, Eliana. "Art and Play Therapy with Sexually Abused Children." In Malchiodi, Handbook of Art Therapy. New York: Guilford, 2003, 152 – 67.

34. Govinda, Lama Anagarika. Foundations of Tibetan Mysticism. New York: Rider, 1969.

35. Gregory, Richard, John Harris, Priscilla Heard, and David Rose, eds. The Artful Eye. Oxford, UK: Oxford University Press, 1995.

36. Grimm, Jacob, and Wilhelm Grimm. The Complete Grimm Fairy Tales. Reprinted London: Routledge, 1975.

37. Grunwald, Martin, ed. Human Haptic Perception: Basics and Applications. Boston: Birkhäuser Verlag, 2008.

38. Hansen, Lauren. "Evaluating a Sensorimotor Intervention in Children Who Have Experienced Complex Trauma: A Pilot Study." Honors Projects. Paper 151. Illinois Wesleyan University. 2011.

39. Heller, Laurence, and Aline LaPierre. Healing Developmental Trauma: How Early Trauma Affects Self-Regulation, Self-Image, and the Capacity for Relationship. Berkeley, CA: North Atlantic Books, 2012.

40. Hinz, Lisa D. Expressive Therapies Continuum: A Framework for Using Art in Therapy. New York: Routledge, 2009.

41. Hogan, Susan, ed. Gender Issues in Art Therapy. Philadelphia: Jessica Kingsley, 2003.

42. Horlitzka, Klaus. Mandalas of the Celts. New York: Sterling, 1998.

43. Horlitzka, Klaus. Native American Mandalas. New York: Sterling, 2008.

44. Horlitzka, Klaus. Power Mandalas. New York: Sterling, 2000.

45. Houston, Jean. The Search for the Beloved: Journeys in Mythology and Sacred Psychology. New York: Penguin Putnam, 1987.

46. Itten, Johannes. The Art of Color. Basel, Switzerland: DuMont Verlag, 1961.

47. Johnson, Robert, A. The Fisher King and the Handless Maiden. New York: Harper Collins, 1995.

48. Johnson, Robert, A. The Psychology of Romantic Love. London: Arcana, 1987.

49. Johnson, Robert, A.She: Understanding Feminine Psychology. New York: Harper and Row, 1989.

50. Jung, C. G. The Archetypes and the Collective Unconscious. Edited by Herbert Read, Michael Fordham, and P. F. C. Hull. Princeton, NJ: Princeton University Press, 1969.

51. Jung, C. G. Mandala Symbolism. Princeton, NJ: Princeton University Press, 1973.

52. Jung, C. G. Mysterium Coniunctionis: An Inquiry into the Separation and Synthesis of Psychic Opposites in Alchemy. 1956. Reprinted London: Routledge, 1970.

53. Jung, C. G. Psychology and Alchemy. 1944. Reprinted London: Routledge, 1968.

54. Jung, C. G., and Marie−Luise von Franz. Man and His Symbols. Garden City, NY: Doubleday, 1964.

55. Jung, C. G., and Aniela Jaffé. Memories, Dreams, Reflections. London: Collins, 1962.

56. Kagin, Sandra, and Vija Lusebrink. "The Expressive Therapies Continuum." Art Psychotherapy 5 (1978), 171 – 80.

57. Kaplan, Frances F., ed. Art Therapy and Social Action. Philadelphia: Jessica Kingsley, 2007.

58. Karr−Morse, Robin S., and Meredith Wiley. Scared Sick: The Role of Childhood Trauma in Adult Disease. New York: Basic, 2012.

59. Keleman, Stanley. Your Body Speaks Its Mind. New York: Simon and Schuster, 1975.

60. Kellogg, Joan. Mandala: Path of Beauty. Belleair, FL: ATMA, 1978.

61. Khanna, Madhu. Yantra: The Tantric Symbol of Cosmic Unity. London: Thames and Hudson, 1980.

62. Klorer, Gussie P. "Sexually Abused Children: Group Approaches." In Malchiodi, Handbook of Art Therapy. New York: Guilford, 2003, 339 – 51.

63. Krystal, Phyllis. Cutting the Ties That Bind: Growing Up and Moving On. Newburyport, MA: Red Wheel/Weiser, 1995.

64. Ladinsky, Daniel. I Heard God Laughing; Poems of Hope and Joy: Renderings of Hafiz. New York: Penguin, 1996.

65. Latto, R. "The Brain of the Beholder." In Gregory et al., The Artful Eye. Oxford: Oxford University Press, 1995.

66. Leary, Timothy. Politics of Ecstasy. Berkeley, CA: Ronin, 1968.

67. Levine, Peter A. Healing Trauma. Boulder, CO: Sounds True, 2005.

68. Levine, Peter A. Healing Trauma: A Pioneering Program for Restoring the Wisdom of Your Body. Louisville, CO: Sounds True, 2008.

69.Levine, Peter A. In an Unspoken Voice: How the Body Releases Trauma and Restores Goodness. Berkeley, CA: North Atlantic Books, 2010.

70. Levine, Peter A. "In an Unspoken Voice: How the Body Releases Trauma and Restores Goodness." 5. Schweizer Bildungsfestival, Weggis, Switzerland. DVD 1 and 2. Mühlheim, Switzerland. August 23, 2011.

71. Levine, Peter A. It Won't Hurt Forever. Boulder, CO: Sounds True, 2001.

72. Levine, Peter A. Resolving Trauma in Psychotherapy. DVD. Mill Valley, CA: Psychotherapy.net, 2010.

73. Levine, Peter A. "Rüstzeug für Zeiten von Terror und Aufruhr: Ein körperzentrierter Weg bei traumatischen Erfahrungen." Video of presentation given at the 4. Internationale Arbeitstagung zu Systemaufstellungen. Mühlheim, Switzerland. April 30, 2003.

74. Levine, Peter A. Sexual Healing. Boulder, CO: Sounds True, 2003.

75. Levine, Peter A. Trauma and Memory: Brain and Body in a Search for the Living Past. Berkeley, CA: North Atlantic Books, 2015.

76. Levine, Peter A. Waking the Tiger: Healing Trauma. Berkeley, CA: North Atlantic Books, 1997.

77. Levine, Peter A., and Maggie Kline. Trauma through a Child's Eyes. Berkeley, CA: North Atlantic Books, 2007.

78. Lev-Wiesel, Rachel, and Frances Kaplan. "Art Making as a Response to Terrorism." In Kaplan, Art Therapy and Social Action. London: Jessica Kingsley, 2006, 191 – 213.

79. Lowe, Richard, and Stefan Laeng-Gilliatt. Reclaiming Vitality and Presence: Sensory Awareness as a Practice for Life. The Teachings of Charlotte Selver and Charles V. W. Brooks. Berkeley, CA: North Atlantic Books, 2007.

80. Lusebrink, Vija. "Art Therapy and the Brain: An Attempt to Understand the Underlying Processes of Art Expression in Therapy." Art Therapy Journal of the American Art Therapy Association 21:3 (2004), 125 – 35.

81. Lusebrink, Vija. "Assessment and Therapeutic Application of the Expressive Therapies Continuum: Implications of Brain Structures and Functions." Art Therapy: Journal of the American Art Therapy Association 27:4 (2010), 168 – 77.

82. Lusebrink, Vija. "A Systems Oriented Approach to the Expressive Therapies: The Expressive Therapies Continuum." The Arts in Psychotherapy 18 (1992), 395 – 403.

83. Machover, Karen. Personality Projection in the Drawing of the Human Figure: A Method of Personality Investigation. Springfield, IL: Charles C. Thomas, 1978.

84. MacLean, Paul D. The Triune Brain in Evolution. New York: Plenum, 1990.

85. Malchiodi, Cathy A. "Art Therapy and the Brain." In Malchiodi, Handbook of Art Therapy. New York: Guilford, 2003, 16 – 25.

86. Malchiodi, Cathy A. "Bilateral Drawing: Self-Regulation for Trauma Reparation." Psychology Today. September 29, 2015. http://goo.gl/kZfcts.

87. Malchiodi, Cathy A. Breaking the Silence: Art Therapy with Children from Violent Homes. New York: Brunner/Mazel, 1990.

88. Malchiodi, Cathy A. ed. Creative Interventions with Traumatized Children. New York: Guilford, 2015.

89. Malchiodi, Cathy A. Handbook of Art Therapy. New York: Guilford, 2003.

90. Malchiodi, Cathy A.Understanding Children's Drawings. New York: Guilford, 1998.

91. McNiff, Shaun. Art as Medicine: Creating a Therapy of Imagination. Boston: Shambhala, 1992.

92. McNiff, Shaun. Art-Based Research. Philadelphia: Jessica Kingsley, 1998.

93. Miller, Alice. The Drama of the Gifted Child. New York: Basic, 1981.

94. Miller, Alice. For Your Own Good: The Roots of Violence in Child Rearing. London: Virago, 1983.

95. Myss, Caroline. Anatomy of the Spirit. New York: Bantam, 1997.

96. Myss, Caroline. The Energetics of Healing. Video. Boulder, CO: Sounds True, 1997.

97. Neumann, Erich. Amor and Psyche: The Psychic Development of the Feminine. 1956. Translated by Ralph Manheim. Reprinted Princeton, NJ: Princeton University Press, 2016.

99. Neumann, Erich. Art and the Creative Unconscious. 1959. Translated by Ralph Manheim. Reprinted Princeton, NJ: Princeton University Press, 1971.

99. Translated by Ralph Manheim. The Great Mother: An Analysis of the Archetype. Translated by Martin Liebscher. Princeton, NJ: Princeton University Press, 1955.

100. Translated by Ralph Manheim. The Origins and History of Consciousness. Translated by R. F. C. Hull. Princeton, New Jersey: Princeton University Press, 1954.

101. O'Brien, Frances. "The Making of Mess in Art Therapy, Attachment, Trauma and the Brain." International Journal of Art Therapy 9:1 (2004), 2 - 13.

102. Ogden, Pat. Trauma and the Body: A Sensorimotor Approach to Psychotherapy. New York: W. W. Norton, 2006.

103. Ogden, Pat, and Janina Fisher. Sensorimotor Psychotherapy: Interventions for Trauma and Attachment. New York: W. W. Norton, 2015.

104. Orbach, Susie. Bodies. London: Profile, 2009.

105. Orbach, Susie. Fat Is a Feminist Issue: The Anti-Diet Guide to Permanent Weight Loss. New York: Paddington, 1978.

106. Pawlic, Johannes. Goethe: Farbenlehre. Basel, Switzerland: DuMont Verlag, 1974.

107. Pawlic, Johannes. Theorie der Farbe. Basel, Switzerland: DuMont Verlag, 1976.

108. Perls, Frederick S. Gestalt Therapy Verbatim. 1968. Reprinted Highland, NY: Gestalt Journal Press, 1992.

109. Perry, Bruce. "Applying Principles of Neurodevelopment to Clinical Work with Maltreated and Traumatized Children: The Neurosequential Model of Therapeutics." In Webb, Working with Traumatized Youth in Child Welfare. New York: Guilford,2005, 27 - 53.

110. Perry, Bruce. "Examining Child Maltreatment through a Neurodevelopmental Lens: Clinical Applications of the Neurosequential Model of Therapeutics." Journal of Loss and Trauma 14 (2009), 240 - 55.

111. Piaget, Jean, and Bärbel Inhelder. The Psychology of the Child. New York: Basic, 1969. Porges, Stephen W. The Polyvagal Theory: Neurophysiological Foundations of Emotions, Attachment, Communication, Self-regulation. New York: W. W. Norton, 2011.

112. Purce, Jill. The Mystic Spiral: Journey of the Soul. London: Thames and Hudson, 1992.

113. Ramachandran, V. S. "Mirror Neurons, Part 1." 2009. YouTube. http://youtu.be /XzMqPYfeA-s.

114. Ramachandran, V. S. "Mirror Neurons, Part 2." 2009. YouTube. http://youtu.be/xmEsGQ3JmKg.

115. Ramachandran, V. S. "The Neurons That Shaped Civilization." TED Talk. 2013. YouTube. http://youtu.be/l80zgw07W4Y.

116. Riedel, Ingrid. Farben in Religion, Gesellschaft, Kunst und Psychotherapie. Stuttgart, Germany: Kreuz Verlag, 1999.

117. Riedel, Ingrid. Formen, Tiefenpsychologische Deutung von Kreis, Kreuz, Dreieck, Quadrat, Spirale und Mandala. Stuttgart, Germany: Kreuz Verlag, 2002.

118. Rosenberg, Alfons. Christliche Bildmeditation. Munich: Koesel, 1975.

119. Rosenberg, Alfons. Kreuzmeditation. Munich: Koesel, 1976.

120. Rothschild, Babette. "Applying the Brakes." Psychotherapy Networker, September 3, 2014.

121. Rothschild, Babette. The Body Remembers: Casebook, Unifying Methods and Models in the Treatment of Trauma and PTSD. New York: W. W Norton, 2003.

122. Rothschild, Babette. The Body Remembers: The Psychophysiology of Trauma and Trauma Treatment. New York: W. W. Norton, 2000.

123. Rothschild, Babette. "Trauma Specialist Babette Rothschild: Description of Dual Awareness for Treating PTSD." YouTube. November 16, 2011. http://goo.gl/6v6mVo.

124. Schaverien, Joy. The Revealing Image: Analytical Art Psychotherapy in Theory and Practice. London: Routledge, 1992.

125. Schore, Allan. Affect Dysregulation and Disorders of the Self. New York: W. W. Norton, 2003.

126. Schore, Allan. Affect Regulation and Repair of the Self. New York: W. W. Norton, 2003.

127. Schore, Allan. Affect Regulation and the Origin of the Self: The Neurobiology of Emotional Development. Hillsdale, NJ: Lawrence Erlbaum, 1994.

128. Schore, Allan. "Early Relational Trauma: Effects on Right Brain Development and the Etiology of Pathological Dissociation." Paper presented at the conference "Attachment, the Developing Brain, and Psychotherapy: Minds in the Making." University College London, 2001.

129. Schore, Allan. "Neurobiology, Developmental Psychology, and Psychoanalysis: Convergent Findings on the Subject of Projective Identification." In Edwards, Being Alive. Oxford: Routledge, 2003.

130. Schore, Allan. "Regulation of the Right Brain: A Fundamental Mechanism of Attachment Development and Trauma Psychotherapy." Paper presented at the conference "Attachment, Trauma, and Dissociation: Developmental, Neuropsychological, Clinical, and Forensic Considerations." University College London, 2001.

131. Shapiro, Francine. Eye Movement Desensitization and Reprocessing: Basic Principles, Protocols, and Procedures. New York: Guilford, 2001.

132. Shapiro, Francine. Eye Movement Desensitization and Reprocessing (EMDR) Therapy: Basic Principles, Protocols, and Procedures. 3rd ed. New York: Guilford, 2017.

133. Siegel, Daniel, J. Mind Sight: Change Your Brain and Your Life. Carlton North, Australia: Scribe, 2009.

134. Siegel, Daniel, J. Mindsight: The New Science of Personal Transformation. New York: W. W. Norton, 2012.

135. Siegel, Daniel, and Tina Payne Bryson. The Whole-Brain Child: 12 Revolutionary Strategies to Nurture Your Child's Developing Mind. New York: Bantam, 2012.

136. Slater, Nancy. R. "Revisions on Group Art Therapy with Women Who Have Experienced Domestic and Sexual Violence." In Hogan, Gender Issues in Art Therapy. London: Jessica Kingsley, 2002, 173 – 85.

137. Suzuki, Shunryu Roshi. Zen Mind Beginners Mind. Edited by Trudy Dixon. Boulder, CO: Shambhala, 2011.

138. Taylor, Jill Bolte. "My Stroke of Insight." TED Talk. February 2008. http://goo.gl/D8xLGu.

139. Trevarthen, Colwyn. "Mother and Baby—Seeing Artfully Eye to Eye." In Harris, The Artful Eye. Oxford: Oxford University Press, 1995.

140. Van der Kolk, Bessel A. The Body Keeps the Score: Brain, Mind and Body in the Healing of Trauma. New York: Viking, 2014.

141. Van der Kolk, Bessel A. "The Complexity of Adaptation to Trauma: Self-Regulation, Stimulus Discrimination, and Characterological Development." In Van der Kolk and McFarlane, Traumatic Stress. New York: Guilford, 2006, 182 – 214.

142. Van der Kolk, Bessel A. The Secret Life of the Brain. Video. PBS Video Series. 2002.

143. Van der Kolk, Bessel A., and Weisaeth McFarlane, eds. Traumatic Stress: The Effects of Overwhelming Experience of Mind, Body and Society. New York: Guilford, 1996.

144. Wadeson, Harriet. Art Psychotherapy. Hoboken, NJ: John Wiley & Sons, 2010.

145. Waller, Diane. Group Interactive Art Therapy. New York: Routledge, 1993.

146. Webb, N. B., ed. Working with Traumatized Youth in Child Welfare. New York: Guilford, 2006.

147. Wheeler, Anthony Twig. n.d. LiberationIsPossible.org. www.liberationispossible.org.

148. Wilson, Frank R. The Hand. New York: Vintage, 1998.